怀孕一日一页

陈升平 编著

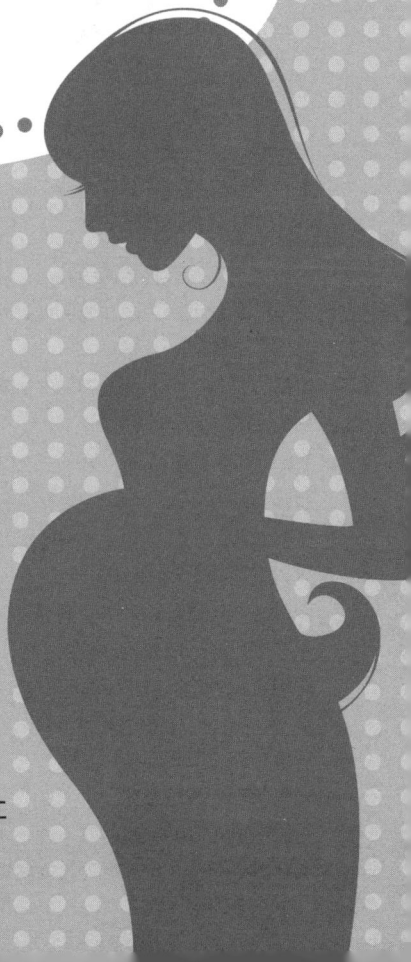

中国医药科技出版社

内容提要

　　本书采用每天一问的形式，为备孕小夫妻和准妈妈、准爸爸详述全程孕事。从夫妻俩如何备孕，孕前检查查什么，何时到医院建档，怀孕后怎么吃，孕期不适如何解决，到如何挑选文胸，怎样的睡姿更舒服，胎教教什么、怎么教，准爸爸如何在生活上关爱准妈妈，待产包怎么准备，分娩时如何缓解产痛，等等，都给出最科学、实用、详细的解答。

　　本书所要传达的理念是：在如此自然美好的妊娠过程中，了解必要的孕产知识，会让孕程更加轻松愉快，祝愿所有的妈妈都能拥有一个完美的孕期。

图书在版编目（CIP）数据

　　怀孕一日一页 / 陈升平编著. — 北京：中国医药科技出版社，2016.9
　　ISBN 978-7-5067-8592-1

　　Ⅰ.①怀…　Ⅱ.①陈…　Ⅲ.①妊娠期－妇幼保健－基本知识　Ⅳ.①R715.3

　　中国版本图书馆CIP数据核字（2016）第197788号

美术编辑　陈君杞
版式设计　锋尚设计

出版　　中国医药科技出版社
地址　　北京市海淀区文慧园北路甲22号
邮编　　100082
电话　　发行：010-62227427　　邮购：010-62236938
网址　　www.cmstp.com
规格　　880×1230mm　$^1/_{32}$
印张　　13$^1/_2$
字数　　205千字
版次　　2016年9月第1版
印次　　2016年9月第1次印刷
印刷　　三河市国英印务有限公司
经销　　全国各地新华书店
书号　　ISBN 978-7-5067-8592-1
定价　　35.00元

序

怀胎十月即280天是一个非常奇妙的历程，生命始于受精卵细胞，一个细胞经过分裂、分化到发育成健康胎儿并娩出，期间孕产妇的身心会发生巨大变化，一方面体会着孕育生命的喜悦，另一方面又担心自己能否顺利度过孕期并生出健康的宝宝。让孕妈妈充分了解孕期的保健知识，是保障母婴安全的重要前提！

著名妇产科学先驱林巧稚大夫有句名言：妊娠不是病，妊娠要防病。正是在林大夫精神的指引下，陈升平教授及其同仁根据现代围产医学的最新进展，结合我国实际情况编纂此书，着力突出专业知识的规范性，突出科学普及的实用性，突出文字表达的简明性，便于读者的阅读、理解和应用。

陈升平教授从事妇产科临床工作已26年，专业理论知识扎实，临床经验丰富，得到了孕产妇的高度信任和赞扬，同时也收获了同行的尊重和敬佩。近年来陈升平教授投身科普创作，出版多部孕产期保健著作，希望这些书籍能够帮助广大孕产妇平安度过孕期，也祝愿陈升平教授在妇产科领域取得更好的成绩。

笔者强力推荐本书并为其作序，愿本书成为年轻夫妇的枕边书和可信赖的朋友，并给你们留下难忘的纪念和珍贵的回忆。

北京电力医院院长　　林方才

2016年7月

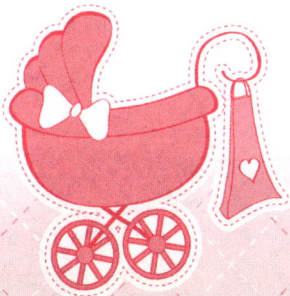

前言

　　怀孕280天对于每一个孕妈妈来说既兴奋又忐忑，生理和心理上的显著变化，使孕妈妈需要得到家人更多的关心与照顾。要平安顺利地度过孕期时光，每位孕妈妈及其家人都应该学习和掌握必要的孕产期保健知识。

　　但我们在临床工作中了解到的却是孕妈妈及其家人的孕产期基本知识贫乏，这促使我想写一本有关孕期检查和保健的科普读物。在编写此书的过程中，我们尽可能用通俗的语言去解释一些基本概念，重点介绍孕妈妈可能"遭遇"到的实际问题，说明一些孕期危险因素和可能带来的不利情况，以及应该如何去看待和预防，如何进行心理调节和胎教等。我们希望通过科学的讲解让大家理性应对可能出现的种种问题，充分享受孕育新生命的乐趣，幸福地迎接宝宝的到来。这也是我们产科医生最大的快乐！

　　由于编写时间仓促，编者水平有限，加之临床工作任务繁重，恐有疏漏之处，敬请各位同仁和读者批评指正。

　　在此要特别感谢北京电力医院刘卫滨老师抽出宝贵的时间对本书进行校对，也向所有理解、帮助、支持与关爱我的朋友们、亲人们致以最诚挚的谢意！

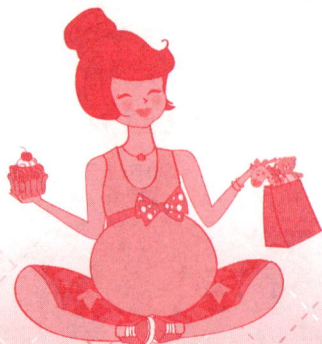

编者

2016年7月

目录
CONTENTS

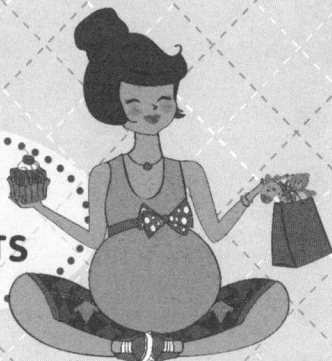

第一个月

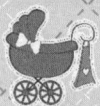

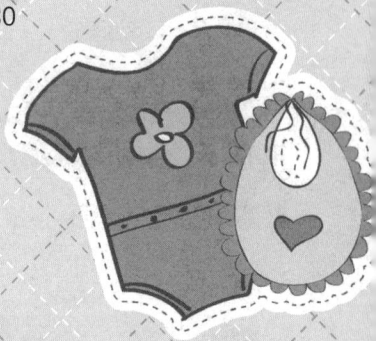

第二个月

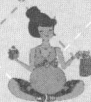

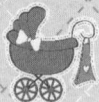

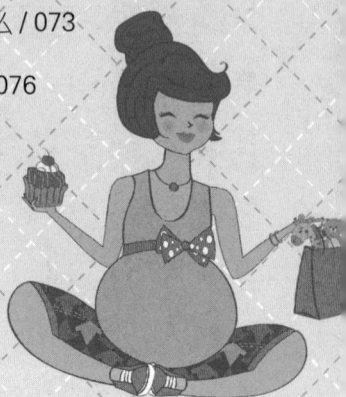

第三个月

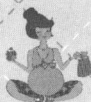

第四个月

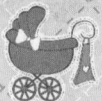

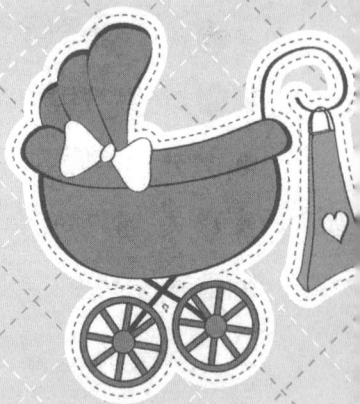

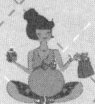

第五个月

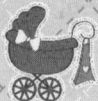

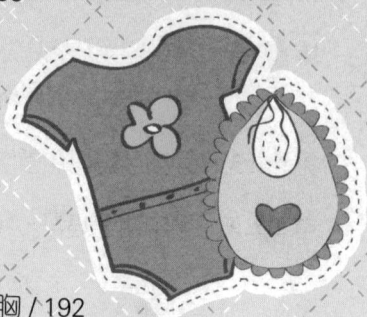

第六个月

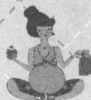

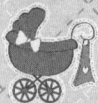

第七个月

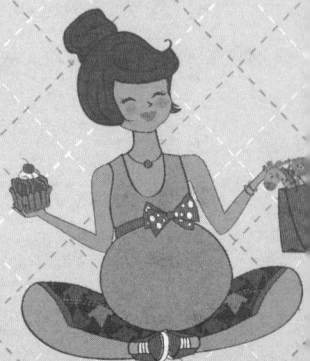

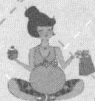

第八个月

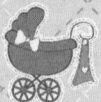

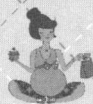

第九个月

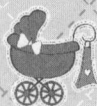

第十个月

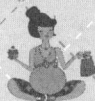

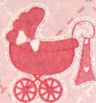

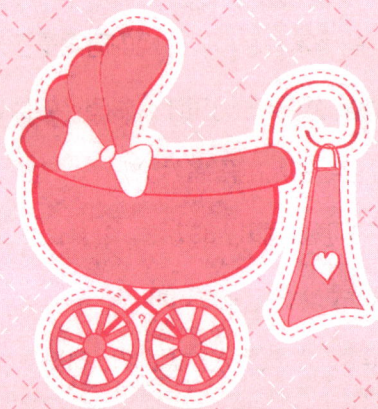

第一个月

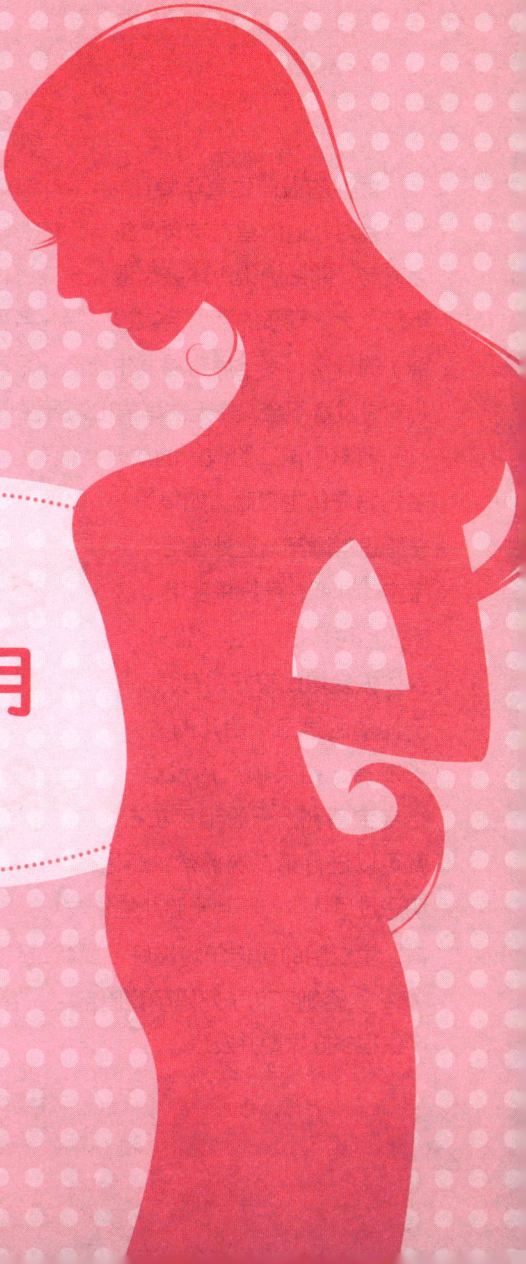

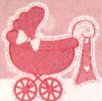

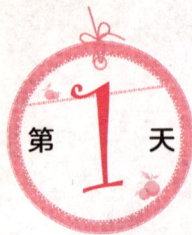

第1天　计划要宝宝了，最佳的年龄是多大

　　女性的最佳生育年龄在**23~30岁之间**，男性为**25~35岁**。父母的年龄会对儿童的智力发育产生一定的影响。母亲随着年龄的增长，卵细胞会衰老，卵细胞染色体会衰退，一些遗传疾病发生的机会随之增加。父亲年龄过大，精子的活力会减退，胎儿各种疾病的发生率亦会相对增大，如精子的异常，受孕后容易发生流产、早产和婴儿先天畸形，还会发生新生儿软骨发育不全、先天性耳聋和先天性心脏病等。

　　随着中国二胎政策的放开，很多妈妈准备生二胎。如果第一胎正常顺产，还处在给宝宝哺乳期，最好是宝宝断奶后再怀孕，这样妈妈身体恢复得比较好，有利于怀孕后第二个胎儿的生长发育。如果顺产后没有给宝宝哺乳，一般半年左右就可以进行第二次怀孕，产后切忌过早怀孕，不利于胎儿生长发育。生二胎的最佳年龄最好**不要超过35岁**，否则不利于妈妈孕育胎宝宝，容易产生很多妊娠期并发症。

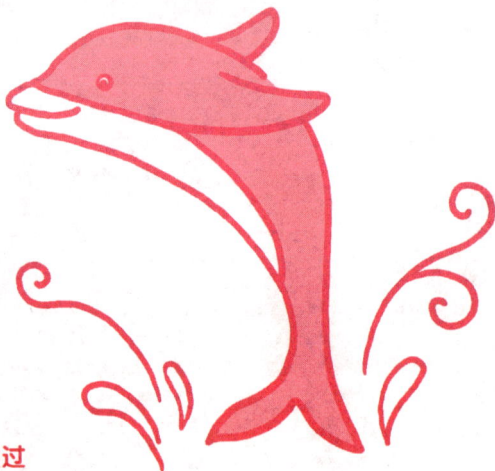

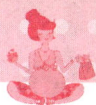

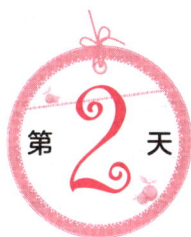

第**2**天　决定要宝宝了，如何确定孕妈妈的排卵日期和预产期

孕期的开始从末次月经的第一天计算。如果孕妈妈的月经周期不规则，或记不清末次月经的日期，应该在妊娠早期根据同房时间、妇科检查、超声检查和出现妊娠反应的时间来综合推算。

① 排卵日期计算

（1）如果孕妈妈月经是规律的，排卵日期一般在下次月经来潮前的11～14天。从下次月经来潮的第1天算起，倒数14天或减去14天就是排卵日，排卵日及其前5天和后4天加在一起称为排卵期。

（2）对于月经不正常的妈妈，排卵期第1天=最短一次月经周期天数减去18天；排卵期最后1天=最长一次月经周期天数减去11天。

正确掌握排卵期，对于年轻女性来说很重要：想怀孕的女性，从排卵期的第一天开始，保持两天做爱一次，坚持一段时间。不想怀孕的女性，则需要错过这几天过性生活，或在排卵期进行避孕措施。

② 预产期计算

（1）能清楚地记住自己最后一次月经，

例如：

某女的月经周期为**28**天，本次月经来潮的第**1**天在**1**月**1**日，那么下次月经来潮是在**1**月**29**日（**1**月**1**日加**28**天），再从**1**月**29**日减去**14**天，则**1**月**15**日就是排卵日。排卵日及其前**5**天和后**4**天，也就是**1**月**10**～**19**日为排卵期。

例如：

月经期最短为**28**天，最长为**37**天，需将最短的规律期减去**18**（**28-18=10**），将最长的规律期减去**11**（**37-11=26**），所以在月经来潮后的第**10**～**26**天都属于排卵期。

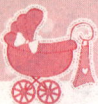

并且月经周期正常（28～32天）的孕妈妈。在末次月经的第一天，月份上加9个月，日子上加7。

（2）如果记不清月经时间，月经周期不规律或者月经周期比较乱的孕妈妈，或者周期较长，建议以B超检查为准，通过B超数据来看看胎宝宝有多大了。通过B超检查，测量胎宝宝双顶径、头围、股骨长度、腹围等身体数据，也可以推算预产期。

试管婴儿的预产期计算需要以胚胎植入子宫的时间前推14天计算。

大概只有一半的孕妈妈在预产期当天分娩，预产期只是孕妈妈分娩的大概时间，计算预产期的目的是让孕妈妈做好准备，并不是计算出哪天就真的在当天生产。宝宝什么时候出生会受到以下因素影响，比如宫内环境、胎儿发育情况、孕妈妈身体条件和现实环境等因素。

总体来说，在预产期前后两周内分娩都属于正常情况。

例如：

末次月经是**1月1日**，加**9**个月为**10月1日**，天上加**7**，**10月8日**就是预产期。足月妊娠大约**280**天（**40**周左右）。

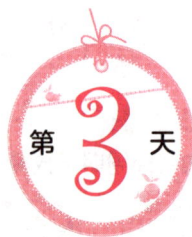

第3天　孕前体检做了吗

孕前检查的重要性在于优生优育。孕前检查不同于常规体检，主要是针对生殖系统和遗传因素所做的检查。夫妻双方都要做相关项目的检查，**孕前检查最好在怀孕前3～6个月做**。对于准妈妈和准爸爸检查出来的问题，应积极治疗，不可带病生育。有的准妈妈孕前有输卵管通而不畅的现象，抱着侥幸心理怀孕，结果发生宫外孕，有的准爸爸孕前检查出精子质量不高，不予重视，结果受精卵质量发生问题，出现流产等现象。

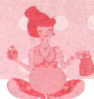

准妈妈孕前检查内容：

（1）一般检查：例如身高、体重、血压；内科、外科、耳鼻喉、口腔，眼科。

（2）实验室检查：肝功能、肾功能、血脂、血糖、血常规、血型（包括RH血型）、优生四项（风疹病毒、弓形虫病毒、巨细胞病毒、单纯疱疹病毒）、G-6PD（6-磷酸葡萄糖脱氢酶）、地中海贫血筛查、梅毒、艾滋病抗体、性激素水平、尿沉渣分析。

（3）心电及影像学检查：心电图、高频乳腺彩超、B超（肝、胆、脾、胰、双肾膀胱、子宫附件）。

（4）妇科检查：妇科常规检查、白带常规+淋球菌+BV（细菌性阴道病）、宫颈液基细胞、沙眼衣原体、支原体。

（5）特殊检查：比如口腔检查、乳腺检查、痔疮等。需遵医嘱进行。

准爸爸孕前检查内容：

（1）一般检查：例如身高、体重、血压；内科、外科、耳鼻喉、口腔，眼科。

（2）实验室检查：肝功能、肾功能、血脂、血糖、血常规、血型（包括RH血型）、优生四项（风疹病毒、弓形虫病毒、巨细胞病毒、单纯疱疹病毒）、G-6PD（6-磷酸葡萄糖脱氢酶）、地中海贫血筛查、梅毒、艾滋病抗体、性激素水平、尿沉渣分析、精液常规、精子形态分析。

（3）心电及影像学检查：心电图、高频乳腺彩超、B超（肝、胆、脾、胰、双肾膀胱、前列腺）。

（4）特殊检查：染色体，遵医嘱。

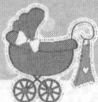

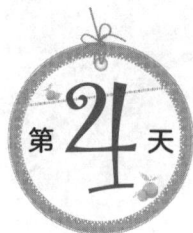

第4天　孕前需要注意什么

用半年到一年的时间来准备怀孕，怀孕前夫妻双方应该先到医院检查身体，在双方身体都健康的情况下准备怀孕。建议：

1 不要在情绪压抑、过度疲劳的时候怀孕

一旦处于焦虑、抑郁及在有沉重思想负担的精神状态下，对生理功能必然有所影响和改变，不仅会影响精子或卵子的质量，受孕后也会因情绪的刺激而影响孕妈妈的激素分泌，从而影响胎宝宝的生长发育。因此当夫妻双方发生不愉快的事情时，最好暂时避孕。比如新婚蜜月期及旅行途中，由于在新婚前后，男女双方为操办婚事、礼节应酬而奔走劳累，体力超负荷消耗，降低了精子和卵子的质量。新婚蜜月时性生活频繁，也会影响精子和卵子在子宫内着床的环境，不利于优生。人在旅行途中生活起居没有规律，大脑经常处于兴奋状态，加上过度疲劳和旅途颠簸，可能会影响受精卵的生长或引起受孕子宫的收缩，导致先兆流产。

2 不要在怀孕前接触放射性物质和剧毒物质

因为生殖细胞对X射线和剧毒物质的反应非常敏感。准妈妈如果孕前照射X射线、接受CT等检查，需要过一段时间后再怀孕比较安全。

3

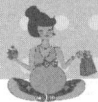

孕前家里不要养猫、狗等宠物

养猫、狗等宠物可能使准妈妈感染上各种病菌，如弓形体感染，会传染给胎宝宝，导致胎宝宝畸形。

4

不要在停用避孕药后立即怀孕

一般应该在停药一段时间后怀孕，但是现在有的避孕药的说明书表示停药即可怀孕，以不同避孕药物的说明书为准。放置避孕环的准妈妈在取环后，应等来过1~2次正常月经后再怀孕，这样可以使子宫内膜和排卵功能有一个恢复适应的过程，以利于受精卵着床和生长发育。

5

不要在早产、流产、葡萄胎、刮宫手术后立即受孕

早产、流产后子宫内膜受到创伤，如果立即受孕容易再度流产而形成习惯性流产，建议至少要过3~6个月后再受孕。葡萄胎手术治疗后，原已隐蔽在静脉丛中的滋养层细胞，经过一段时间后（多在1~2年），可重新活跃甚至发生恶变。因此，葡萄胎手术后的患者，为防止其发展成恶性葡萄胎或绒毛膜上皮癌，至少要定期随访两年，在这段时间内建议不要受孕。

6

准备怀孕后尽量别乱吃药

特别是一些"调理"的药物、来源不明的药物、没有标示的中成药或秘方粉剂，说不清什么成分的药物。

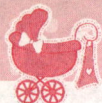

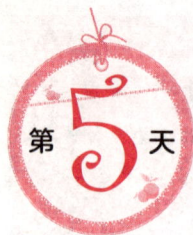

第 **5** 天 安全期的计算准吗

安全期不一定准。按月经周期推算排卵期的方法又称为日历法（实际上女性的生理周期受月球影响，一般都在28天左右）。月经和排卵都受身体脑部下垂体和卵巢内分泌激素的影响而呈现周期性变化，周期长短是一致的，每个月1个周期，排卵发生在两次月经中间。女性的月经周期有长有短，但排卵日与下次月经开始之间的间隔时间比较固定，这就是安全期避孕法的理论根据。用这种方法推算排卵期，首先要知道月经周期的长短，才能推算出下次月经来潮的开始日期和排卵期，所以只能适用于月经周期正常的女性。对于月经周期不规则的女性因无法推算出下次月经来潮的日期，故也无法推算排卵日和排卵期。

采用日历法避孕容易失败。因为有些女性因健康情况、环境改变及情绪波动等可以使排卵推迟或提前，这样按月经周期推算出来的排卵期就不够正确。据统计采用日历法避孕的失败率达14.4%～47%。对于月经周期不规律者、探亲期以及生活环境改变的女性等使用这种方法是不可靠的。

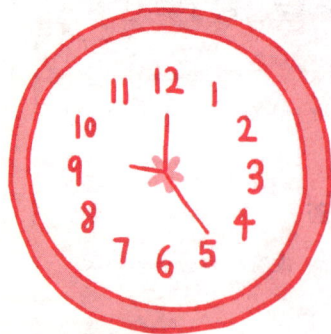

我们还可以观察宫颈黏液来判断是否处于安全期。一般在月经期后，由于雌激素水平仍较低，宫颈黏液的分泌很少，阴道口无液体感觉，故称"干燥期"，随着雌激素水平增加，宫颈黏液量增多，可用两指取阴道口黏液，近排卵期时宫颈黏液稀薄透明，拉开黏液可达6～10厘米时，称为高峰期

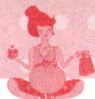

日，此后黏液又变黏稠，微黄，这就是到安全期了。也就是说，阴道干燥和宫颈黏液浓稠都是安全期的表现。这种方法需要一定经验，相对安全。

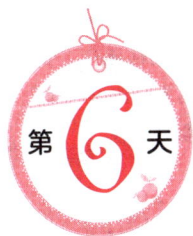

第6天　高龄准妈妈孕前的准备

在中国女性年龄大于35岁怀孕为高龄孕妇。现在社会节奏快、压力大，很多女性都想有一番事业之后再考虑要孩子，所以耽误了孕育的最佳时期，成为高龄产妇。如果是高龄产妇，属于高危妊娠，就要比年轻妈妈更加细心地进行孕前准备和孕期检查，除了规定的常规检查以外，还有很多的特别检查需要做。

高龄孕妈妈怀上带畸形染色体的孩子的概率是1/178，流产的概率是1/200。在此年龄段怀孕的女性尤其要注意，随着年龄的增长，35岁以后机体处于下滑趋势，胎儿畸形的发生率增加，高龄孕妈妈的妊娠并发症风险增加。

另外，这个年龄段的准妈妈个性稳定，可以很理性地关注自己和孩子。家庭关系稳定，伴侣也在而立之年或不惑之年，事业有成。

例如：

妊娠性糖尿病、高血压等的发生，造成心、肝、肾负担过重，还容易发生流产、早产的风险，高龄孕妈妈的妊娠高血压综合征发病率约为年轻孕妈妈的**5**倍。到了**40**岁，并发症的危险性会更高。精神高度紧张，过度的关注，给孕妈妈带来太大的压力，一旦怀孕就成为全家的"重点保护对象"，不但容易发生早产，如果胎儿或新生儿出现病变或意外，还会诱发产前、产后抑郁症。

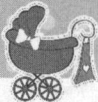

1. 高龄孕妈妈可能会面临的问题

1

· **受孕概率降低**

年龄的增加会给受孕妈妈带来一些困难。根据统计，30岁的女性平均要在7个周期后怀孕，比25岁的女性多两个周期，因此在受孕这个问题上，不要操之过急。

2

· **情绪变化大**

此时的女性需要更长的时间来接受怀孕所带来的身体变化。情绪上会有一些波动，先是大喜过望，然后是对未来的恐惧。

3

· **胎儿畸形率高**

胎宝宝出现问题的概率比年轻孕妈妈多。

4

· **妊娠并发症增多**

高龄孕妈妈的妊娠并发症（如心脏病、高血压、糖尿病等）可能增多，会对母婴产生一定影响。容易造成复杂的高危状况。

5

· **生产更困难**

高龄孕妈妈的产程可能比年轻孕妈妈长，剖宫产率也比年轻孕妈妈高，这些可能会促使高龄孕妈妈紧张和焦虑。

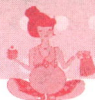

2. 建议高龄孕妈妈孕前检查的项目

遗 传 方 面： 抽血检查染色体、血型、基因分析；

生殖器方面： 做B超了解子宫体、子宫颈、卵巢、输卵管的情况；

感 染 方 面： 做白带和血液检查，以排除滴虫、霉菌、HPV、支原体、风疹病毒、巨细胞病毒感染；

内分泌方面： 抽血查甲状腺功能、血糖、性激素；

免 疫 方 面： 抽血查抗精子抗体、抗磷脂酰胆碱抗体、抗子宫内膜抗体、狼疮因子等；

环 境 方 面： 做微量元素检测或对有异味的环境进行检测。

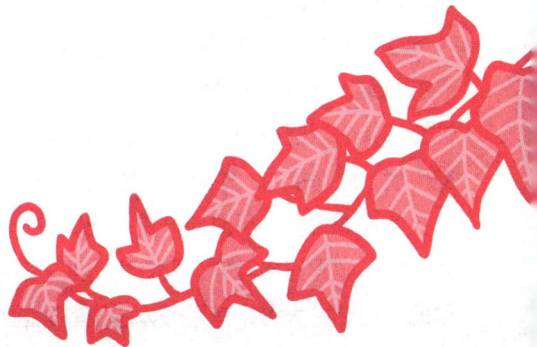

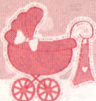

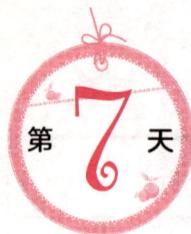

第7天　家里养宠物的准妈妈怀孕后可能会患上哪些疾病

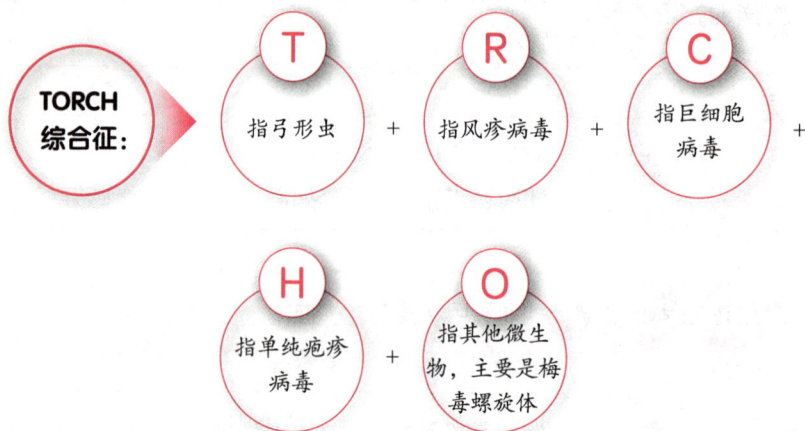

TORCH综合征：　→　T 指弓形虫 ＋ R 指风疹病毒 ＋ C 指巨细胞病毒 ＋

H 指单纯疱疹病毒 ＋ O 指其他微生物，主要是梅毒螺旋体

孕妈妈感染其中任何一种病原微生物后，自身症状轻微甚至无症状，但是可直接传播给胎宝宝，造成严重的症状和体征，甚至宫内感染，导致流产、死胎、死产，即使出生后幸免，也可能遗留中枢神经系统障碍等严重先天性缺陷。

弓形体感染主要是食用含有包囊的生肉或未煮熟的肉类、蛋类，未洗涤的蔬菜、水果；风疹病毒经呼吸道飞沫传播；巨细胞病毒感染通过口和性交感染，以性交为主；单纯疱疹病毒感染通过性行为传播，梅毒通过性交传播，还有接吻、输血、器械传染、皮肤破损受染等。

曾有感染史，反复流产史、死胎史、死产史及无法解释的新生儿缺陷或死亡；孕妈妈接触猫，摄食生肉或未煮熟的肉蛋、未洗涤的瓜果蔬菜，孕期淋巴结肿大者，有弓形体感染的风险；孕妈妈出现耳后或枕部淋巴结

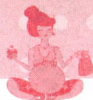

肿大，皮肤出现浅红色斑丘疹，考虑风疹病毒感染风险；孕妈妈患类单核细胞增多症，曾进行器官移植或多次输血史，考虑巨细胞病毒感染；孕期出现生殖器、肛门及腰以下皮肤疱疹，考虑单纯疱疹病毒风险；新生儿出生后3周出现皮疹、鼻炎、肝脾肿大等，考虑梅毒感染。

需要借助实验室检查确诊，采集母血、尿、乳汁、分泌物等进行病原学检查，也可以通过血清检查病原体及特异性IgG/IgM测定，特异性IgG存在，表明既往感染已获得免疫，IgM阳性表明在几个月内的急性感染，但确切时间难以把握。

如果孕妈妈感染了某种病毒，在治疗上药物治疗目前无特效药。妊娠早期感染明确者应确定对胎宝宝有无影响，如果有影响可积极治疗，妊娠中期确诊为宫内感染，胎儿严重畸形，应放弃胎儿积极引产。

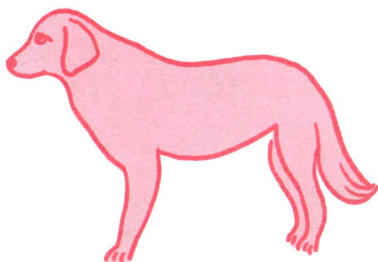

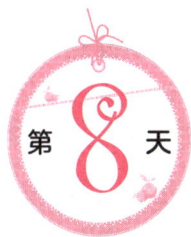

第8天　孕前准妈妈和准爸爸应远离烟酒

怀孕前3个月准妈妈和准爸爸要戒烟戒酒。烟中的尼古丁和酒中的乙醇可以损害精子细胞和卵子细胞。酒精对男性生殖系统有毒害作用，使精子不正常，喜欢喝咖啡的准妈妈，也要限制每日饮用量，至于可乐等饮料最好不喝，取而代之的是新鲜果汁或蔬菜汁。

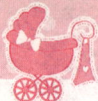

香烟中含有尼古丁，它有降低性激素分泌和杀伤精子的作用，影响生殖细胞和胚胎的发育，造成胎宝宝畸形。长期吸烟还会伤害到自身健康，容易造成激素系统紊乱，严重者造成不孕，为了宝宝的健康，建议准妈妈和准爸爸最好在计划怀孕前3个月或半年戒烟。

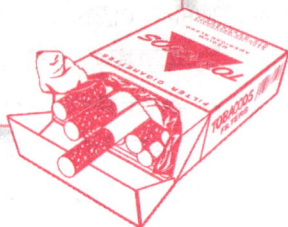

准妈妈饮酒后酒精中的乙醇会通过胎盘进入胎宝宝体内，直接产生毒害作用，对身体任何部位的组织细胞都能造成损害，引起发育迟缓、颜面畸形、智能低下等，还会造成某些器官的畸形与缺陷，如小头、小眼、下巴短、脑扁平窄小、身子短，甚至发生心脏和四肢的畸形。准妈妈饮酒给胎宝宝造成的严重损害，称为胎儿酒精综合征。有的宝宝出生后则表现为智力迟钝、愚顽、易生病等，甚至造成后代终身残疾。

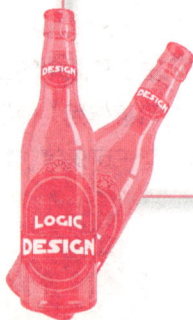

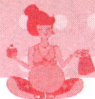

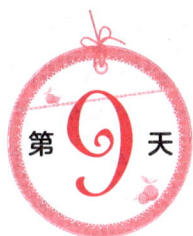

第9天　孕前准妈妈做好心理准备了吗

据研究，女性怀孕期间的心理状态与情绪变化，不仅影响自身的身体状况，而且对体内的胎宝宝发育以及孩子成年后的性格、心理素质发育都有直接影响。

建议：准妈妈和准爸爸要以平和、自然的心情和愉快、积极的态度，迎接怀孕和分娩。

专家提醒： 有心理准备的准妈妈与没有心理准备的准妈妈相比，前者的妊娠生活较后者更为愉快、顺利、平和。同时，这些孕妈妈的妊娠反应轻，孕期中并发症较少，胎宝宝健康成长在优良的环境中，分娩时也较顺利。因此，准备要宝宝的准妈妈和准爸爸，在孕前就应该从心理和精神上做好各种准备。包括从心理上接受怀孕期特殊的变化，如形体、饮食、情绪、生活习惯变化；接受小生命诞生后使夫妻生活空间和自由度比以前变小的变化；接受孩子出生后夫妻双方自觉或不自觉地将自己的情感转移的变化；接受妻子怀孕后丈夫需要比任何时候都要尽更多责任的变化。

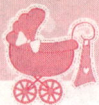

　　妊娠态度对胎宝宝的身心发育影响最大。有专家指出，在孕妈妈的心理状态中，以孕妈妈对胎宝宝的态度和心理压力对胎宝宝生长发育影响最大。通过对数千名孕妈妈的调研结果发现，希望分娩的孕妈妈所生的宝贝与不希望分娩孕妈妈的宝贝相比，无论从心理上还是身体上，在出生时和出生后，前者都比后者健康。而后者发生早产和低体重儿比率高，精神行为异常者多，特别是拒绝生育的妈妈，所生的宝贝很多都易患消化系统疾病或感觉迟钝、体弱无力。

　　因此，要想生个身心健康的宝宝，对待胎宝宝的态度必须是愉快和积极的，不应是拒绝和不愿意的，否则会影响胎宝宝的身心健康。

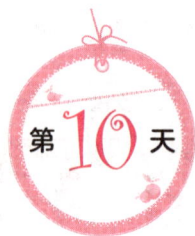

第10天　孕前准妈妈吃叶酸了吗

　　已计划怀孕的准妈妈需要吃上小剂量的叶酸。**建议从怀孕前1~3个月开始服用叶酸**，怀孕前服用叶酸的目的是让准妈妈体内的叶酸维持在一定的水平，以保证胚胎早期有一个较好的叶酸营养状态。准妈妈在服用叶酸后经过4周的时间，体内叶酸缺乏的状态才能纠正。

　　不能用"叶酸片"代替"小剂量叶酸"。长期大剂量服用叶酸片对孕妈妈和胎宝宝会产生不良的影响，所以孕妈妈在孕早期切忌服用这种大剂量的叶酸片。每天服用0.4~0.8毫克的叶酸就可以预防胎宝宝大部分神经管畸形的发生。

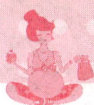

叶酸缺乏是胎宝宝神经管畸形发生的主要原因，但不是唯一的原因，还有家庭遗传因素、环境因素等也可造成神经管畸形的发生。服用叶酸并不能保证不生神经管畸形胎儿，服用叶酸是为了预防孕妈妈体内叶酸缺乏而导致的胎宝宝神经管畸形。

人体自身无法合成叶酸，只能从食物中摄取，叶酸是一种水溶性B族维生素，在绿叶蔬菜、水果及动物肝脏中储存丰富，含叶酸的食物虽然很多，但叶酸遇光遇热就极不稳定，容易失去活性，所以人们从植物中摄取叶酸的效率并不高，叶酸还参与人体新陈代谢的过程，是合成人体重要物质DNA的必需维生素。

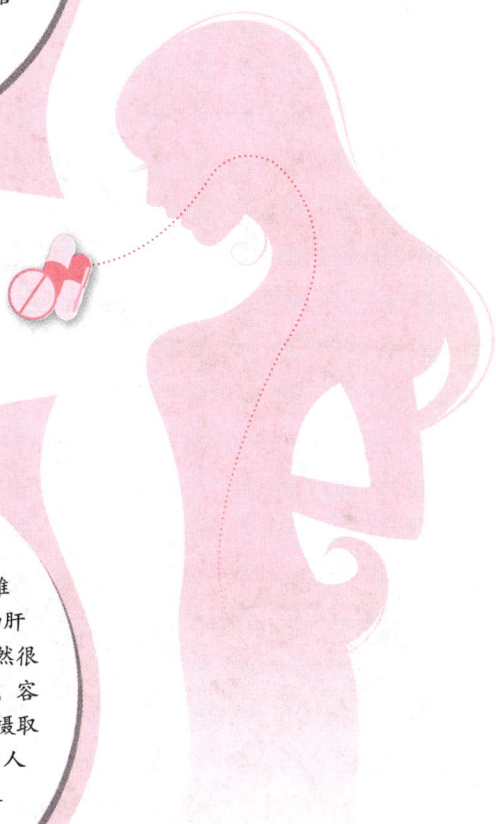

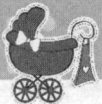

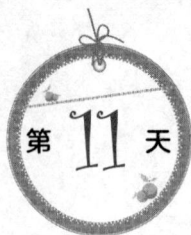

第 11 天　孕前准妈妈应该开始监测排卵

（1）为了提高受孕率，准妈妈应该算出排卵日。也就是月经来潮当日加上14天，如果平时月经周期不够准确，也可以按照预计下次月经来潮之日向前推14天的方法计算。

（2）一般认为8月份受孕、5月份分娩比较科学。初秋时节，天气比较凉爽，各种富含维生素的新鲜瓜果、蔬菜，以及充足的肉、鱼、蛋、奶制品，为准妈妈及时摄取并储备多种营养创造了有利条件。等到寒冬时节，准妈妈已经平安地度过了胎宝宝最易感染病毒的敏感期，临产时，正是凉热适宜的春末夏初，避免了宝宝出生后因为天气炎热而生痱子，也有利于准妈妈的饮食调理和身体恢复。

（3）进行至少一个月以上有规律的运动再怀孕，可促进妈妈体内激素的合理调配，女性体内激素平衡，受精卵顺利着床，并促进胎宝宝的发育和加强宝宝身体的灵活程度，避免怀孕早期发生流产，还能明显地减轻分娩时的痛苦。例如

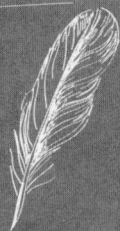

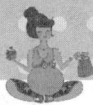

晨跑、瑜伽、游泳等，即便是每天慢跑和散步也有利于改善体质。运动不要求强度，要注重坚持和养成习惯。

（4）培养好的饮食习惯，不同的食物中所含的营养成分不同，含量也不等，应尽量吃得杂一些，不要偏食，确保今后自己和宝宝都健康。首先选择一些含有优质蛋白质的豆类、蛋类、瘦肉及鱼等；其次是含碘食物，如紫菜、海蜇；最后是含锌、铜食物，如鸡肉、牛肉、羊肉，以及有助于帮助补铁的食物，如芝麻、猪肝、芹菜等也应在饮食中增加获取。此外，足量的维生素也是不可缺少的，新鲜的瓜果和蔬菜就是天然维生素的来源。在怀孕前3个月要及时服用叶酸，直到产后3个月。

（5）改变避孕方式，虽然新型的短效避孕药对准妈妈和意外妊娠胎儿的损害已大大降低，有些避孕药还声称停药后马上就能按计划妊娠，但如果有生育的意向，还是建议提前3个月左右停止使用避孕药，而改用避孕套等物理避孕法或自然避孕法等。

（6）调整性生活频率，在计划怀孕的阶段，要适当减少性生活的频率。准爸爸应通过增加健身的次数，以保证精子的数量和质量。

（7）经过长时间的准备，夫妻双方的身体都处在孕育宝宝的状态了，现在就可以进行最后的冲刺阶段。在这个月里，应尽可能地放松心情，放弃一切"防范措施"，增加"命中率"。

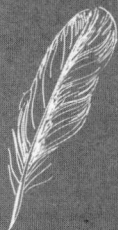

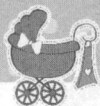

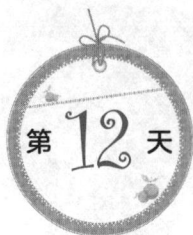

第12天 家庭预算和经济物质条件准备好了吗

1 准备接受家庭责任与应尽义务

准妈妈需要准爸爸的理解与体贴，尤其平时准妈妈可以做的体力劳动，在孕期大部分都会转移到准爸爸身上；宝贝出生后，夫妻双方对孩子的义务与对家庭的义务都在随着时间的迁移而增加。

2 处理物质生活的变化

包括家庭空间的狭小，生活质量等问题。孕前所有原本能轻易解决的问题，在这个时候反而都变得不可能了。因此应该保持冷静，仔细思考这些问题和解决的办法。

3 接受财务的支出改变

财务是个大问题，即使准妈妈计划产后继续工作，但仍无法改变收入减少的事实。因此，在宝宝出生前，应先想好将来如何处理收入的问题。

4 接受居住条件的改变

由于宝宝的到来可能使得原本的家庭空间不足，而必须考虑搬家或重新装修。站在准妈妈身体的立场上看是不宜搬家的，但若非搬不可，则应在怀孕未进入后期阶段前完成。

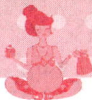

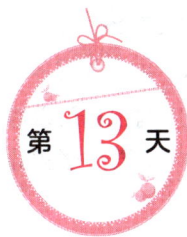

第 **13** 天　保持心情的愉悦，制造温馨的环境

怀孕期特殊的变化。例如饮食变化、情绪变化、生活习惯性的变化及对丈夫的依赖性的增加。

未来生活空间的变化。小生命的诞生会使夫妻双方活动生活空间和自由度较以前变小，往往会因此感到一时难以适应。

准备接受

未来情感的变化。无论夫妻哪一方，在孩子出生后都会自觉或不自觉地将自己的情感转移到孩子身上，从而使另一方感到情感的缺乏或不被重视。

计划怀孕之前，夫妇双方要做好心理准备，**创造和谐的心理环境**。调节心理平衡，善于安排适宜的生活节奏，以消除容易导致心理失调的因素。一旦怀孕成为事实，要以一种平和、自然的心境迎接怀孕和分娩的到

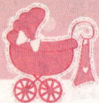

来，以愉快、积极的态度对待孕期所发生的变化，坚信自己能够孕育一个代表未来的小生命，完成将他平安带到这个世界上的使命，就是我们需要做的心理准备。**这种心理准备是夫妻双方的。**丈夫充分的心理准备可以帮助妻子顺利度过孕期的每一阶段，并为未来孩子的生长发育奠定坚实的基础。

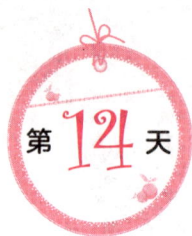

第14天　准妈妈的卵子质量决定宝宝是否健康

卵子由准妈妈身体的女性性腺——卵巢产生，直径约为0.2厘米。卵巢的主要功能除分泌女性必需的性激素外，还产生卵子。女孩在胚胎时期3～6孕周时即已形成卵巢的雏形。出生前，卵巢中已有数百万个卵子细胞形成，经过儿童期、青春期，到成年只剩10万多个卵子细胞。卵子细胞包裹在原始卵泡中，在性激素的影响下，**每月只有一个原始卵泡成熟**，成熟的卵子再从卵巢排出到腹腔。一般来讲，女性一生成熟的卵子为300～400个，其余的卵子细胞便自生自灭了。

一个卵子排出后约可存活48小时，在这48小时内等待着与精子相遇、结合。若卵子排出后由于多种原因不能与精子相遇形成受精卵，便在48～72小时后自然死亡。失去这次受精的机会，就要等到1个月后另一个卵子成熟并被排出，重复同样的过程。左右两个卵巢通常是轮流排卵，少数情况下能同时排出两个或两个以上的卵子。如果分别与精子相结合，就出现了双卵双胞胎和多卵多胞胎。

在引起女性不孕的原因中，卵巢因素引起的不孕占不孕症的15%～25%，卵巢不排卵就是其中重要的原因之一。

生活中准妈妈应该注意保护自己的卵细胞，建议如下。

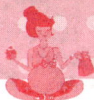

1 少吃止痛药

止痛药会抑制大脑神经，长期服用止痛药会干扰神经中枢，降低其对卵巢发出指令的速度，导致卵细胞活性减弱。

2 经期补铁

女性月经期，随着经血的排出，身体中一部分的铁元素也会随之流失，而铁能为卵细胞提供充足的养分。因此，女性月经期应吃菠菜、动物内脏等高铁食物，才能让卵细胞更健康。

3 远离辐射

电脑辐射会对卵细胞质量造成影响，但对于现代女性来说，想要完全远离电脑辐射几乎是不可能的。因此，建议不要长时间坐在电脑前，每工作1小时就起来走动一下。

4 安全避孕

据研究，每做一次人流手术都会使卵细胞质量下降6%左右，同时，人流手术会使卵巢内壁变薄、卵子活性降低。因此，女性一定要做好避孕工作。女性朋友最好使用避孕套而不是避孕药来避孕，因为避孕药中含有某些物质，会扰乱女性体内的荷尔蒙水平，影响卵细胞的质量。

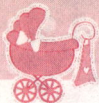

第15天 准爸爸精子质量的重要性

想要孕育一个聪明、健康的宝宝，卵子和精子的质量都起到相当重要的作用，所以准爸爸养成健康的生活习惯并坚持至少3~6个月，对将来宝宝的健康意义重大。

1. **戒烟限酒**。细胞对烟、酒中的毒素敏感，尤其是生殖细胞易受到伤害。据研究烟叶中的尼古丁有降低性激素分泌和杀伤精子的作用。吸烟者体内雄性激素的分泌量也比不吸烟者少，从而使生产精子的能力相应降低。长期酗酒会对睾丸的生精细胞造成损害，影响精子产生。

2. **远离温热环境**。睾丸是产生精子的器官，睾丸在生精过程中要求温度必须在35.5℃~36.5℃，比正常体温低1℃~1.5℃。经常用很热的水洗澡，尤其是盆浴、桑拿浴，使阴囊经常处于高温状态，就会影响睾丸的生精功能。

3. **不穿紧身牛仔裤**。会将阴囊和睾丸牢牢地贴在一起，使阴囊皮肤的散热功能得不到发挥，进而增加睾丸局部温度，影响精子产生。另外，穿紧身裤还会限制和妨碍阴囊部位的血液循环，形成睾丸淤血，导致不育。

4. **远离有毒物质**。如有机杀虫剂，DDT、狄氏剂、六六六、松油烃等。有机磷类，对硫磷、敌敌畏等。其他，如杀真菌剂、杀螨剂、亚硝基类食品添加剂等。还有一些金属元素，如铜、镉、铅、汞等。

5. **避免不良情绪**。情绪对精子的生成、成熟和活力有影响。如果因家庭琐事导致夫妻不和，双方终日处于焦虑和烦恼之中；或工作劳累、压力过大、整日情绪不佳，可影响神经系统和内分泌的功能，使睾丸生精功能发生紊乱，不利于精子存活，以致降低受孕的概率。

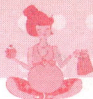

第16天　准妈妈日常生活应注意的细节

（1）注意卫生，天天洗浴，不要使用超过40℃的水淋浴，也应避免高温环境，发烧任何原因的身体高热都有导致胎宝宝发育异常的危险。不要去泡温泉。

（2）穿纯棉内裤，不用护垫。护垫不透气，还容易滋生细菌、诱发阴道炎。

（3）不使用花露水。

（4）不使用含铅高的口红、粉底、眼影等化妆品。不烫染头发，减少化学物质对准妈妈的身体危害。

（5）不使用电吹风、电热毯。

（6）不接触含磷高的洗衣粉等化学品。

（7）穿舒适的鞋，不要穿高跟鞋，脚容易疲劳、受伤。

（8）少看电视，有专家说每天看电视不要超过2.8小时，目前没有证据表明看电视几个小时就会有危险或辐射。但电视机周围缺乏阴离子，对准妈妈的健康没有益处。

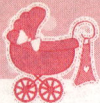

（9） 尽量少用手机，避免近距离辐射。至于电脑，只要控制上网时间，还是可以偶尔使用。有专家说距离微波炉7米之外才是安全区，目前还没有证据表明距离几米就一定安全，所以尽量避免接近。

（10） 每天晒晒太阳，帮助身体合成维生素D，促进钙的吸收，有益身体健康。

（11） 别让自己生病、着凉，随手一件外套，随时增减。

（12） 不要经常戴着耳塞听音乐，会伤害胎宝宝听力的纤毛组织。

（13） 怀孕前3个月和后3个月胎宝宝比较娇弱，容易流产、早产，尽量不要有性生活，孕中期也必须注意温柔。

（14） 睡眠要充足，最好午睡1小时左右。至少要将双脚平托起来，避免静脉曲张。经常到户外呼吸新鲜空气，不要经常待在空调房里，空调房里的污染很大。

（15） 准妈妈身体变化巨大，碰到困难也要给自己强烈的心理暗示：我要坚强，我要为了宝宝着想。

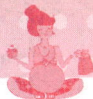

第17天　刚怀孕对于食物的偏好发生改变的原因

有些孕妈妈对于食物的偏好发生了改变，具体来说因人而异，但一般会在怀孕后感到食欲不振，没有胃口，或者会发现自己的口味偏好发生了变化，或者对一些从未感兴趣的食物产生食欲。

怀孕后食欲会发生变化，**是因为孕妈妈体内激素的变化导致嗅觉和味觉变得更加灵敏**。对一些食物反应强烈，尤其是对气味强烈的食物。对于孕期食欲勃发的理由，目前尚无充分证据解释。

建议：

食用酸奶等甜食，或者草莓、柑橘、葡萄等新鲜水果；选择香味食物，例如甜薯条或烤薯片；饮水以缓解饥饿感并保持身体水分；姜茶可刺激食欲并防止恶心。

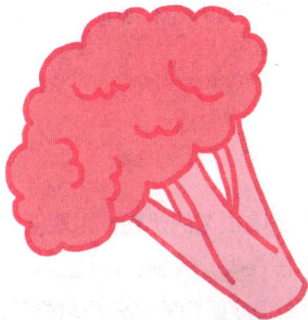

建议孕妈妈**坚持每天吃早餐**，不食早餐可能会导致白天食欲增强；少吃多餐，可使吃东西的欲望变得愉悦；也不必对垃圾食品的偶尔食欲产生罪恶感，但要控制分量，并坚持整体健康的饮食习惯。

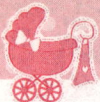

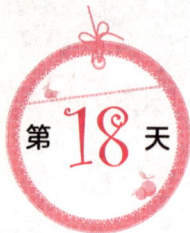

第18天　孕妇奶粉的问题

市面上有很多专门为孕妈妈配置的奶粉，所谓的孕妇奶粉其实就是在牛奶的基础之上，**添加一些孕期所需要的营养成分**，更好地满足孕期的一些特殊需要。如叶酸、铁质、钙质、DHA等营养素。孕妇奶粉是根据孕妇的特殊生理需要而配置的，所以更能全面满足孕妇的营养需求，相比起鲜奶和奶粉会更适合孕妇饮用。

孕妈妈在选择奶粉的时候要注意比较一下各个品牌的特点，虽然每种孕妇奶粉都会提供充足的微量元素，但是在选择的时候最好是选择营养均衡一点的奶粉。孕妈妈要根据自己的状况进行选择，不要盲目听从广告或是产品宣传的内容。除了要考虑到品牌知名度、价格因素等，还要注意到正规的商场进行选购，以防一些伪劣产品。选择奶粉时可以根据自己的口味选择合适的奶粉。

食用方法：不要一下子喝很浓的奶粉，采取循序渐进的方法，开始可以先将奶粉稀释后当成水慢慢喝，等到身体适应后，可以每天逐渐增加浓度，久而久之身体也会逐渐适应奶粉的成分而习惯了。

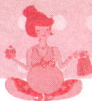

第19天　孕妈妈如何选择医院？大医院和小医院有分别吗

应该选择离家近的，您充分信任的医院和医生进行产检和分娩，这样在以后产检、入院、分娩中有任何问题都可以跟医生进行很好的沟通，这是非常关键的。离家近产检和分娩后去医院照顾也比较方便。

不论医院规模大小或公立、私立都是卫生部管辖的有营业执照的正规医院，一些私立医院的外部条件也非常好，产检和分娩应该没有问题，可依据自身的经济能力而定。大医院虽然技术力量雄厚，但是床位资源有限，还要有大部分精力接诊高危孕产妇，人满为患，一些准妈妈身体健康没有并发症的，可以选择离家近的一级或二级医院产检和分娩，如果在一级或二级医院产检发现问题，可以优先转诊进入三级医院去分娩。

提醒：

一级和二级医院正规转诊需要转诊单，一级和二级医院开出转诊单后再去三级医院就诊，这样三级医院就会优先安排您就诊和住院。

第20天　一孕傻三年，有科学依据吗

"孕傻"是指女性怀孕后记忆力衰退、认知能力下降的现象，民间俗称

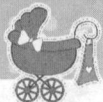

"一孕傻三年"。国外也有类似的说法，称为baby brain（婴儿脑）。关于"孕傻"是否存在一直存在争议，至今还没有确切的结论。

　　有研究认为，孕产妇记忆力下降，可能与怀孕前后女性体内激素变化、睡眠质量下降及注意力分散等诸多因素有关，并不能简单地归于脑力、智力下降所致，但当激素水平趋向正常时，该现象会逐渐消失。而澳大利亚的一项研究认为，"孕傻"更多的是一种心理作用。

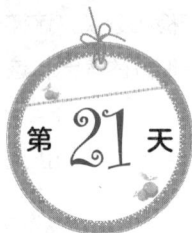

第 21 天　怀孕后孕妈妈的饮食如何安排

1　每天吃3～4个核桃或其他坚果。

2　鱼、虾是优质蛋白质的来源，是很好的食物，可以常吃。

3　莴笋中含叶酸多，有助于胎儿脊髓形成。不要大剂量口服叶酸片，会有不良反应，影响铁的吸收。

4　芝麻可以补铁，提供磷脂酯胆碱、蛋白、人体所需的微量元素等，能提高孕妈妈体质，预防感冒。

5　甜食、水果要适量，避免糖尿病、巨大胎儿的发生。

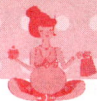

不要让自己饿着，准备些零食，如饼干、开心果、水果、酸奶等。

饮食要清淡，避免吃水煮鱼等太刺激或油腻的菜肴。

可口含生姜片防治孕吐，喝甘蔗汁也能舒缓。

常吃点粗粮。例如玉米，多喝豆浆。不要挑食。

禁食：桂圆，大热，极易造成孕妈妈流产；螃蟹、甲鱼，大寒，极易造成孕妈妈流产；特别是蟹腿、芦荟汁，还有碳酸饮料、冷饮、香肠、腊肉、咸蛋、熟肉、火腿、辣鸭脖、油条、烧烤、话梅、水果罐头、方便面、腌菜、油炸食物等再加工，有卫生隐患，没营养的食物也应列入禁食范围内。

不能大量食用的食物：久存的**土豆**含生物碱，其毒性可在母体残存2个月，会伤害胎宝宝；**菠菜**含铁并不多，但草酸太强，会影响钙、锌吸收；**八角**、**桂皮**、**花椒**等热性香料，容易造成便秘。另外，**海带**也有寒性，不能大量食用，食用前最好洗净后浸泡24小时并勤换水，消除海水污染造成的砷中毒；还有**马齿苋**，兴奋子宫；**薏米**滑胎；**黑木耳**活血，大量食用易流产；**山楂**及其制品会兴奋子宫，大量食用会使子宫收缩、造成流产；**杏仁**、**杏肉**，大热滑胎；**猪肝**不能多吃，容易维生素A超量，每周50克即可。

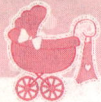

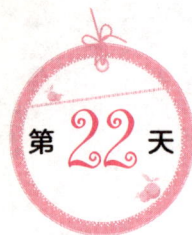

第22天 保持良好的家居环境

　　一般新装修完的房屋中含有多种有害物质，如甲醛、苯、甲苯、乙苯、氨等，需要3~6个月才可入住，如果新建房屋中湿度大，有害物质和粉尘微粒易滞留于室内，有害物质不易扩散，入住后会增加胎宝宝的畸形发生。因此装修时一定要选择有环保标识的产品，乔迁也不应操之过急，为了孕育健康的宝宝请耐心等待，不要忘记提前2～4周打开门窗通风透气。

　　准爸爸和孕妈妈可以准备些**绿色植物**，让房间内空气更新鲜、环境更舒适。在**挑选植物的时候要注意**，这些植物不能产生直接的危害，如有的植物产生过敏反应，有的植物会吸收氧气，或者不能净化空气反而污染空气，还要防止接触性皮炎和中毒现象的发生。

　　适合摆放在室内的植物：白掌、虎尾兰、吊兰、绿萝、仙人掌、常青藤和芦荟等，这些植物都可以吸收空气中的有毒气体或净化空气，增加空气湿度，释放氧气。

　　不适合摆放在室内的植物：兰花、万年青、夜来香、郁金香、百合花、杨绣球、夹竹桃等。其中一些植物本身会散发出有毒气体，有些会引起过敏现象，有些会引起失眠等。

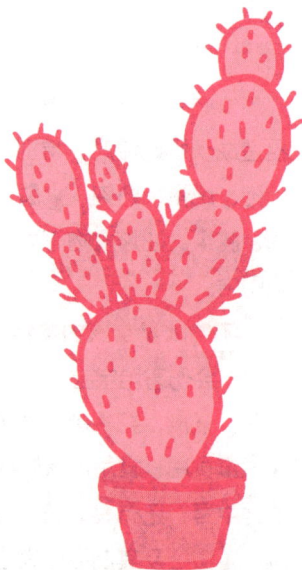

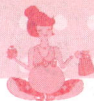

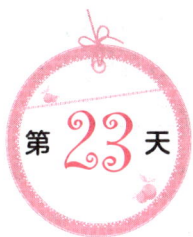

第23天　孕妈妈要远离噪声和辐射

目前电磁辐射已成为继水源污染、空气污染后的第三大"隐形杀手"，也是影响人类生殖健康的重要因素之一。对于准爸爸来说，由于生殖细胞和精子对电磁辐射比较敏感，如果接触过于频繁，会导致精子质量的下降，因此，需要防辐射，远离电磁辐射，即使接触时也最好保持半米以上的距离。

小家电如电热毯、电吹风也有辐射，电视、音响、电脑、微波炉、电磁炉、复印机、手机都会产生电磁辐射，对胎宝宝的发育不利，但电视、音响、手机只要保持一定的距离，日常生活还是可以用的，影响不会太大。微波炉、电磁炉、复印机尽量不用，其产生的电磁辐射直接会影响到胎宝宝的生长发育。如果接触工业生产的放射性物质，从事电离辐射研究、电脑操作、电视机生产以及医疗工作的人员，为了未来的宝宝请暂时离开这些岗位一段时间。

电视、电脑、电冰箱不宜集中摆放在卧室里，避免一起使用电器，以免使自己暴露在超剂量辐射的危险中。各种家用电器、办公设备、移动电话等都应尽量避免长时间使用。如电视、电脑等电器需要长时间使用时，应注意每一小时离开一次，以减少眼睛的疲劳程度和所受辐射影响，对各种电器的使用，应保持一定的安全距离。多吃胡萝卜、番茄、海带、瘦肉、动物肝脏等富含维生素A、维生素C和蛋白质的食物，加强肌体抵抗电磁辐射的能力。

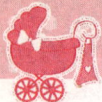

　　准备要宝宝的准爸爸和准妈妈最好把防护辐射概念提到计划要宝宝的前一段时间，育龄期要远离电脑、手机等辐射源。在计划怀孕前的3个月，建议穿防辐射服。特别是在医院放射科、电脑机房等环境工作的男性，应穿着防辐射衣或者防辐射内裤，重点保护自己的特殊部位。

第24天　孕前体重指数的计算

1 孕前标准体重（千克）＝身高（米）^{2}×21（理想值为22），即身高160厘米，孕前基础标准体重为1.6×1.6×21＝53.76千克。

2 孕前实际体重与标准体重差比为肥胖度（实际体重—标准体重）/标准体重×100%，肥胖度超过20%的孕妇要注意控制体重。

3 测量肥胖度的BMI值。体重（千克）/身高（米）^{2}＝BMI，BMI<20的偏瘦，20～24之间正常，24～26.4之间略胖，26.4以上太胖。

4 分娩时的理想体重＝（妊娠前的BMI×0.88+6.65）×身高（米）^{2}，例如身高155厘米、妊娠前50千克的理想体重为59.97千克、60千克为68.76千克、70千克为77千克，那么7～10千克是孕期的体重增加适宜范围。

5 怀孕之后很多的孕妈妈都有怀孕反应。怀孕反应是增加体重的直接原因，这是很多孕妈妈过了早孕反应后暴食造成的。所以过了怀孕反应之后彻底地管理饮食习惯，一周的体重增加量以不超过500克为宜。一周之内体重增加500克以上并且有水肿的现象时，一定要咨询医生。

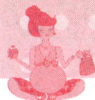

孕妈妈的体重增加是缓慢的，一般来说，**妊娠早期**（孕1周至孕12周），体重增加0.75～1.5千克为宜；**妊娠中期**（孕13～27周），平均每月增加1千克为宜；**妊娠晚期**（28～40周）平均每周不超过0.5千克。待到足月临产时，孕妈妈体重增加12千克左右为宜，多不超过15千克，少则6～9千克。

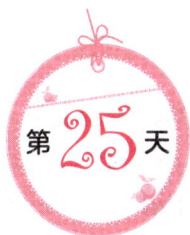

第25天 看看感兴趣的书籍

怀孕后可以看看自己感兴趣的**书籍**，任何书籍都可以，当然还是建议多看看孕期方面的书籍，这类的书籍目前有很多种类，比如孕期的一些常见情况、分娩时的一些情况等，特别是与自身有关系的一些问题和疑虑。有何疑虑或问题可以拿便签纸记下来，看医生时再问清楚。

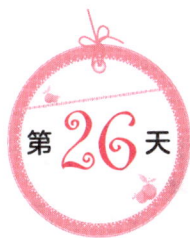

第26天 孕期记日记

日记可以随时记录日常生活的点滴，是抒发自己不想与人分享情感及思绪的方法，同时也能帮助孕妈妈**看清问题**、**分析问题**、了解自己、预测未来等，宝宝未来长大成人时可能会对这本孕期日记感兴趣。

怀孕的日子里，孕妈妈的身体将会发生一系列变化，这会让孕妈妈深

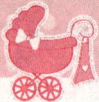

刻地体会到为人母的喜悦，当然也会增加许多担心。会迫切地想了解很多问题，比如：宝宝怎么样了？宝宝什么时候会动？怎样让宝宝更健康、更聪明？自己应该注意哪些方面？如何顺利分娩？……孕期记日记不仅准确地"实时播报"了宝宝每天的生长发育情况，更重要的是，能让您以十分轻松的方式，全面了解整个孕期的注意事项及有关营养、健康、胎教、分娩方面的知识。同时，妊娠结束后回顾自己独特的妊娠经历，记下自己与宝宝及家人共同度过的这一段不平凡的日子，这不仅是给宝宝也是给您自己的一份**特殊的礼物**。

从发现自己怀孕开始，一个阶段一个阶段地写，一直写到宝宝出世，正好10个月。日记内容包括购买孕期用品、产科检查、化验、做B超、上胎教课程等，也有孕妈妈家人的一些点滴心得。记日记自然真实，温暖贴心，充满了初为人父母的激动、喜悦、幸福和感动，以及这个阶段的紧张、担心、困惑和不安，还有对即将到来的宝宝满怀深情的爱和期待。

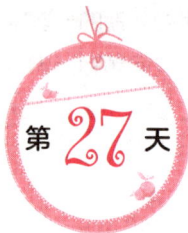

第27天 有不良孕产史或遗传病家族史须注意什么

不良孕产史是曾经怀过畸形胎儿、多次流产，以及两次以上的胎停育、胎死宫内病史，生过畸形儿或有新生儿死亡病史。有不良孕产史的孕妈妈发现妊娠后应该尽快去医院，医生会根据病情给您最好的建议。有的医生会建议接受进一步的检查。

如果有遗传病家族史一定要告诉您的接诊医生，以便确定是否属于遗传携带者，对

建议：

有过不良孕产史的准妈妈最好在孕前去医院做孕期咨询，在医生的保驾护航下再怀孕。

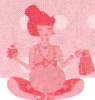

下一代有无遗传。如果隐瞒病史，等到发现问题再处理，容易造成不良后果。如有必要，则安排进行产前诊断，确定是否可以继续妊娠。

第28天　孕妈妈如何度过"孤独"的孕期

幻想能帮助准妈妈在宝宝还未出世前，即与宝宝建立亲密的关系。发现自己花了好几个小时幻想着自己的孩子，其他什么事情也没有做，不要觉得荒谬，与肚子里的小家伙联系感情是接受宝宝的第一步。

上一辈人对于即将出生的宝宝的期望，您的双亲可即将成为准祖父母。他们或许很高兴，或许有点担忧，对于即将扮演的角色模糊不清，成为祖父母好像意味着他们上一辈年事已高，刚步入中年的人会对于这样的感觉非常不安。试着在怀孕期间多去了解及关怀他们，跟他们谈谈并分享彼此。

有孤立的感觉在今日社会里很常见。有许多准妈妈选择晚生，有些则决定联合抵制生产。您可能会发现自己是死党中第一个怀孕的，周遭没有其他妈妈，相当寂寞。不妨参加亲职团体（父母准备班），或在生产课程中认识些新朋友，或问问朋友是否有认识初为人父、人母之年轻夫妻可以与您讨论的。这种因怀孕结缘的关系通常在产后仍可维持相当长久。在您感到孤立的时候，别忘了自己的父母和先生，跟他们谈谈，把社交范围扩展开来。

与朋友沟通分享自己的感情和心事是相当自然的。准爸爸和家人朋友当然是最佳之人选，可能他们也有很多话急于与孕妈妈分享。谈论的问题可能是忧虑或一些可笑无知的问题，或是因为孕妈妈太忙太累而没有时间讨论的问题，避而不问或忽视问题并不能解决问题，被压抑的问题也有可能随时间逐渐浮现，突然的爆发出来。

第二个月

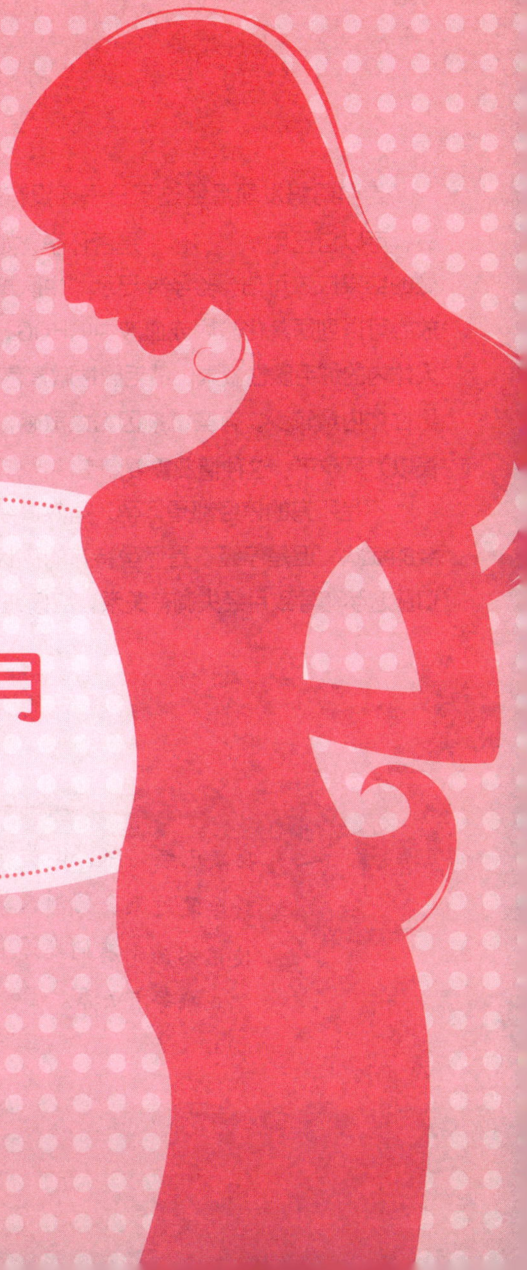

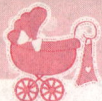

第29天　验孕笔的结果准吗

　　当孕妈妈发现月经过了日子还没有来，并且有恶心和呕吐症状出现时，可以自己用**验孕笔检查**是否怀孕，如果验孕试纸没有过期，按照要求做的结果应该可信，验孕棒显示"中队长两道杠"应该是怀孕了。如果不放心可以到医院化验尿或血液中的HCG，以确认是否怀孕。验孕笔是测试人体内的绒毛腺性激素。绒毛腺性激素存在于每一个人体内（包括男性），男性体内量较少。有些试剂因为太敏感，即使量少也可能呈阳性反应，会误以为怀孕了。这种情况需要到**医院检查确诊**。

　　不是所有的停经都是怀孕。虽然停经是孕妈妈可能怀孕的最早与最重要的症状，但是停经不是怀孕特有的症状，有可能与劳累、内分泌紊乱、口服避孕药导致月经失调有关系，应仔细鉴别。具体如下：

　　如果已经怀孕，但是验孕笔显示没有怀孕，可能与验孕笔过期、药剂失效、验孕笔敏感性不够、厂商使用的药剂有问题等有关，还有就是与验孕的时间不正确等有关系。

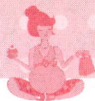

2

检测时间的不正确，可以导致检测结果的不正确。有些孕妈妈在怀孕一段时间后才检测，绒毛腺性激素HCG值会随着怀孕周数增加而升高，到达高峰后开始下降。例如，怀孕10周后，HCG数值可以达到10万以上，但是一般的验孕笔在超过一定的数值后就验不出来。"一道杠"不一定是怀孕，需要再去医院检测确认。

3

如果检测时间太早，会导致检验结果的不正确。同房后3天，不要着急，这时候检测查不出来，等过了月经再检测。验孕笔的检测准确度比较高，但也不是百分之百，需要仔细地确认，以免使用验孕笔呈阴性，但却已经怀孕。如果对自己检测的结果有怀疑，应该到医院去检查确认，医院会使用不同的试剂或是将尿液稀释来检验，必要时还可以抽血检查HCG。

第30天　怀孕2个月去医院检查什么项目

怀孕2个月去医院检查血HCG/尿HCG，孕妈妈在性生活后7~10天，

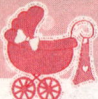

去医院进行血HCG检查，可快速判断是否怀孕，是目前检查怀孕最快、最准确的方法。

产检还包括妇科窥器检查、白带检查、宫颈刮片检查、妇科三合诊检查、超声检查等。内诊检查前要排空小便，以免影响检查的准确性。

B超检查能确定宫内妊娠，排除异常妊娠。如果怀孕后阴道有少量出血，或有过腹痛或以往有过自然流产史等，B超检查则可以明确诊断是否宫内妊娠，排除宫外孕、葡萄胎等。

注意事项如下：

（1）如果以前没有做过婚检、孕检的人，居住在南方的女性还要增加地中海贫血的筛查。家里养宠物的人，则要增加寄生虫检查。

（2）产检做的检查项目相对最多，这也是为了全面检查准妈妈的健康情况。并且要了解准爸爸和直系亲属及家族成员的健康情况。

（3）产前检查是准妈妈与医生分享更多信息的时候，身份证、医保卡、既往病史等相关信息，完善孕期体检档案。医生将在上面记录你所有相关的产检内容。

（4）肝肾功能、血糖、凝血等检查；空腹抽血检查肝肾功能、血糖、凝血等。

（5）静坐半小时后测量血压，能客观地反映血压的真实情况。

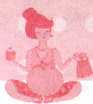

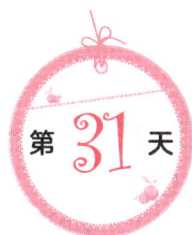

第31天　早孕反应剧烈还需要考虑什么疾病吗

孕妈妈确定怀孕后身体一般有以下3个信号：

1 月经规律的孕妈妈，没有采取避孕措施，如果过了该来月经的时间，就要考虑怀孕的事了。

2 测量基础体温，早晨醒来不动时立即测量体温可以作为基础体温，基础体温升高也可以判定怀孕（除外感染和发热引起的体温升高外），一般体温升高幅度在0.5°左右，这是由于妊娠黄体酮对体温中枢的影响。

3 恶心、食欲缺乏、挑食、呕吐、尿频等早孕反应的出现，大约在月经过了几天后出现。尿频的症状与怀孕早期增大的子宫，以及在盆腔内压迫膀胱与盆腔充血刺激有关，一般在怀孕12周后，子宫上升进入盆腔后尿频症状慢慢消失。如果是泌尿系感染还会有别的症状，比如尿痛和尿急，化验尿液发现白细胞就可以确诊了。尿频是早孕反应的一种表现。

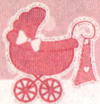

早孕反应剧烈还要考虑以下情况：

1 ▶ 葡萄胎，表现为呕吐、失眠、全身乏力、滴水不进、呕吐频繁，逐日加重，并于停经的2~3个月阴道会时断时续地出血，或者在血中发现水泡状物。需要去医院做B超检查确诊。

肝炎，早孕反应不减或加重，表现为全身乏力、食欲缺乏、恶心呕吐、腹胀、肝区隐痛，或有低热、黄疸，应考虑到妊娠并发肝炎。抽血检查肝功能和乙型肝炎指标可确诊。 ▶ **2**

3 ◀ 孕妈妈并发胃肠炎、胆道疾病、胰腺炎、肠梗阻或脑瘤等均会出现呕吐现象。

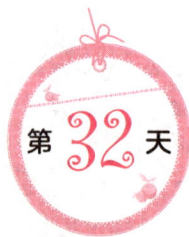

第**32**天　早孕反应孕妈妈的饮食建议

35%~50%的孕妈妈都有**早孕期恶心、呕吐的现象**，一般在怀孕1个月后发生，怀孕3个月后会减轻或缓解，但有些孕妈妈可能持续较长时间，与绒毛膜促性腺激素上升有关，因孕激素造成孕妈妈肠胃蠕动变慢而引起。孕吐是怀孕期间一个极为普遍的现象，不需进行特殊治疗。**解决孕吐**最好的**办法**是：消除思想顾虑，适当调整饮食。

很多孕妈妈都特别担心孕吐会影响胎宝宝的营养供给，希望能够尽早

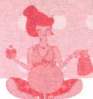

控制孕吐。虽然孕吐暂时影响了营养的均衡吸收，但在怀孕初期，胎宝宝主要处于器官形成阶段，对营养的需求相对怀孕中晚期要少，一般来说不会影响胎宝宝的发育。除非严重的孕吐可能会导致严重的并发症。

　　孕吐**不能夸大**，也**不能忽视**。有少数孕妈妈早孕反应比较严重，恶心呕吐频繁，不能进食，以致影响孕妈妈的身体健康，严重威胁孕妈妈的生命和胎宝宝的发育，则称为妊娠剧吐。原因可能与多胎妊娠以及早孕后的神经系统功能不稳定、精神紧张有关，也可能由某些疾病引起。如果孕吐严重，进食困难，会引起孕妈妈尿液中出现酮体甚至水电解质紊乱，影响胎宝宝的健康，需要补液治疗。长期严重呕吐会增加早产、胎宝宝子宫内生长受限的风险，影响母婴健康，需要及时到医院治疗。如果检查尿液查出尿酮体3个加号，表示呕吐严重，需要治疗。

治疗

首先是忌口，尽量少吃或不吃油腻的、脂肪含量高的、辛辣的、口味重的食品；少量多餐，尽量不要让胃部有过饱或者过饿的感觉；饮食多元化；远离任何会使孕妈妈感到恶心的食物或物品所散发出的气味。

第33天　怀孕第2个月，胎宝宝长成什么样子了呢

孕5周： 胎宝宝长到0.4厘米，进入了胚胎期，羊膜腔扩大，原始心血管出现，可有搏动。B超可看见小胎囊，胎囊约占宫腔不到1/4，或者可见胎芽。

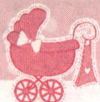

| 孕 6 周： | 胎宝宝长0.6厘米左右。 |

| 孕 7 周： | 胎宝宝长到1厘米，胚胎已具有人的雏形，体节已全部分化。B超能清楚地看到胎芽及胎心跳，胎囊约占宫腔的1/3。 |

| 孕 8 周： | 胎宝宝长约1.2厘米，胎重约为6克，大概相当于一个芸豆的大小。B超可看见胎囊约占宫腔1/2，胎宝宝形态及胎动清楚可见，并可看见卵黄囊。 |

怀孕2个月的**胎宝宝**的器官已经开始**有明显的特征**，手指和脚趾间看上去有少量的蹼状物，他（她）像跳动的豆子一样开始有运动。孕2个月末时，胎宝宝已经能辨别头、躯干的轮廓，尾巴也小了一些，眼睛、耳朵、口唇大致出现，已经有脸的轮廓，但眼睛还分别长在两侧，骨骼还是软骨状态。心、肝等内脏已经初具规模，大脑在迅速发育中，羊膜腔里有羊水，胎宝宝好像漂浮在上面，这时，孕妈妈和胎宝宝的联系更为紧密。

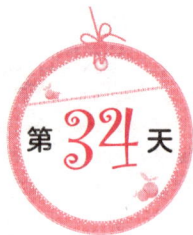

第34天　怀孕第2个月，孕妈妈身体有哪些变化

怀孕2个月的孕妈妈身体外形并没有太多变化。不过孕妈妈可能已经觉察到自己的文胸变紧了，很快就需要戴比以前大一些的文胸，以便更好

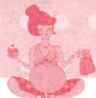

地支撑孕妈妈的乳房。这是因为**体内激素水平**的**增加**导致乳房变大，其他组织也在发生改变，这些都是为母乳喂养做准备的。

另外，孕妈妈会出现**头晕**、**嗜睡**、**恶心**等早孕反应。孕妈妈因为感到疲劳而嗜睡，恶心和呕吐也会消耗体力。如果可以的话，尽可能晚上睡9~10个小时，或者白天的时候小睡一会儿。

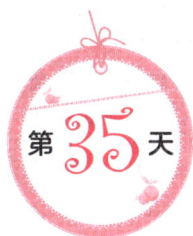

第35天　怀孕第2个月，孕妈妈和准爸爸应注意什么

1 孕期尿频

孕期尿频是怀孕期间最常见的现象。这是由于日益增大的子宫压迫膀胱，使膀胱的容量减少。孕妈妈可以适当控制水分和盐分的摄入。为了避免在夜间频繁上厕所，也可以在傍晚时就减少喝水。

2 孕期性生活

怀孕后，孕妈妈往往会性欲减低，性生活使你感到不舒服，可以与准爸爸好好沟通，为了胎宝宝的健康，孕早期应尽量减少性生活，可以通过爱抚和拥抱等方式满足准爸爸的需求。

3 先兆流产

怀孕2个月对于胎宝宝来说仍是危险期，如果孕妈妈出现阴道排出血块或者组织物，可能是先兆流产的症状。必须马上去医院，根据医生的建议进行保胎。当然也不必过于担心，大部分孕妈妈还是能安然度过孕早期的，保持心情舒畅很重要。

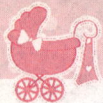

4

早孕反应

孕妈妈会出现孕吐反应。建议含些姜片，或用橘子皮泡水，适当摄入维生素B$_6$，这些都有利于缓解孕吐。如果孕吐严重，应去医院产科就诊，医生会给予适当的药物减轻孕吐症状。

5

乳房胀痛

由于荷尔蒙改变使血流量增加、乳房组织发生变化，整个孕早期，都会感觉乳房肿胀、酸痛，有刺麻感，比月经前乳房胀痛的感觉更为强烈。最好的办法是使用质地好的、能够支持孕妈妈胸部的文胸。

第36天　怀孕第2个月，孕妈妈的饮食需要注意什么

　　怀孕2个月是胎宝宝器官形成的**关键时期**，最原始的大脑已经形成，这一时期的饮食营养主要以富含**维生素**、**微量元素锌**，以及易于消化、**蛋白质**含量丰富的食物为主。当然，叶酸的补充也要继续进行。主要包括以下5种营养物制质。

蛋白质

每天摄入80克左右，不必刻意追求一定的数量，但要保证质量。可以考虑用植物蛋白代替动物蛋白，可以吃一些豆制品和蘑菇。

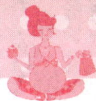

脂肪 ▶ 每天摄入60克，主要来源于油类、奶类、坚果。一般来说，植物油比动物油脂好，消化率在95%以上，亚油酸含量也丰富。

叶酸 ▶ 每天摄入400微克，主要来源于有叶蔬菜，如卷心菜、柑橘、香蕉、牛肉、动物肝脏等。注意：食用叶酸含量多的食物不要长时间加热，以免破坏食物中的叶酸。

维生素A ▶ 每天摄入1000微克，主要来源于动物肝脏、鱼肝油、奶类、蛋类、鱼卵。与脂类、酸性食物一起烹调，有利于维生素A的吸收。

锌 ▶ 每天摄入20毫克，主要来源于鱼类、海产品、坚果、豆类。谷类中的植酸会影响锌的吸收，精白米和精白面粉含锌量少，所以食物不要加工得太精细。

第37天　怀孕2个月孕妈妈的产检项目包括什么

怀孕2个月，孕妈妈**还不用做正式的产检**。但在怀孕7周左右，孕妈妈可以进行**一次B超检查**，通过看胚胎数、听胎心、看卵黄囊，确定怀孕状

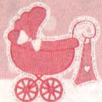

态是否正常并推算预产期，及早排除宫外孕。怀孕2个月容易出现流产，因此要注意自我保护，**不要随意服药、避免激烈运动**。

产检项目：

建立妊娠期母子保健手册、确定孕周、推算预产期、评估妊娠期高危因素、血压、体重指数、胎心率、血常规、尿常规、血型（ABO和Rh）、空腹血糖、肝功能和肾功能、乙型肝炎病毒表面抗原、梅毒螺旋体、HIV筛查、心电图。

第38天 怀孕第2个月，孕妈妈应该怎样进行胎教

怀孕2个月是胚胎腭部发育的关键时期，导致胚胎的发育异常和新生儿腭裂或唇裂的原因之一就是孕妈妈长期情绪过度不安或焦虑。因此孕妈

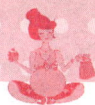

妈**保持豁达**和**轻松的心情**，是**保证胎儿健康**的基础。只有保持愉快、平和、宁静、稳定、充满爱的心态，才能为胎宝宝大脑的全面发育提供有利基础，才能促进胎宝宝记忆的发展。选择去空气清新、氧气浓度高、尘土和噪声都比较少的公园里散步，置身在宁静的环境里是保持健康心情的好方法，对妈妈和胎宝宝的身心都将起到极好的调节作用。

第39天　先兆流产、孕早期出血，有哪些治疗上的建议

① 先兆流产

停经后阴道出现**少量出血**为先兆流产，常为暗红色或血性白带，无组织物排出，可出现轻微的下腹痛或腰骶部胀痛。原因如下：

（1）胚胎因素。胚胎染色体异常是流产的主要病因，早期流产50%~60%是因为染色体异常。

（2）母体因素。全身性疾病，感染、病毒、慢性病等；内分泌异常；免疫功能异常；子宫发育异常，畸形；创伤刺激；不良习惯等。

（3）环境因素。化学物中毒等。

（4）其他原因。① 虽然先兆流产的原因有很多，但是胚胎染色体的问题不是唯一先兆流产的原因，还有孕妈妈、胎宝宝、环境、污染、精神等多方面的原因，需要综合考虑。② 异位妊娠也可以导致停经后的阴道出血，还伴有腹痛的表现。有的胚胎虽然着床在子宫里，但是着床部位在子宫颈、子宫角或瘢痕处，都为异位妊娠，胚胎不能正常地生长发育，可导致流产、破裂、大出血等危及孕妈妈的生命安全。

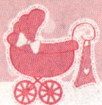

2 怀孕早期的出血

怀孕早期的出血，**一定要引起重视**，B超检查可以明确胎囊的着床部位。工作劳累和压力太大，也会导致阴道出血，如果阴道少量出血，应该到医院检查确定是否为宫内孕，胚胎发育是否良好后再行保胎治疗，以免贻误病情，错失治疗时机。孕妈妈不能太劳累，需要多休息，**休息是最佳的安胎方法**，可以改善症状，必要时口服保胎药物治疗。

3 治疗上的建议

（1）治疗先兆流产

治疗先兆流产，**首先要查找原因**，排除遗传学上的原因，然后决定是否保胎，多数孕妈妈通过保胎治疗后会恢复正常的妊娠状态，生出健康的宝宝。出现先兆流产症状不宜进行剧烈活动。有先兆流产的征象，如腰酸、小腹痛及阴道出血等情况，应当休息保胎；有习惯性流产者，工作和活动应按医生医嘱执行。

（2）治疗怀孕早期的出血

如果只是少量阴道的出血，颜色较暗，并无伴随腹部下坠感或疼痛、腰酸等现象。建议休息，禁止性生活，营养支持，保持情绪稳定，对于紧张者可以使用对胎宝宝危害小的镇静剂，黄体功能不足者，可用黄体酮治疗。

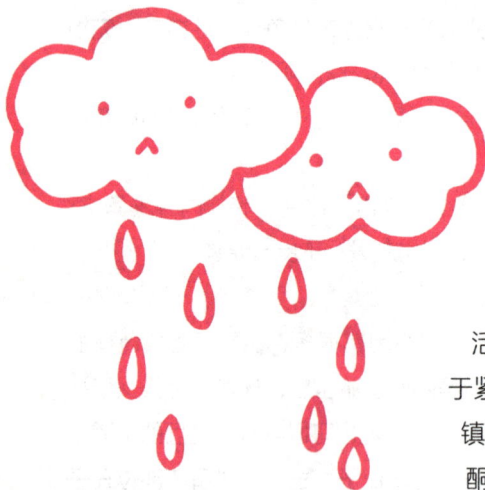

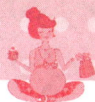

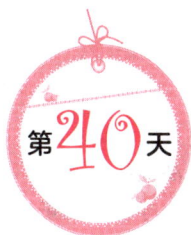

第40天　怀孕第2个月，孕妈妈如何防雾霾

严重的雾霾天气有可能会影响胎宝宝的发育，建议孕妈妈在雾霾天不出门或少出门，如果孕妈妈必须要出门，那就做好防护措施。

1 出门尽量戴口罩

很多孕妈妈觉得戴口罩很麻烦，这是不可取的。戴口罩可以防止空气里的一些灰尘，特别是对于有哮喘的孕妈妈来说，戴口罩可以减少很多有害物质进入自己的肺部和鼻腔。

2 外出后及时清洁身体

出去走一圈，路上的粉尘、空气中的雾霾非常容易附着在衣物上，所以回到家后一定要及时洗脸、洗手、漱口，进行鼻腔清洗，可用棉签蘸点自来水或生理盐水清洗鼻腔。如有异物，需及时用棉签清洗取出，同时应立即清洗面部及裸露的肌肤。回家后最好换上家居服，舒服又自在。

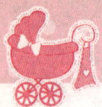

3 少挖鼻孔

鼻腔里的鼻毛是对雾霾中细小颗粒的第一道屏障,挖鼻孔会导致鼻毛的缺失和鼻腔黏膜的损伤,从而降低第一道屏障的效力,而且雾霾中的有害物质会在挖鼻孔时进入缺损部位,引起疾病的播散。

4 不间断地喝水

身体内血管就像下水管道一样,需要频繁地、不断用水来冲刷才不会让脏东西挂在血管壁上,很多孕妈妈都是渴了才喝水,大口喝下去,这样喝水利用率不高。正确的做法是时不时地小喝几口,这样喝水才利于毒素排出。

5 增加房间的湿度

大家都知道雾霾天空气里都是灰尘、二氧化硫等有害物质。如果房间里的地面上洒一些水,这些有害物质很容易被吸附在地上。所以最好在孕妈妈的房间里放加湿器,或者放一些湿的衣物或毛巾吸附这些有害物质。同时也要及时擦掉房间电器、桌面上的灰尘。

小贴士 **清肺的食物**

中医认为,白色入肺经。**补肺需要多吃白色食物**,包括萝卜(能帮助大肠排泄宿便)、雪梨(具有生津,润肺的作用)、银耳(菌中之冠,润肺止咳)等。

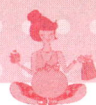

白萝卜：	其中的芥子油、淀粉酶和粗纤维，具有促进消化、增强食欲和止咳化痰的作用。中医理论认为其性凉，入肺胃经。
山 药：	含一种多糖蛋白质的混合物"黏蛋白"，对人体具有特殊的保健作用，补脾养胃、补肺益肾。
莲 藕：	熟莲藕性味甘、温、无毒，可以补心生血，健胃开脾，滋养强壮，莲藕汤利小便，清热润肺。
银 耳：	同为白色食物，银耳性更温润，比雪梨更适合体寒或肠胃不好的人，同时又有益气清肠的作用。
雪 梨：	白色入肺，故白色食物都对肺有保养功效。雪梨水分大，性略寒，可以生津润燥、清热化痰。

第41天 怀孕早期孕妈妈可以过性生活吗

孕早期被认为是最容易发生流产的时期，所以怀孕前3个月最好不要过性生活。但是有研究显示，怀孕早期的性生活不会增加流产的概率。只

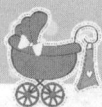

要怀孕早期身体正常，可以不必停止性生活。但是一定要注意性生活的次数和频率要适度，每次的力度、角度也要适度，尽量避免刺激乳头，以免引起子宫收缩，诱发先兆流产。

孕期性生活不用戴套，但从健康安全角度来讲，应该用避孕套，因为这样可以减少孕妈妈与精液的接触，降低感染的机会。还有在怀孕期间，孕妈妈阴道的分泌物多，对糖的代谢率较差，容易滋生霉菌，所以若想不戴避孕套，建议准爸爸一定要做好清洁工作，以避免孕妈妈的感染。有以下情况者应禁止性生活。

1. 过去曾有流产的经历

如果孕妈妈过去曾经自然流产过，建议孕妈妈怀孕前几个月最好禁止性生活，直到流产的危险期过去为止。

2. 已有流产的威胁存在

如果孕妈妈在性交当时或之后有阴道流血的情况，或有下腹疼痛的现象，应去医院检查，若有流产的迹象，应暂停性生活。

3. 孕爸爸患有性病

性病的病菌会在性交时传染给孕妈妈及胎宝宝，因此在彻底治愈之前，应禁止性生活。

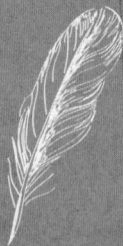

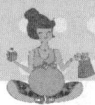

4. 孕妈妈阴道发炎

在性交时会将病菌传染给胎宝宝，因此在彻底治愈之前，应禁止性生活。

5. 胎盘有问题

如果孕妈妈有前置胎盘，或胎盘与子宫连接不紧密时，性交可能会导致出血、流产，应暂时停止性生活。

6. 子宫收缩频繁

如果孕妈妈发现自己子宫收缩太频繁，为了避免发生早产，还是要禁止性生活，并去医院检查。

7. 子宫颈功能不全

子宫颈功能不全随时都有发生流产的危险，应禁止性生活。

8. 早破水

未临产，先破水，保护胎宝宝的羊膜已破裂，阴道里的病菌可能会进入子宫而感染胎宝宝，所以应禁止性生活。

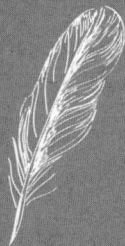

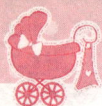

第42天

怀孕早期检查孕酮低，没有不适，需要吃黄体酮保胎吗

黄体酮分为**人工**和**天然剂型**。**保胎**一般**用天然黄体酮制剂**。口服黄体酮胶囊或黄体酮胶丸的说明书上均称其为天然黄体酮成分。

黄体酮注射剂为黄体酮的灭菌油溶液，肌肉注射后迅速吸收，起效快，在肝内代谢，代谢物随尿排出。但是需要去医院打针，不太方便，因为黄体酮注射液是油剂，注射的局部不容易吸收，有硬结；口服黄体酮胶囊每次剂量不得超过200毫克（4粒），服药时间最好远隔进餐时间。口服起效比肌肉注射慢，方便在家服用。

口服黄体酮的**时间**，视孕妈妈先兆流产的具体情况而定，如果孕妈妈在治疗一段时间后，腹痛和阴道出血逐渐消失，病情趋于稳定，超声提示胎宝宝宫内继续发育，孕酮和血HCG数值稳定，可以逐渐停药。

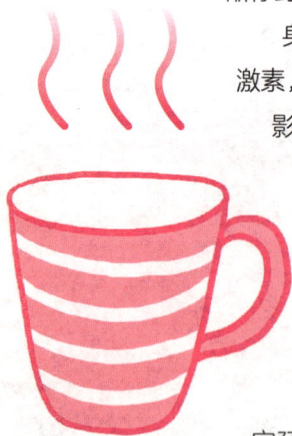

身体内的黄体酮是由卵巢黄体产生的一种天然孕激素，在身体内对雌激素激发过的子宫内膜有形态学影响，是维持妊娠所必需的。药理作用机制：在月经周期后期使子宫黏膜内腺体生长，子宫充血，内膜增厚，为受精卵植入做好准备。受精卵植入后促使产生胎盘，减少妊娠子宫的兴奋性，抑制其活动，使胎儿安全生长；在与雌激素共同作用下，促使乳房的发育，为产后哺乳做准备；使孕妈妈的子宫颈口闭合，黏液减少变稠，使阴道内的细菌不易进入子宫腔内。

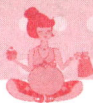

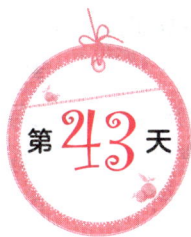

第43天 怀孕早期孕妈妈如何缓解焦虑和不适

孕期焦虑是一种心理变化。即将成为"母亲"的妻子，心情错综复杂，文化层次较高的女性更为突出。有些孕妇脾气变坏也有疾病的原因，60%~80%的孕妇因为肠胃不适。甲状腺功能亢进，表现为多汗、烦躁、心悸等症状，也促使孕妇脾气变坏。最新数据表明：我国97%的女性存在孕期焦虑。孕妈妈的产前焦虑情绪，有很大一部分来自父母和公婆的过分担心。父母和公婆的这种紧张情绪很容易传染给准妈妈，容易加重她们的心理负担，严重的还可能引发早期流产。

另一个重要原因是由于相关知识缺乏。享受着丰裕物质待遇长大的年轻女性在跨过了工作坎和结婚坎后，在孕育问题上遭遇了新的困惑。她们对怀孕不了解，恐惧剖腹产；她们不知道该吃什么食物，不知道怎样才能让孩子健康发育，甚至担心生育时的痛苦等。怀孕焦虑症正在成为威胁下一代的"头号杀手"，一个将要出生的宝宝极有可能因为妈妈的原因而出现生理缺陷。

焦虑症主要由心理原因造成，因此，要避免怀孕焦虑症应该更多地向专业机构去了解相关信息，或阅读一些相关的材料。目前，咨询的机构比较多，但专家提醒孕妇应该选择比较权威的机构。通过这种相互的交流和了解，孕妈妈能够消除心中的不确定性，从而保持母婴健康。

产前抑郁表现为情绪波动大，如容

专家介绍：

孕妈妈大可不必为这些问题担心，根据医生的指导，定期做检查，合理的饮食就可以保证孩子的顺利出生。目前，国内已经渐渐成熟的水下生育也能够帮助孕妈妈减轻生育时的痛苦，并且有利于健康。

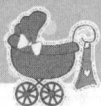

专家提醒：

焦虑是一种以情绪异常为主的神经症反应，它是产生焦虑症、恐惧症、失眠症或疑病症的基础，对人体健康危害较大。现代医学研究证明，孕期出现情绪焦虑，危害更大。

易哭、发脾气等。根据临床研究发现，**孕妇情绪波动对胎儿会有很大的影响**，孕妈妈在怀孕4~10周情绪过度不安，可能导致胎儿口唇畸变、出现腭裂性兔唇。孕妈妈精神状态的突然变化，如惊吓、恐惧、忧伤或其他原因引起的精神过度紧张，能使大脑皮质与内脏之间的平衡关系失调，引起循环系统功能紊乱，导致胎盘早期剥离，甚至造成胎儿死亡。现实生活中，很多孕妈妈在怀孕期间都会出现一点焦虑情绪，这是正常的，但若整天忧心忡忡，就有危害了。那么孕期感觉焦虑怎么办呢？

1 孕妈妈不要为孕期患有焦虑症怎么办的难题担忧，要树立自信，妊娠期间营养良好、不恋烟酒、没有被病毒感染、又没有滥用药物，就不会发生难产和胎儿畸形，杞人忧天只会给自己带来烦恼。

2 孕妈妈要在思想上认识到，任何喜悦的收获都来之不易，分娩过程中短暂的阵痛是自然现象，再说目前医学发达，只要自己不过分紧张，分娩是不会有问题的，更不应为生男生女而自寻烦恼。

3 胸襟要开阔，不要小肚鸡肠，斤斤计较。研究表明，良好的心态是化解"有焦虑症怎么办"情绪困扰的关键因素之一。

4 不要轻信一些没有科学依据的道听途说，应定期到妇幼保健医院检查，向专家咨询一些问题，做到胸中有数。孕妈妈的家人要给予孕妈妈更多的体贴、照顾和安慰，这也能帮助孕妈妈克服焦虑情绪、保持心情愉快。

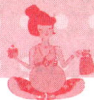

如果上述自我调节焦虑情绪仍无法控制，孕妈妈也不可随便服用抗焦虑药或安眠药，这样对胎儿有不良影响。那么患有焦虑症怎么办呢？

孕妈妈保持良好的心态是一种胎教，对宝宝的会产生潜移默化的作用，对宝宝未来形成乐观开朗的性格有好处。

专家提醒：

孕妈妈可到心理专科医院咨询，或住院治疗，在医生的指导、治疗下缓解焦虑情绪。

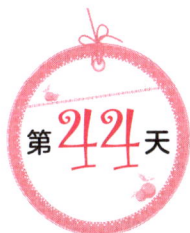

第44天 怀孕早期孕妈妈穿衣误区

在怀孕期间，穿衣服就不能随便穿了。早孕期应该衣着宽松、穿脱方便、质地柔软的衣物，不要进行束腰，不要穿紧身裤。孕装的面料以纯棉为主，即便是秋冬穿也不会有静电，对宝宝也很好。如果以前的上衣应该还都能穿，暂时可以不用选择。孕妈妈的穿着应注意以下事项。

1. 妊娠期凑合穿

炎热的夏季，穿衣服一定要尽量减少对自己身体的束缚。准妈妈尽量选择吸汗透气的衣服，如果买到化纤材质的衣服，透气性不好，还容易摩擦生静电，对孕妈妈的皮肤和健康都很不利。

建议

怀孕期间的衣着，穿起来要舒适，所以吸汗而透气的棉质衣物是最好的选择。

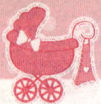

2．为掩人耳目系腰带

系腰带对于怀孕的孕妈妈们非常不利。小小的一根腰带，可能给胎宝宝造成巨大的危害。

建议 ▶ 裤子宜选择腰部有松紧带或是系带的，这样可以进行自由调节。但不能系得过紧，以免使增大的子宫不能上升而前凸，造成悬垂腹，导致胎位不正、难产。也不能紧紧地束缚腰部及腿部，否则容易影响下肢血液循环，有碍子宫胎盘的血液循环，影响胎宝宝的正常发育。

3．穿紧身牛仔裤

怀孕5个月前，孕妈妈的肚子不是很明显，但已经有点凸出来了。这个时候如果穿牛仔裤的话，会增加孕妇外阴部和腹部与裤子的摩擦。加上很多牛仔裤都是紧身的，面料也不透气，因此可能使女性内分泌物不易排出，引起外阴炎和阴道炎等妇科疾病。盛夏时，牛仔裤的金属纽扣长时间和腹部皮肤接触，容易诱发接触性皮炎。

建议 ▶ 妊娠期间子宫逐渐增大，对下腔静脉和髂静脉持续压迫，使下肢静脉血回流不畅，导致下肢静脉压力增高。这个不利因素使准妈妈成为下肢静脉曲张多发者。准妈妈们每天面临的痛苦包括：疲劳、坐立不安、足部水肿、静脉曲张等。为了防止静脉曲张，除了减少站立时间，孕期使用连裤袜对预防静脉曲张也有一定帮助。

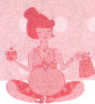

4. 衣着灰暗

有的孕妈妈皮肤比较黑，不要穿灰色系的衣服。穿灰暗色的衣服，令整个人看上去精神状态不好。精神萎靡的话，会影响孕妈妈的心情，同时也会间接影响身边其他人的情绪。

建议 ▶ 孕妈妈穿色调鲜艳一点的衣服，如黄、绿和紫罗兰色。在搭配上，可以考虑用浅蓝色，再配上鲜红、白、灰色。此外，穿黄棕色或黄灰色的衣服，脸色会显得明亮一点；若穿绿灰色衣服，脸色会显得红润一点。

第45天　怀孕后孕妈妈是否能玩手机

玩手机的危害如下：

影响孕妈妈健康

1 据统计，27~36岁的孕妈妈比较容易出现看东西变小或扭曲，以及视力变差的情况，这主要是由孕激素造成的，而长时间玩手机则会加重视力问题。经常玩手机很容易造成视疲劳，看手机15分钟差不多相当于看半小时iPad、看1小时电视。而手机上的内容可以使人注意力高度集中，精神高度紧张，从而造成"精神性视疲劳"。

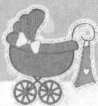

影响孕期睡眠质量

2

据调查，60%的孕妈妈睡眠不佳；78%的孕妈妈出现过失眠的情况。总体上孕妈妈的睡眠质量不甚理想，不知不觉玩得时间过长、关掉手机后依然在回味新闻八卦等，都是对孕期睡眠质量的损害。

影响胎宝宝健康和发育

3

在胚胎形成期，受到电磁辐射，有可能导致流产；如果是在器官形成期，正在发育的器官可能产生畸形。而在胎儿中枢神经系统的发育期，若受到电磁辐射，则可能导致婴儿智力低下。

导致孕妈妈的皮肤不好

4

长时间玩手机对皮肤不好，可能会长斑、长痘痘。加之长期的睡眠缺失会令这种效果成倍放大。

玩手机是一种病，一种流行于大众朋友圈的病，虽知其危害多多，但是病难除、心难舍。事实上，**孕期玩手机**，也不是**百害而无一利**的，它在打发孕期无聊、丰富孕妈妈生活方面也是有一定好处的，所以，我们要做的就是如何把它的"伤害"降到最低，如果非要玩手机，建议：

（1）　手机灯光调到最低。晚上玩手机，尽量把手机灯光调到最低，当然也要以自己眼睛可看清字体为限。晚上浏览器屏幕尽量调到夜间模式。

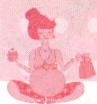

（2）　**仰头玩手机**。左右横躺着对左右眼睛的压迫力最大；俯卧玩手机容易对胎儿造成压迫。所以最好的方法是：躺着玩手机。除去手机可能会砸到脸上外，这是最好、对健康影响最小的方式。

（3）　**给自己定个入睡闹钟**。孕期养成良好的生物钟习惯对胎宝宝来说是极好的，所以，不要让手机打扰到自己的生物作息，给自己定一个闹钟，一到时间就把手机关机，放松身体，慢慢进入睡眠状态。

　　手机固然是生活中不可或缺的存在，但孕妈妈们要注意保护自己和胎宝宝的身体健康和发育，不能让手机过多侵占睡眠时间，甚至妨碍胎宝宝的健康成长。平时也要多注意用眼健康，多做眼保健操、定期检查，多吃一些防辐射对眼睛好的食物，比如，一些富含维生素A、维生素C和蛋白质的食物。对于很多晚上必须"手机哄睡"的孕妈妈，不妨把手机放在客厅，听听舒缓的音乐，或者看一本散文书来帮助入睡，通过这种转移注意力的方式，慢慢摆脱对手机的依赖。

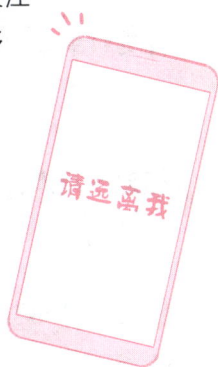

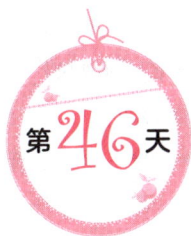

请远离我

第46天　孕妈妈情绪对胎儿的影响

　　人的情绪与大脑皮质、边缘系统和植物神经关系密切。情绪的变化会引起生理上的变化，医学研究，许多疾病都与情绪有关，而**孕妈妈的心理状态对胎宝宝的影响更为敏感**。当孕妈妈的精神愉快、情绪和谐时，血液中有利于胎宝宝健康发育的激素和化学物质增加，胎宝宝的活动便更加

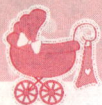

有规律性，促进胎宝宝神经系统发育。相反，孕妈妈的情绪悲伤或恐惧，会使血液中增加有害神经系统和心血管系统的化学物质，引起肾上腺激素分泌过多，可能导致胎儿颌发育不全形成腭裂。有的还可能会造成胎儿早产，甚至胎死腹中。

孕妈妈在怀孕期间**也有不同的心理活动变化**。这些表现包括：

焦虑性状态：　孕妈妈表现为烦躁、紧张和恐惧疑惑。

抑郁性情绪：　表现为过分忧虑、懊丧、自责自卑、失落感。

强迫性观念：　过分担心胎儿是否畸形而整天"瞎寻思"，处处谨小慎微。

为确保孕妈妈、胎宝宝的身心健康，孕妈妈应做好孕期保健，定期孕检及咨询专家，必要时应找心理专家予以指导。另外，家庭、社会也应给予孕妇特殊关怀，尤其是丈夫家人的体贴、关心，能帮助孕妇减轻或消除不健康的心理症状。孕妇本身也应做好自我调节，注意营养，充分休息，平时多散散步、听听音乐、想一些美好的事情，做一个快乐的"准妈妈"，生一个健康聪明的好宝宝。另外轻轻松松，消除分娩前恐惧心理。

孕妈妈保持良好的心态，是一种胎教，对宝宝会产生潜移默化的作用，对宝宝的未来形成乐观开朗的性格有好处。孕妈妈生气可以导致身体内情绪不稳定，不利于胎宝宝宫内发育，胎宝宝的健康会受到影响，在孕初期胎宝宝正处于胚胎成形阶段，如果孕妈妈的心情沉闷的话，胎宝宝的会受到刺激，对胎宝宝的发育成形有影响。据研究，孕妈妈焦虑和沮丧的情绪会导致内分泌系统发生了异常，也因此对胎宝宝大脑发育造成不良影响，增加了孩子在未来的发育过程中的异常概率。把原因找到，必要时心理医生可以干预。

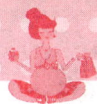

第47天　怀孕早期可以做什么运动

（1）怀孕后如果没有任何不适，孕妈妈可以照常工作、从事普通家务劳动，劳动和活动的强度要根据个人的情况而定，以孕妈妈身体不感觉疲劳为度，要量力而行，不用跟平时一样的运动量。尽量避免拉伸运动和剧烈活动。在活动时应注意自我保护，避免摔跤、碰撞腹部，或在颠簸的路上骑自行车、上街购物，不去拥挤的地方。

（2）怀孕后适当地活动和劳动，可使孕妈妈身心舒畅，保持良好的心理状态；促进血液循环和增强心肌收缩力，增加氧气的摄取，促进新陈代谢和增强全身各器官系统的功能；神经内分泌系统功能增强，使消化液分泌增多，有利于食物的消化、吸收和利用；还能增进肌肉活动的协调，帮助孕妈妈适应身体重心的转移和体重的增加，并有助于怀孕晚期顺利分娩。

（3）散步是最方便、最节约、最不受条件限制的一种运动锻炼形式。孕妈妈可以随时进行，孕妈妈可以边呼吸新鲜空气，边欣赏大自然美景；散步后，孕妈妈会产生轻微适度疲倦，对睡眠也有帮助；散步还能消除孕妈妈的烦躁和郁闷。散步最好在饭后和清晨。

（4）孕妈妈适当地运动增加了胎宝宝氧气和营养的供给，促进胎宝宝大脑和身体的发育；孕妈妈适当地进行户外活动，晒太阳，还有利于胎宝宝的骨骼生长发育。

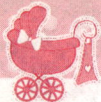

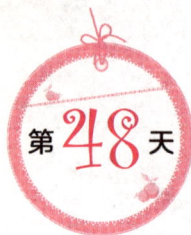

第48天　怀孕早期孕妈妈要避免接触动物

弓形体原虫是一种寄生虫，病原体很微小，主要寄生在网状内皮细胞之中，也可侵袭除成熟红细胞外的任何组织细胞。许多小动物，如猫、狗和鸽子等身上都容易寄生弓形体原虫，感染弓形体原虫后会排出弓形体卵囊，当卵囊污染食物被人误食，就会感染人体；人与小动物逗玩，或手脸被小动物舔也可能会受到感染；由于侵犯部位不同，症状表现也不同，一般多为隐性感染，或有乏力、低热、头痛、肌肉关节酸痛等，易被忽视。重者会引起高热、淋巴结肿大或非典型肺炎、心肌炎、脑膜脑炎等，会引起眼部病变，如脉络膜炎、视网膜炎、玻璃体混浊等。因症状没有特异性，临床上往往难以确定诊断。

需要注意的是，孕妈妈一旦感染弓形体原虫，弓形体原虫通过胎盘感染胎宝宝，还可以通过血液、子宫、羊水感染胎宝宝，其中通过胎盘传给胎宝宝的机会高达40%，可**直接影响胎宝宝的发育**，导致流产、早产、死胎及胎宝宝畸形，如小头畸形、脑积水、小眼、兔唇、智力发育迟缓、肝脾肿大、无耳郭、无肛门、两性畸形等一系列严重后果。有些婴儿出生后无明显症状，如不给予及时的治疗，数月或数年后可出现智力低下、癫痫等中枢神经系统损害，以及斜视、失明等眼部损害。据北京地区调查，孕妈妈感染了弓形体病者胎宝宝脑积水畸形儿的发生率是未感染者的27倍，死胎的发生率是未感染者的3倍。据重庆地区调查，发现感染了弓形虫病的儿童弱智的发生率为未感染者的5倍。

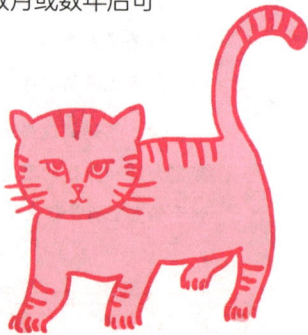

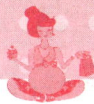

虽然感染弓形体原虫对孕妈妈和胎宝宝的影响很大，但只要采取有效的措施，是能够预防的。此外，不吃生的或未煮熟的猪、羊、牛肉，不吃被猫等小动物污染的食品，不用被小动物舔过的餐具，饭前便后洗手，避免病从口入。孕妈妈如果从事屠宰、饲养职业或在肉联厂工作，应定期做弓形体病的有关检查，对被弓形体感染的孕妈妈应在孕前及时采用乙胺嘧啶和磺胺嘧啶联合治疗，但在**怀孕后尤其是在头 3 个月不可乱用药，因为有的药物对胎儿有致畸作用**。

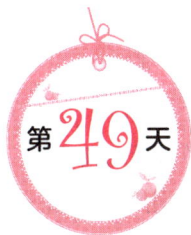

第49天　孕妈妈的既往手术史对此次妊娠重要吗

　　既往手术史对此次妊娠**非常重要**，必须明确的是手术的原因、部位、手术的方式、手术中的情况是怎样的、手术时间、手术后病理、手术后伤口恢复的情况、手术后复查的情况，最好有前次手术复印的记录。特别是上次手术涉及恶性肿瘤的情况下，能不能继续妊娠需要产科医生详细了解病情后，与孕妈妈和准爸爸一起做出决定。

　　上次手术的情况必须搞清楚，例如，有无大出血？术中粘连的程度是什么？术后是否发烧，后续的治疗是什么？此次怀孕如果手术，就要考虑盆腔粘连和二次手术所带来的副损伤问题了。

如果做的是子宫肌瘤手术，为什么做，怎么做的，开腹手术还是腹腔镜手术，子宫肌瘤的位置和数量，建议去上次手术的医院复印病例，具体了解上次手术的情况，现在病例保存时间都在**20**年以上，可以拿孕妈妈的身份证去医院按流程复印病例，以便产科医生了解此次怀孕的风险有多大。

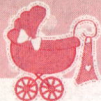

不要隐瞒病史和手术史，大多数有良知的产科医生在知道您病史的情况下会保守您的秘密，并且给出相应的措施以防范此次妊娠的风险。

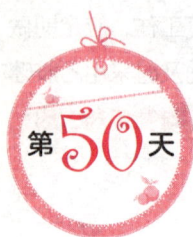

第50天　怀孕早期孕妈妈可以去旅游吗

怀孕早期如果孕妈妈没有身体不适，没有先兆流产症状是可以外出旅游的，旅游时要注意劳逸结合，不能过度疲劳，避免旅游时出现流产。在入口处安检时提前告诉安检人员，尽量不用仪器安全检查，用手检。

注意

不要经常长时间坐飞机，因为高空空气稀薄，氧的含量不充足，容易缺氧。还有高空的辐射比较高，容易影响胎宝宝的发育。

飞机在大气层上飞行，在飞行过程中暴露在太阳的辐射中，受到的辐射也比地面上要高，孕妈妈会有流产的危险。**辐射对头三个月的胎宝宝危害最大。**当然，偶尔乘飞机出行一两次，受到的影响也不大，也不太可能会伤害到腹中的胎宝宝。

曾有自然流产史、早产史、宫颈闭锁不全、下肢静脉栓塞史，出现先兆流产、宫外孕、胎盘位置异常、严重的早孕反应、多胎、先兆早产，有内科疾病如高血压、糖尿病、心脏病、严重贫血、气喘、癫痫、静脉炎、晕动症等，通过辅助生育技术，如人工授精、试管婴儿受孕的孕妇，最好不要坐飞机。

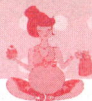

孕妈妈乘坐飞机的注意事项

（1）　坐飞机要注意选择靠近过道的座位，方便起身活动。

（2）　在飞机上每隔1小时走动一下，让下肢血液循环畅通。

（3）　孕妈妈容易饥饿，事先多准备一点食物。

（4）　穿宽松、柔软的衣服，注意保暖。安全带不要系在腹部，系在大腿根以上。

（5）　摄取充足的水分，在飞机提升飞行高度或机内温度时，孕妈妈可能有恶心的反应。

（6）　孕妈妈准备易穿易脱的鞋子，在下飞机的时候不会因双脚水肿而很难再将鞋穿上。

（7）　紧急情况可以请求帮助。

第51天　B超检查没有看见胎芽和胎心，一定是胎停育吗

怀孕后B超提示胎囊内无胚芽，可能存在胚胎停止发育的问题，也有一种情况是胚胎着床稍微晚点，还没有发育到出现胎芽，需要结合停经的时间综

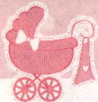

合考虑。可以隔一周时间复查B超和血HCG，确诊有无胚胎停育。如果是胚胎停育，建议尽早行清宫术，否则，时间一长会导致孕妈妈阴道出血及凝血功能障碍。

两次B超间隔一周均提是胎停育。如果两次超意义，两次超声检查右，均提示没有看见一周前已有胎芽，一长，还没有看见胎心孕酮持续低的，绒毛膜有继续升高，逐步下降，停育。

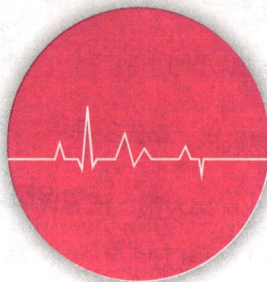

示没有看见胎心，可能声是同一天做的没有时间间隔在一周左胎芽和胎心，或周后胎芽没有再搏动，抽血检查促性腺激素HCG没这时就可以考虑是胎

如果早孕B超检查没有看见胎芽和胎心，应该详细询问月经时间，如果孕妈妈月经不规律，孕卵着床也可能比较晚，实际上胚胎的孕周并没有那么大，暂无胚芽及胎心也是正常现象。如果没有阴道出血，早孕反应还存在，抽血检查孕酮和HCG，特别是血HCG的数值还在继续升高，复查B超声提示宫内胎囊继续生长并出现胎芽和胎心，那么这个胚胎就是正常的。

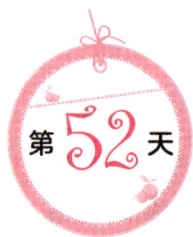

第52天 异常妊娠需要警惕什么

如果查出怀孕，却一直有阴道出血现象，伴有腹痛，就一定要去妇产科检查，确定是否为宫外孕。宫外孕是指胚囊没有着床在子宫里面，而着床在子宫外。在宫腔外着床的孕体，不能正常地发育，体内雌、孕激素的比例发生变化，造成蜕膜分离，导致不规则的阴道出血。宫外孕要尽快处

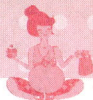

理，否则胚胎破裂就会很危险。

异常出血。子宫颈与阴道疾病，如子宫颈糜烂、子宫息肉或子宫颈癌。此外，阴道外伤或异物置入等，也会造成出血；泌尿道感染造成的血尿；肛肠科的痔疮问题也可以出血；血液科疾病，比如，凝血功能异常等。发生出血时，应尽快就医并找出出血原因。确诊是否有子宫颈或阴道疾病，进行尿液检查、肛门检查及凝血功能检查。

第53天 怀孕第2个月，孕妈妈洗澡应注意什么

水 温

水温和体温差不多或者比体温略高，一般来说，水温应在38℃以下。因为如果水温或室温过高，很可能因为缺氧导致胎宝宝发育不良。而在孕后期更不能洗很烫的热水澡，洗澡的时间也不宜太长，否则很容易出现缺氧、窒息的情况，还可能导致胎宝宝宫内缺氧，严重的甚至会胎死腹中。有的孕妈妈为了皮肤保健，在淋浴时会冷热水结合，这种方法对孕妈妈来说很容易影响子宫和胎宝宝，孕妈妈不宜采取这种淋浴方法。

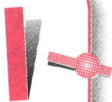

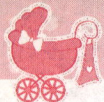

时　间

以15～20分钟为佳。孕妈妈洗澡的时间也不宜过长。时间长了容易疲倦，孕妈妈淋浴时容易出现头昏、眼花、乏力、胸闷、虚脱等症状，洗浴时间过久，浴室内的空气减少，温度又较高，氧气供应相对不足，加之热水的刺激，会引起全身体表的毛细血管扩张，使孕妈妈脑部的供血不足，胎宝宝出现缺氧、胎心率加快，严重者还可使胎儿神经系统的发育受到不良影响，还会造成子宫充血，刺激子宫肌肉引起收缩，容易引发流产。

次　数

最好每天一次。洗澡频率应根据个人的习惯和季节而定，一般来说最少三四天一次，有条件的话，最好是每天一次，炎热的夏天每天洗两次都可以；如果做不到每天都洗澡，也要尽量每天都用温水擦擦身体，洗洗外阴。因为准妈妈身体负担较重，新陈代谢逐渐增强，汗腺及皮脂腺分泌也比常人旺盛。如果出汗了，或者说代谢的细胞脱落得比较多，皮脂腺分泌得也比较多。

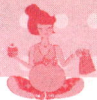

孕妈妈对身体敏感部位的清洗要讲究适当的方法，具体如下：

（1）淋浴为最佳选择。一般怀孕以后不主张坐浴，如果坐浴，浴后的脏水有可能进入阴道，而阴道的防病力减弱，就容易引起宫颈炎、阴道炎、输卵管炎等，或引起尿路感染，使孕妈妈出现畏寒、高热、腹痛等症状，甚至发生宫内或外阴感染而引起早产。这样势必增加孕期用药的机会，也给畸胎、早产创造了条件。因此，孕妈妈不要坐浴，更不要到公共浴池去洗澡。同时，热水不要长时间冲淋腹部，以减少对胚胎的不良影响。

（2）由于孕妈妈肚子的缘由，**在浴室内要设置扶手**，以防止孕妈妈滑倒；孕妈妈的肚子较大、重心不稳，容易滑倒，还有孕妈妈体质较弱特别容易疲劳，特别怕累，淋浴时准爸爸要在旁边陪护。

（3）外阴：最好用清水洗，少用洗剂，也不要冲洗阴道，否则会影响阴道正常的酸碱环境而引起感染。大便后最好要清洗肛门，还可有效防治痔疮。洗好澡后，别急着穿上内裤，可穿上宽松的长衫或裙子，等阴部风干后，再穿上内裤，这样可以有效地预防阴部瘙痒。

（4）乳房：注意用温水冲洗乳房，动作要轻柔，不可用力牵拉乳房及乳头，不可用力搓揉，应以一手往上轻托乳房，另一手指腹顺时针方向轻揉，避免引起子宫收缩。孕妈妈可在浴后擦些橄榄油，以使乳房皮肤滋润而有韧性，这样分娩后才经得起婴儿吸吮，否则易发生乳头皲裂。

（5）肚脐：在每次洗澡前，用棉花棒蘸点乳液来清洗污垢，等其软化后再洗净。如果无法一次清除干净，不要勉强，以免因为用力过度而伤害肚脐周围的皮肤，造成破皮出血，反而容易引起感染，对孕妈妈及胎宝宝造成严重伤害。

（6）颈部耳后：颈部、耳后是污垢容易堆积的部位，爱清洁的人常使劲搓，但要注意颈部容易生长小的丝状疣，一旦搓破，会引起感染。应用手指指腹轻轻向上来回搓揉。

（7）腋下：腋下汗腺丰富，洗澡时不可用热水刺激，也不宜用澡巾大力搓。可抬起胳膊用温水冲洗，因腋下皮肤组织较松弛，可以把沐浴液揉出丰富泡沫后清洗，再以指腹按揉，促进血液循环。

（8）腹股沟：淋浴时应该用温水冲洗腹股沟，并用两个手指指腹从上向下抚摩轻搓腹股沟。肥胖者则要拨开褶皱仔细搓洗。

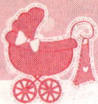

第54天　怀孕早期孕妈妈须补充哪些营养素

1

叶酸。叶酸是胎宝宝神经管发育所需的重要营养成分，并且是重要的媒介，在孕期补充一定量的叶酸可以防止胎宝宝神经管畸形，保证胎宝宝脑细胞正常发育。孕期如果缺乏叶酸，还可能造成胎宝宝神经系统畸形和孕妈妈巨幼细胞性贫血。

2

铁。胎宝宝需要从孕妈妈的血中吸收铁、蛋白质、卟啉等来制造宝宝的血液，铁是血红细胞形成的重要元素。同时，孕妈妈孕期又面临血液稀释的问题，易引起血红蛋白的下降。如果血色素下降，会引起孕妈妈机体免疫力下降，引起妊娠感染等并发症，还会导致胎宝宝营养不良、发育迟缓等，重度贫血在分娩时还会引起孕妈妈凝血功能的障碍、大出血等，危及孕妈妈的生命安全。

3

维生素A。维生素A能促进宝宝心脏发育，坚固牙齿并预防先天性视力障碍。同时能提高孕妈妈的抗感染能力，增强免疫力和体力。

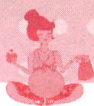

维生素D。维生素D能预防先天性佝偻病，协助钙的吸收，强化胎宝宝骨骼和牙齿，并减少孕妇妊娠并发症的发生。

脂肪。脂肪适量能满足孕期能量的需求，又能使孕妈妈的体重增长保持在适当的水平。

钙。钙是人体骨骼、牙齿的重要组成成分，胎宝宝从孕育到出生，需要消耗孕妈妈大量的钙，轻度缺钙可能会引起腿抽筋、肢体麻木、失眠等症状，严重时会影响宝宝的骨骼发育，造成方颅、佝偻病等骨骼发育不良甚至畸形。

蛋白质和微量元素。蛋白质是构成胎宝宝机体的重要成分。还有一些微量元素和维生素，如维生素B族、维生素D、镁、磷、锌等，也都是孕期不可缺少的营养元素。

第55天 先兆流产保胎的注意事项

先兆流产是指在妊娠早期（**妊娠12周前**）出现的阴道少量出血并伴

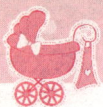

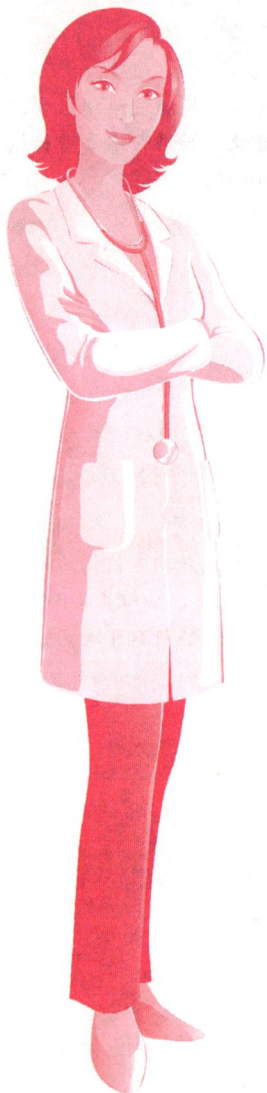

有轻微下腹痛和腰酸的一种疾病。严重者可能导致流产，早期先兆流产的主要原因是与胎儿染色体有关，还与孕妈妈体质虚弱或劳累、外伤（包括不当的阴道内诊、性交）相关。

先兆流产**保胎不能盲目**，如果到医院检查未发现有遗传性疾病或严重疾患，胚胎发育正常，有胎心搏动，经血液检查，其血流中绒毛膜促性腺激素含量正常的情况下就可以进行保胎。保胎期间孕妈妈要注意休息，注意阴道出血和腹痛的状况。如有异常，应及时到医院就诊。

保胎，休息是关键。但并不是说24小时都躺在床上不动，应该适当地进行轻微的活动。禁止性生活，尽量减少不必要的阴道检查，以减少对子宫的刺激。另外，还要避免刺激乳房，因为刺激乳房也会引起宫缩，导致先兆流产的发生。

常用的**保胎药物**有**黄体酮、甲地孕酮、维生素E**等。每次肌肉注射10~20毫克，每天注射1次，可连续注射数周。甲地孕酮的用法是：每次口服10~20毫克，每天服1次，可连服数周。在早期先兆流产的症状消失后，孕妈妈可以停药。卧床休息、保持心情愉快，也是保胎的重要环节。若经过治疗，症状不仅没有缓解，反而加重了，可能与胚胎发育异常有关，应到医院检查。有保胎经历的孕妈妈，在保胎成功后，也应及时去医院做检查。

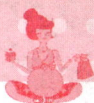

先兆流产保胎要注意：先兆流产常会出现阴道少量出血，轻微下腹痛和腰酸的症状。因此在保胎期间，观察阴道出血量与自身腹痛的情况也可以了解到先兆流产症状是否减轻或加重，从而确保先兆流产保胎行动的正常进行。先兆流产保胎要留意流血量和性质，如果怀孕初期有阴道出血的症状就要随时观察阴道排液中是否有组织物排出。排出物最好能保留起来带到医院去检查。如果出血量增多，应及时去医院就诊。

第56天 怀孕早期做阴道超声安全吗

无论是阴道超声还是腹部超声，其**工作原理为超声波**，怀孕后检查同样**安全**。妇产科超声检查形式依据检查部位分为阴道超声、腹部超声和会阴部超声。阴道超声适用于孕早期和孕晚期，能够帮助确定胎盘位置等，也适用于一些腹壁较厚的孕妇。阴道超声在孕早期检查结果更精确，且直

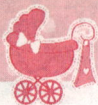

观、快速，孕妇无憋尿烦恼，因为孕早期孕妈妈存在尿频的生理现象，憋尿过程很艰难。此外，阴道超声能够较腹部超声更早发现胎儿心跳。对于检查数据的精确度和舒适度而言，阴道超声也好于腹部超声。如果没有阴道出血、先兆流产等异常表现，阴道超声为首选。国外的妇产科医师都是采用阴道超声检查早孕妇女，而中国孕妇经常顾虑超声对胎儿有害而拒绝阴道超声，但目前并没有证据证明阴道超声会对胎儿造成伤害。

1 阴道超声在阴道超声探头上套上避孕套，将探头伸入阴道进行检查。由于探头位置接近子宫和卵巢，图像清晰分辨率高，检查结果较准确。除此之外，还有另一个优点是不需要憋尿，相对节省时间，不会让你有紧张心理。

2 孕早期为监测孕囊的部位、胎心的搏动以及双附件区的情况，孕早期阴道超声检查是必要的：
① 清楚地了解孕囊的着床位置是否正常，明确是宫内孕还是宫外孕。
② 核实、判断胚胎发育情况。可以清楚地观察到胎心搏动。
③ 判断胚胎的数目，这是早期诊断是否多胎妊娠最准确的方法，早发现，早治疗，减轻后期并发症及多胎怀孕的风险。
④ 及早发现子宫、附件的异常等。

3 早孕期B超对胎宝宝没有影响。一般认为超声是一种声波传导，不存在电离辐射和电磁辐射，对人体组织没有什么伤害。事实上，医学使用的超声波是低强度的，低于安全阈值；早孕期检查的时间短，对胚胎来说基本安全，至今尚没有超声检查引起胎儿畸形的报道。科学家们对诊断用的超声对胎宝宝发育是否有影响进行了持续不断的理论和临床研究，未发现明显的不良影响。

第三个月

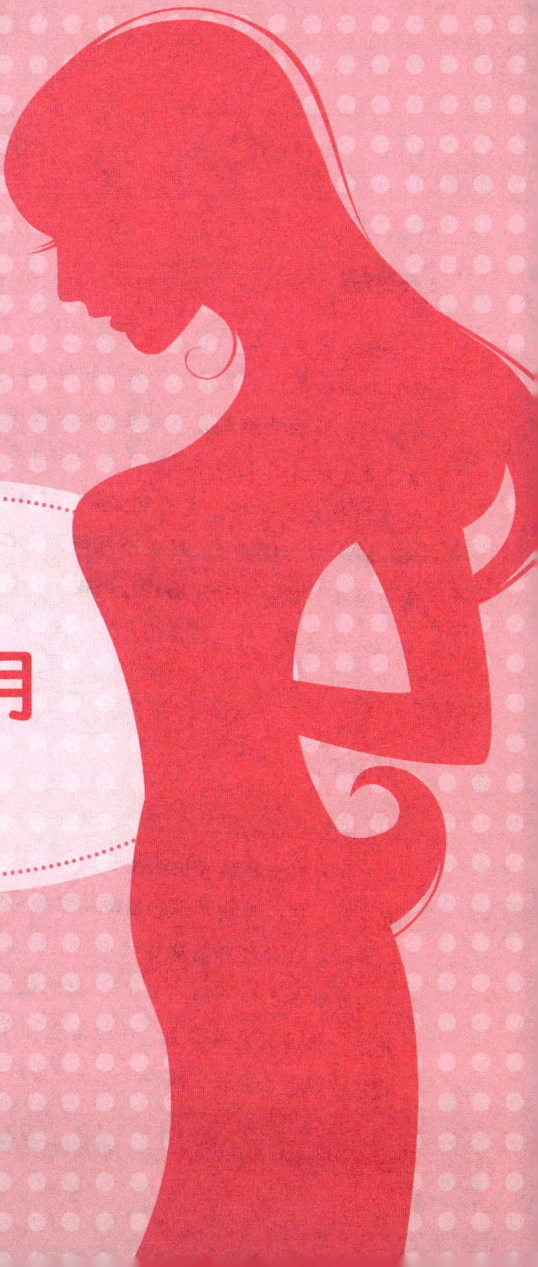

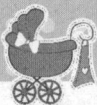

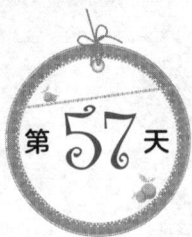

第57天　怀孕第3个月，胎宝宝长什么样子了呢

· 怀孕9周

　　胎宝宝长约2.5厘米，像葡萄粒大小了，身体的基本结构已经形成。胚胎期的小尾巴不见了。肌肉和神经系统开始工作，胎头大于胎体，头颅开始钙化胎盘开始发育。宝宝的眼帘可以盖住眼睛了。上嘴唇完全成形，嘴、鼻子和鼻孔更加明显。已经长出耳垂，耳朵的内部构造即将完成。指尖稍稍长大了一些，这是宝宝的触觉神经发育的地方。主要关节如肩关节、肘关节、腕关节、膝关节及踝关节都开始轻微活动，手部从手腕开始有弯曲了，能够动动小胳膊、小腿了。心脏现在已经分化为4个腔隙，心脏瓣膜开始发育。外生殖器已发育，但还不能分辨出性别。

· 怀孕10周

　　胎宝宝的身长大约4厘米，体重达到13克左右。像一个扁豆荚大小。宝宝体内的组织和器官快速生长成熟。眼皮黏合在一起。头占整个身体长度的一半。可以吞咽羊水和踢腿。皮肤像纸一样薄，可以清晰地看到脊柱的轮廓，脊椎神经开始从脊髓中伸展出来。重要器官包括肝脏、肾、肠胃、大脑和肺都已经开始"工作"。肝脏继续制造着红细胞。宝宝的手指完全分开了，胳膊肘能够弯曲，并轻微地打弯儿，手腕可以活动，双手能在胸前相碰，腿也在变长，双脚可能在身体前方相碰，脚踝发育完全。

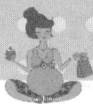

· 怀孕11周

胎宝宝长约5厘米，体重14克，B超可见胎囊完全消失，胎盘清晰可见。各器官进一步发育，胎儿已经完全成形，皮肤是透明的，很多血管都显露出来。一些骨骼开始变硬，手指和脚趾已经分开，很快就能够握紧和打开小拳头了。胎宝宝正忙着吸吮、吞咽、踢腿和伸展。胎宝宝的细微之处开始发育，肝、肾、肠、大脑、呼吸器官开始工作，脊柱轮廓清晰可见，脊神经开始生长，随着胎宝宝胸部横隔膜的发育，可能有的胎宝宝开始打嗝了。

· 怀孕12周

胎儿长到6厘米，胎重23克。胎头还是比较大，长在头部两侧的眼睛距离拉进，移到了脸部，耳朵也已经到达最终的位置，鼻子、牙龈、声带已经长出来，能够辨识出脸了。肠子开始要转移到腹腔内。肾正在向膀胱分泌尿液。神经细胞增殖迅猛，而且神经突触（大脑中的神经线路）正在形成。有了更多的反射动作，如吮吸。手指和脚趾完全分开，眼睛及手指、脚趾清晰可辨。部分骨骼开始变得坚硬，毛发和指甲开始长出。皮肤还是透明的，可以从外部看到皮下血管和内脏等。胎宝宝的尾巴已经完全消失了，已经具备人形，不过头还是明显比较大，更重要的是鼻子、牙龈、声带已经长出来了，能够辨识出脸。这时，已经形成外生殖器的形状，但仍没办法确定性别。

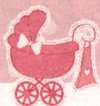

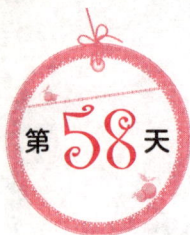

第58天　怀孕第3个月，孕妈妈身体有哪些变化

1

怀孕9周

孕妈妈的子宫如拳头般大小，但肚子从外表看隆起仍然不明显。乳房长大很多，还会有胀痛感，乳头和乳晕色素加深。需要使用新的乳罩，穿宽松、舒适的衣服，避免腰部和腹部勒得过紧。受到骨盆腔充血与黄体素持续旺盛分泌的影响，阴道的分泌物比平时略增多，而且会出现尿频，总有排不净尿的感觉。

2

怀孕10周

孕妈妈因为子宫膨大，压迫膀胱与直肠，造成尿频、排便感、便秘、腰酸及下腹痛等现象。头发长得更快，指甲易折断或断裂，肤质变好或变坏，色素沉淀加深，牙龈水肿，刷牙时牙龈易出血。容易流汗，体味加重；早孕现象继续存在。

3

怀孕11周

孕妈妈子宫继续增大，但未凸出骨盆腔，大小约一个橘子大。下腹有压迫感，尿频、便秘现象明显。肠胃压迫不明显，感觉有些轻微腹胀。

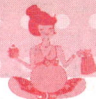

4

怀孕12周

孕妈妈从腹部可摸到子宫，早孕反应症状减轻甚至消失，食欲逐渐恢复。乳房变大，有酸胀的感觉，孕妈妈腹部正中的线颜色加深，或者有黑褐色色素沉着。有时候脸上、脖子上出现大小不一、形状各异的褐色斑（妊娠斑）。有些孕妈妈皮肤表面还会出现血管性改变，如蜘蛛痣、血管瘤、毛细血管扩张等，皮肤表面红色会有所加深，还有的孕妈妈手掌会泛红，被称作掌红斑。出现妊娠痒疹，可能冒出青春痘来。末端血管易扩张，急躁易怒的人可能会流鼻血，长痔疮。阴道分泌物比平常多，易受霉菌感染。睡眠不安稳。

第59天　怀孕第3个月，孕妈妈的产检项目包括什么

怀孕第3个月孕妈妈们进行第一次正式产检，要办理母子健康档案，以便做产检的系统记录。第1次产检的项目相对较多，全面检查孕妈妈的健康情况，并排除宫外孕、葡萄胎等各类型流产。之前没有做过婚检、孕检的孕妈妈，还要增加特殊的检查。

比如：

地中海贫血的筛查；家里养宠物的人，还要增加弓形体的检查。

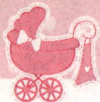

产检项目 ▶ 建立妊娠期保健手册、确定孕周、推算预产期、评估妊娠期高危因素、血压、体重指数、胎心率、血常规、尿常规、血型（ABO和Rh）、空腹血糖、肝功能和肾功能、乙型肝炎病毒表面抗原、梅毒螺旋体、HIV筛查、丙型肝炎、心电图、宫颈细胞学筛查及HPV检查、甲状腺功能检查等。

第60天 怀孕第3个月孕妈妈如何补充营养素

怀孕第3个月是妊娠的关键期，也是孕吐比较严重的时期，这个时期的饮食要注重质量，应该吃容易消化且清淡的食物，同时可以吃些略带酸味并且富有营养的水果和菜肴。

蛋白质 需每天摄入80克，要尽量保证孕妈妈的蛋白质摄入量，可以多方面摄入，植物蛋白和动物蛋白都可以。可以考虑用植物蛋白代替动物蛋白，豆制品和蘑菇可以多吃一些。

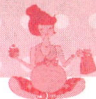

| **脂　肪** | 需每天摄入60克，主要来源于油类、奶类、坚果。一般来说，植物油比动物油脂好，消化率在95%以上，亚油酸含量也丰富。 |

| **叶　酸** | 需每天摄入0.6毫克，主要来源于有叶蔬菜，例如青菜和卷心菜、柑橘、香蕉、牛肉、动物肝脏。如果食用叶酸含量多的食物不要长时间加热，以免破坏食物中的叶酸。 |

| **维生素A** | 需每天摄入1000微克，主要来源于动物肝脏、鱼肝油、奶类、蛋类、鱼卵。与脂类、酸性食物一起烹调，有利于维生素A的吸收。 |

| **钙** | 需每天摄入1000毫克，奶及奶制品、豆及豆制品、深绿色蔬菜、骨汤都是钙的主要来源。孕妈妈们注意：膳食中的草酸、植酸、纤维素、维生素D会影响钙的吸收，尽量分开摄入。 |

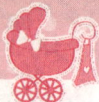

第61天

怀孕第3个月，孕妈妈应注意什么

1　妊娠剧吐

怀孕3个月是妊娠反应最严重的阶段，如果孕妈妈食欲不佳，尽量选择自己想吃的食物。少吃多餐，挑选容易消化的、新鲜的食物，精神放轻松，熬过这个阶段，早孕反应就会大大减轻了。

妊娠纹　2

虽然不是每个孕妈妈都会有妊娠纹，也建议从怀孕3个月开始，每晚洗澡后坚持做腹部按摩，坚持下去，就会看到成果了。

3　孕期防辐射

目前胎宝宝的情况还算稳定，孕妈妈要避免接触挥发性化学物质、辐射线等对胎宝宝造成的伤害，如果是工作需要经常面对电脑的职场妈妈，不妨穿上防辐射服。另外，每工作一段时间应到户外休息一小会儿。

第一次正规产检　4

怀孕3个月要开始第一次正规产前检查并且建立档案。目的是让产科医生了解孕妈妈的健康状况和胎宝宝的生长发育状况。

5　孕期头痛

头痛可能是休息不好、睡眠不足引起的。孕妈妈要保证足够的休息和良好的睡眠质量。如持续头痛，需要去医院就诊，检查头痛的原因。

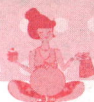

第62天　孕妈妈一周应洗几次头发

孕妈妈一周洗几次头发比较好，目前没有科学的结论来论证。建议：

1 如无特殊情况，在普通的季节，一般一周洗头发2~3次是比较合理的。

2 夏季天气炎热，容易出汗，可以隔天洗一次，也可以天天洗头发。

3 如果淋到雨了，建议洗头发。主要是因为不少地区污染严重，落下来的大都是酸雨，有时候擦擦没用的，要好好洗洗才行。

至于是白天洗头发还是晚上洗头发可以根据个人习惯。晚上洗头发后，如果有足够的时间让头发干透了才睡，当然最好不过了。但如果太忙了，洗完头发后又累得眼皮睁不开，头发未干就倒头大睡，体温调节中枢的调节功能低下，导致湿气滞留于头皮，会出现头痛、发麻导致感冒的状况，再加上孕妈妈的抵抗力本来就要比常人要稍低，所以就很容易发生感冒。

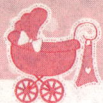

有的孕妈妈习惯早上洗头发。由于白天工作繁忙，很多人喜欢在早晨出门前洗头发，但头发未干就出门受冷风吹，会对身体健康造成威胁。在寒冷的冬季，因为头发没有擦干，头部的毛孔开放着，很容易遭受风寒，轻者也会患上感冒头痛。若经常如此，还可能导致大小关节的疼痛甚至肌肉的麻痹。不过如果是在周末，天气气温够高的话，可以洗头。

第63天　双胎妊娠的原因和并发症

双胞胎有**单绒毛膜双胎**和**双绒毛膜双胎**，两个卵子分别受精形成双胎的为双卵双胎，由一个受精卵分裂形成的双胎为单卵双胎。双胎需要B超确定绒毛膜性，B超在怀孕6~8周通过宫腔内孕囊数目进行绒毛膜性判断，两个胎囊为双绒毛膜双胎，只见一个胎囊，单绒毛膜双胎可能性更大，还可以通过判断胎盘插入点呈双胎峰来判断。

双胎妊娠常见并发症如下。

贫血　对孕妈妈及胎宝宝都有十分不利的影响，如贫血性心脏病、妊娠期高血压疾病、胎儿生长迟缓、胎儿宫内窘迫、产后出血及产褥感染等并发症。

先兆子痫　由于多胎孕妈妈血容量增多，子宫张力大，更容易出现胎盘早剥及孕妈妈心力衰竭等并发症。

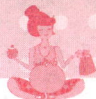

羊水过多 ▶ 羊水过多可能会导致胎宝宝的神经系统以及消化道畸形。

分娩期并发症 ▶ 分娩中易导致子宫收缩乏力而导致产程延长，易发生产后出血；发生胎膜早破及脐带脱垂；易发生胎位异常；可能发生胎盘早剥，威胁第二个胎宝宝的生命和孕妈妈的安全；易造成难产。

其他 ▶ 妊娠期肝内胆汁淤积症、胎膜早破、早产、胎儿发育异常等并发症，单绒毛膜双胎还可能引起双胎输血综合征、选择性生长受限等。

第64天　孕妈妈选择蹲位和坐位如厕的利弊

　　孕妈妈如厕习惯与生活习惯相关。如果从小都是习惯蹲着如厕的，坐在马桶上可能会不习惯而导致便秘。同样，如果一直习惯用马桶的，也会认为蹲着如厕容易累，如果时间比较久，还容易脚部发麻。

　　从大多数城市公共场所修建的厕所来看，一般蹲位是比较多的。因为在大家印象中，公共场合坐便器的卫生不足以让人信任。目前还不能保证公共坐便器每次使用完后都消毒，所以有一些"专家"建议公共场所应尽量选择蹲便器。

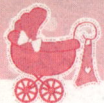

下面来看看孕妇选择蹲位和坐位如厕各有什么利弊。

孕妈妈蹲着如厕的益处：

1 蹲着如厕在一定程度上说能锻炼盆骨和脚部肌肉。

2 相对来说比较卫生，不用担心会不会感染的问题。蹲着如厕不需要直接与臀部接触，而且使用完冲水就可以了。如果是在家里，打扫起卫生来也比较方便。

孕妈妈蹲着如厕的弊端：

1 孕晚期，蹲着如厕的时候容易压着肚子，压到胎宝宝。蹲太久可能还会影响胎宝宝在子宫里的自由活动，甚至会引起宝宝缺氧。

2 孕期容易便秘，蹲久了脚容易发麻。

孕妈妈用马桶如厕的益处：

1 坐着如厕可以直起腰来，不用担心压到胎宝宝。

2 坐在马桶上，脚不会发麻。

3 坐得比较平稳。

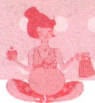

孕妈妈用马桶如厕的弊端：

1 坐久了虽然脚不麻，但是容易腰酸。

2 卫生问题堪忧，坐在马桶上容易感染，尤其是公共场所的马桶。

3 日常护理不便。如果家里装的是马桶，要经常换马桶垫不说，由于臀部会经常与马桶接触，所以清洁起来也要更加仔细。

孕妈妈蹲着如厕的注意事项：

1 下蹲的时候不能蹲下去太深，用半蹲的状态即可。

2 一定要将腿分大点，两脚呈八字分开，为肚子腾出一个合适的位置，这样会舒服一点。

3 如果蹲的时间会比较久，可以蹲一会儿以后稍微直起身来，休息一会儿，或者调整一下姿势再继续。

4 如果方便的话，厕所够宽敞，可以加个半身高的椅子，这样上半身可以趴在椅子上作为支撑，就不会那么累了。

5 实在蹲不了了，就去买个坐便椅，可以折叠的，活动性比较强，也比较方便携带。

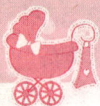

孕妈妈用马桶，最好**别与他人共用**。孕期机体抵抗力下降，阴道糖分升高，非常容易受霉菌侵袭，从而引发阴道炎，特别是霉菌性阴道炎多见。由于孕期也不敢随便用药，所以如果感染了炎症就很麻烦。由于孕妇身体不便，多采用坐便。正因如此，感染的概率会大大增加。孕妈妈一定要做到杜绝感染源，特别是不要和家人混用马桶。即使是和准爸爸也要分开使用，因为前列腺病菌也极易引发妇科感染。有的孕妈妈为图省事，只是更换马桶垫，其实霉菌存在于马桶各个细微的结构中，排便过程中，马桶垫也不能完全隔绝。为了慎重起见，孕妈妈还是不要和别人共用马桶。如果有条件的话，最好是使用专门的移动马桶，这样还可以经常进行日晒和彻底消毒。

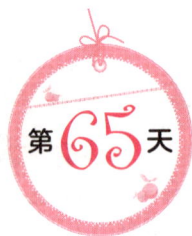

第65天　孕妈妈如何护理头发

怀孕后孕妈妈的营养补给分布不均衡，会出现**头发干枯、变黄、稀疏**等情况。如果能在孕期注意头发的护理，孕妈妈的头发问题完全能够消失。孕期孕妈妈头发常见的问题如下。

头发变糟糕了

激素的异常分泌、细胞的高度戒备、皮肤的极度敏感、营养的补给发生变化，头发将出现很大变化，发质与色泽会变得比平常糟糕。

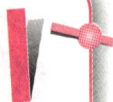

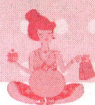

2

由稠密变稀疏

孕后期孕妈妈体内的荷尔蒙分泌会有所减少，使得这些处于青春期的头发突然间快速老化，越过中年期转变成老年期，有时比例还会超过一般的12%~15%，这些大量快速老化的头发，会慢慢由稠密变得稀疏，甚至最后脱落。这些情况造成孕妈妈的恐慌，害怕头发越掉越少。

3

发油增多

大部分的孕妈妈在怀孕初期，由于体内荷尔蒙处于非常高的水平值，刺激头皮的皮脂腺，使头发变得多油。

4

由乌黑变黄色

有些孕妈妈的头发会由乌黑变成黄色，一方面可能是因为头发逐渐老化，色素逐渐缺失而变淡；另一方面是孕妈妈在怀孕后逐渐增大的压力和情绪不佳，导致头发的营养吸收放缓，吸收不到营养的头发会逐渐变色。

5

由顺滑变干枯

孕妈妈在怀孕后期，头部的血液循环缓慢，造成头发不能及时吸收营养，孕妈妈顺滑的头发则会变得干燥无光泽，发丝脆弱、干枯。

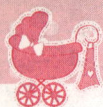

6

孕期保养头发使用的洗发水

孕妈妈保养头发要使用温和天然的洗发水，确保不会对孕妈妈敏感的头皮造成刺激。如果一旦发现头发有变化，就要采用合适的洗发水以适应头发的新情况。孕妈妈在洗头的时候，要注意弯下身洗发时不要扭伤背部。选用性质温和、适合自己的洗发用品，定期清洗头发。经常用木梳梳头，或者用手指有节奏地按摩、刺激头皮，可以促进头皮的血液循环，有利于头发的新陈代谢。

第66天　怀孕第3个月，孕妈妈应注意个人卫生

1　孕妈妈的新陈代谢旺盛，容易出汗，应该勤洗澡和换衣服。洗澡应采用淋浴，不宜盆浴，保持皮肤清洁。

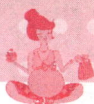

孕妈妈的阴道分泌物增多，每日应用清水清洗外阴并换内裤，保持外阴干燥。不建议长期用药物清洗外阴用清水即可。

2

3

注意除了身体大面积的清洗外，还要注意小地方及皱褶处的清洁，包括耳朵、耳背、指甲、脚趾、腋窝、肚脐、外阴部及肛门口，因为这些小地方特别容易藏污纳垢，需要注意清洁。

4

洗浴时间不宜超过20分钟，沐浴时，水温应在38℃，注意安全，避免滑倒。孕期不宜盆浴，淋浴较佳。

5

孕妈妈每天应用温水擦洗乳房和乳晕，保持乳房的洁净，使乳头皮肤保持坚韧。乳头如果凹陷，在妊娠晚期应常用手或吸奶器向外牵拉。

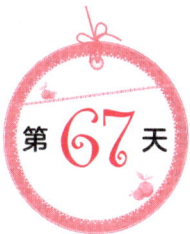

第67天　胎停育的相关问题

胎停育是指胚胎发育到一个时期发生了死亡而停止继续发育。通常来

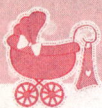

说三分之一以上是胚胎自身的问题，如染色体异常或胚胎发育早期某些重要的结构器官没正常发育导致，这样的情况属于自然的淘汰。还有一些属于感染因素或高血糖等，影响了胚胎的正常发育。还有一种情况，因为免疫系统的问题，由于胎宝宝有一半来自于父亲，为了防止母体对于宫内的胚胎或者胎宝宝进行排斥，正常怀宝宝后的女性免疫相对低下，因此，假如妊娠后机体的免疫不能发生适应性的改变，也会引起胚胎发育停止。此外，孕妈妈患有一些严重的疾病如严重的糖尿病、血糖没得到控制，高血糖将会影响胚胎的正常发育，导致胎宝宝畸形和胚胎发育停止。胎停育的原因很复杂，每个胎停育的详细原因是不一样的。

如果发生胚胎停育，孕妈妈的一切妊娠反应都会逐步消失。首先是不再有恶心、呕吐等早孕反应，乳房发胀的感觉也会随之减弱。然后阴道会有出血，常为暗红色血性白带。最后还可能出现下腹疼痛，排出胚胎。上述表现因人而异，有的甚至一点迹象都没有，就直接出现腹痛，然后流产，或胚胎停育后无症状，通过常规B超检查才发现。

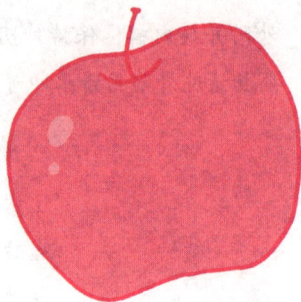

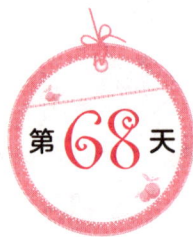

第68天　孕妈妈怀孕期间的作息时间如何安排

孕妈妈的作息时间会影响胎宝宝，孕妈妈的休息非常重要，每天应该保持8~10小时的睡眠时间，不要让自己处于疲惫状态。孕妈妈的作息时间会影响身体内的激素水平，激素水平变化可能会造成胎宝宝宫内发育不

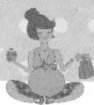

良，影响胎宝宝的健康生长。

从怀孕第一天开始，孕妈妈就必须要有一个良好的作息时间，这样才能保持自身体力充足，并且对宝宝的成长发育也很重要。那么，怀孕期间孕妈妈应该怎样安排作息时间呢？

怀孕早期、中期、晚期孕妈妈的作息时间都不同，因为每个阶段，孕妈妈的身体变化都不一样。

提示：

不喝酒、不抽烟，不染发、烫发等。孕妈妈还应该远离辐射，不要长时间看电视、玩电脑或者是煲电话粥。

①

怀孕早期作息时间安排

怀孕第1~3个月，很多孕妈妈都可能在上班，所以孕妈妈只能自己安排作息时间，每天睡眠最好保持在8小时以上，并且午睡时间不要超过1小时，这样既不影响工作，而且对胎宝宝也没有影响。

②

怀孕中期作息时间安排

怀孕第4~6个月，胎宝宝的发育很快，而且吸收营养很多，会导致孕妈妈全身疲惫，所以有条件的孕妈妈，最好不要上班，专心在家养胎。并且每天睡眠必须保持在9小时以上，午睡时间不能超过2小时，再加上大量的营养补充，这样才不会影响胎宝宝的发育。

③

怀孕晚期作息时间安排

怀孕第7~9个月，孕妈妈的肚子已经很大了，行动也受到限制，所以孕妈妈一定要注意休息，每天最好保持10小时的睡眠，并且午睡时间要控制在1~2小时之间，这样才不会影响夜间睡眠，并且对胎宝宝也有很大的好处。

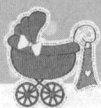

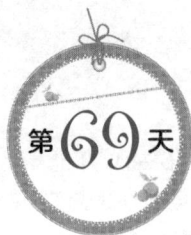

第69天　怀孕第3个月，孕妈妈的性生活

1 孕妈妈要了解自己的身体状况。性生活的过程中，要清楚自己的兴奋峰值，并把握节奏，避免伤害胎宝宝。

2 夫妻生活前花点小心思。不仅可以增进感情，还可以把你们带回初次约会的那段时光，没有备孕时的压力，好好享受"心动时刻"。

3 切换时间。夫妻生活一成不变的过程不妨进行一下改变。常常晚上进行的活动偶尔可以改为早上，或者画好漂亮的妆后叫醒准爸爸，给准爸爸一个惊喜。

4 花点时光独处。在餐厅碰面的约会更能让人振奋。在约会前给彼此一个独处的时间，既可以保持神秘感，也可以在一番打扮之后让准爸爸产生不一样的新鲜感。

5 增加前戏。据统计只有20%的女性可以通过性交达到高潮，更多的人则必须通过抚摸才可以。

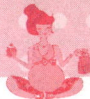

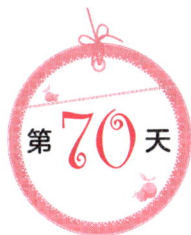

第70天　孕妈妈喝茶水、咖啡对胎宝宝的影响

　　孕妈妈饮茶对胎宝宝有不良影响，茶中含有单宁，能和食物中的蛋白质结合，成为不溶解的物质，还同食物中其他营养成分凝集而沉淀，影响孕妈妈和胎宝宝的吸收，发生营养不良。茶叶中还含有鞣酸，影响肠道的蠕动，还与食物中的铁元素结合成一种不能被机体吸收的物质，易使孕妈妈发生贫血和便秘。茶叶中还含有咖啡因，具有兴奋作用，服用过多会刺激胎动增加，甚至危害胎宝宝的发育。

　　咖啡中的咖啡因会加快胎宝宝心跳速度及新陈代谢的速度，降低孕妈妈血液流入子宫的速度，使供给宝宝的血液中氧气量与养分降低，影响发育。咖啡因还有利尿的作用，使原本已经有尿频现象的孕妈妈更加不方便，还会造成钙质的流失，影响铁质的吸收。咖啡因容易通过胎盘进入胎宝宝的体内，胎宝宝的肝脏发育尚未成熟，不能快速地代谢掉咖啡因，会危及胎宝宝的大脑、心脏等重要器官，致使胎宝宝畸形或患先天性痴呆。

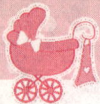

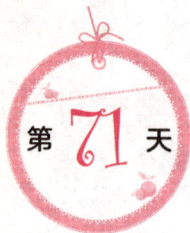

第71天　怀孕第3个月，孕妈妈怎样穿内裤

1 要选择透气性、吸湿性、保温性都较好的质地。

2 孕期易出汗，阴道分泌物也增多，所以内衣要勤洗勤换。

3 内裤要有伸缩性。为防止着凉，最好选用能把肚子完全遮住的孕妇专用内裤。此外，内裤不要用松紧带紧勒肚子和大腿根，最好用带子，根据肚子变化，随时调整松紧。

4 全棉质地。透气性好、吸水性强、触感柔软及保暖的纯棉质内裤，对皮肤无刺激，不会引发皮疹和痱疹。

5 应该选择裤腰可覆盖肚脐以上部分，包覆肚子、保护腹部、具有保暖效果的内裤。孕妈妈不要选择三角紧身内裤、有收腹功能的内裤和腰部、大腿根相对较紧的内裤。

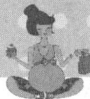

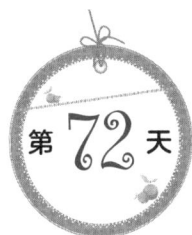

第72天　孕妈妈应该怎样进行胎教

　　3个月的胎宝宝开始进行踢腿、吮吸手指等活动，当隔着妈妈肚皮触摸胎宝宝的头部、臀部和身体的其他部位时，胎宝宝会做出相应的反应。抚摸胎教是孕妈妈与胎宝宝沟通的方法之一。

　　婴幼儿的天性是需要爱抚。胎宝宝受到孕妈妈双手轻轻的抚摩之后，会引起一定的条件反射，从而激发胎宝宝活动的积极性，形成良好的触觉刺激。有规律的抚摩胎教，就像是孕妈妈与胎宝宝的对话一样，可以形成良好的反应与互动。

　　胎宝宝与孕妈妈和准爸爸之间是相互依恋的，可以通过在腹壁上轻轻地抚摩胎宝宝，刺激胎宝宝的触觉，促进胎宝宝感觉器官及大脑的发育。通过抚摩能训练胎宝宝的肢体反应。不仅可以抚摩胎宝宝与其沟通信息、交流感情，还应当抚摩胎宝宝，训练胎宝宝的反应。

　　在抚摸宝宝时，可以一边和准爸爸聊天，一边和胎宝宝轻轻地说话，就像一家三口围坐在一起，其乐融融。说话时胎宝宝会通过皮肤的震动感受器来听到声音。

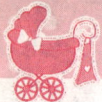

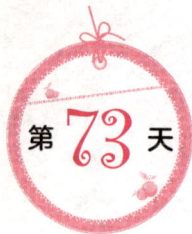

第73天　孕妈妈如何补充营养素

怀孕期间摄取营养的目的，在于维持孕妈妈正常的新陈代谢、供给子宫及胎盘营养、供给胎宝宝成长发育所需，为孕期、生产及产后哺乳做准备。

叶酸：是胎宝宝神经管发育所需的重要营养成分，在孕期补充一定量的叶酸可以防止胎宝宝神经管畸形，保证胎宝宝脑细胞正常发育。孕期如果缺乏叶酸，还可能造成孕妈妈巨幼细胞性贫血。

铁：胎宝宝需要从孕妈妈的血中吸收铁、蛋白质、卟啉等来制造宝宝的血液，铁是血中红细胞形成的重要元素，同时孕期孕妈妈又面临血液稀释的问题，易引起血红蛋白的下降。如果血色素下降，会引起孕妈妈机体免疫力下降，引起妊娠感染等并发症，还会导致胎宝宝营养不良、发育迟缓等，重度贫血在分娩时还会引起孕妈妈凝血功能的障碍、大出血等，危及孕妈妈的生命安全。

维生素A：能促进宝宝心脏发育，坚固牙齿并预防先天性视力障碍。同时能提高孕妈妈的抗感染能力，增强免疫力和体力。

维生素D：能预防先天性佝偻病，协助钙的吸收，强化胎宝宝骨骼和牙齿，并减少孕妇妊娠并发症的发生。

脂肪：适量摄取能满足孕期能量的需求，又能使孕妈妈的体重增长保持在适当的水平。

钙：是人体骨骼、牙齿的重要组成成

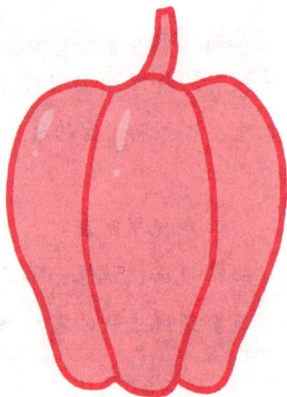

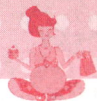

分，胎宝宝从孕育到出生，需要消耗孕妈妈大量的钙，轻度缺钙可能会引起腿抽筋、肢体麻木、失眠等症状，严重时会影响宝宝的骨骼发育，造成方颅、佝偻病等骨骼发育不良甚至畸形。

蛋白质：是构成胎宝宝机体的重要成分。

还有一些微量元素和维生素，像**维生素B族**、**维生素D**、**镁**、**磷**、**锌**等，也都是孕期不可缺少的营养元素。

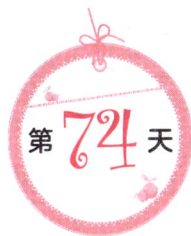

第74天　怀孕早期叶酸的重要性

怀孕初期是胚胎神经管分化和形成的关键时期，在此期缺乏叶酸可能导致胎儿神经管畸形及早产，但是由于孕妈妈多在妊娠5周以后或更晚才确认自己怀孕并补充叶酸，已经超过了神经管发育的关键期。有研究显示，孕妈妈在食用叶酸4周以后，体内叶酸缺乏的状态才能得到明显的改善。

因此孕妈妈至少在怀孕前3个月就要开始补充叶酸，实验证明怀孕前后摄入足量的叶酸，可以使神经管畸形的发生率降低85%，给曾经生育过神经管畸形的妈妈每日补充400微克的叶酸，可以使下一次妊娠神经管畸形发生率减少70%。

猪肝425.1微克/100克，鸡蛋79.7微克/100克，韭菜61.2微克/100克，小白菜57.2微克/100克，黄豆181.1微克/100克，扁豆49.6微克/100克，猪肾9.2微克/100克，鸭蛋125.4微克/100克，豇豆66微克/100克，茴香120.9微克/100克，蒜苗90.9微克/100克，豌豆82.6微克/100克，花生107.5微克/100克，鸡肝1172.2微克/100克，菠菜87.9微克/100克，油菜46.2微克/100克，辣椒69.4微克/100克，核桃102.6微克/100克。

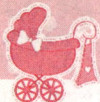

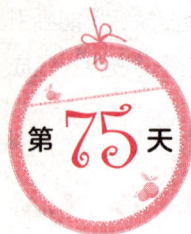

第75天   怀孕早期孕妈妈感冒应注意什么

孕妈妈由于身体情况特殊，应该选择适当的、安全的方法治疗感冒。感冒了一定要注意休息，切勿操劳；多喝水；饮食上要忌口；及时就诊，要在医生的指导下用药，不要自己乱用药。

1

看病求诊，遵医嘱服药。孕妈妈的体质和其他人的体质不用，所以不要自己擅自服药，孕期前3个月禁用一切药物，孕中期要慎用药，如庆大链霉、链霉素、卡那霉素等药物应慎用，最好尽量不用。如果发现感冒了，一定要去正规医院进行检查，和医生说明孕期情况，在医生叮嘱下安全用药。

如果孕妈妈**感冒喉咙疼痛**，先不要考虑服药，因为药物成分会对胎儿造成一定影响。可以多喝水，并通过一些食疗方法，进食一些对感冒有治疗效果的食物来达到缓解病症、逐渐康复的目的。

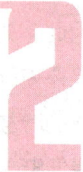

2

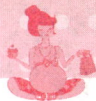

3 ◀ **注意休息**。孕妈妈感冒后，应立即放下繁重的工作，多休息，避免劳累与压力，减少并发症的发生。在疾病流行期间，孕妈妈应注意个人卫生，不去人口密集的场所，不接触感冒的患者，家中居室通风换气，保持温度、湿度适宜。保持良好的心境才有益于抵抗病毒。

多喝水（**多喝汤**），补充感冒发烧时所散失的体液，帮助有毒物质排出。适当地服用维生素C，减缓咳嗽、打喷嚏等感冒症状。 ▶ **4**

5 ◀ **适当忌口**，当喉咙痛时，少吃刺激辛辣、炒炸油煎的食物；咳嗽时，少吃橘子、橙子等柑橘类水果；肠胃不适时，不宜喝冰冷饮料，也少吃油腻的食物。

　　孕妈妈体内酶有一定的改变，对某些药物的代谢过程有一定的影响。药物不易解毒和排泄，可出现蓄积性中毒，在孕早期胎宝宝器官形成时，药物对胎宝宝有一定的影响，故感冒最好不吃药。应在医生指导下，合理用药。可选择一些不良反应较小的中草药，如板蓝根、大青叶、连翘、羌活、金银花等，具有清热解毒、抗病毒作用。含有以上中草药成分的中成

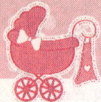

药，如板蓝根颗粒、银翘解毒片、银翘解毒颗粒、感冒清热颗粒、复方大青叶注射液、银黄口服液等都可以服用。常用的感冒用药，如速效伤风胶囊、感冒通、康泰克、白加黑、康必得、克感康、快克等，这些药物大多含有组胺成分，孕妈妈都不可以服用。还有退热药，如阿司匹林、对乙酰氨基酚等也都不适合作为孕妈妈的抗感冒用药。

　　如果孕妈妈感冒症状不严重，不发烧，只是伤风流鼻涕，就应该多注意休息，可适当喝姜汤等来改善感冒症状。如果孕妈妈感冒症状很严重，如持续高热39℃以上，已经给胎宝宝的健康造成威胁，应该立即去医院并在医生指导下进行药物治疗。

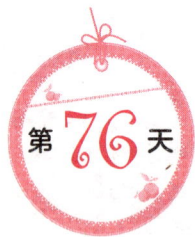

第76天　怀孕11~14周，别忘了及时去医院建档

建档时间： 怀孕11~14周建档。

所需材料： 只需要带身份证、母子健康手册，不需要准生证。建档还需要了解以下情况：末次月经时间、年龄、身高、体重、血压、生育史、月经史，以及其他疾病和手术史。

检查项目： 宫高、腹围、血常规、尿常规、乙肝表面抗原、凝血检查、梅毒、艾滋病、丙肝、生化肝肾功能、心电图、妇科检查等。

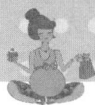

第 77 天 超声检查NT的意义和目的有哪些

很多孕妈妈顾虑超声检查多了会对宝宝有影响，但是有必要做的超声一定要做。目前还没有证据表明超声检查对胎儿造成畸形或伤害。另外，超声检查也不是每次孕检都要做，医生认为有必要才做。怀孕3个月，有两次超声，一次在怀孕6~8周确定胎囊大小，另一次在怀孕11~14周检查胎儿NT。

11~14周做排查。胎儿NT是指"胎儿颈部透明区"。通过B超检查胎宝宝颈后的皮下积水，是早孕期筛查胎宝宝非整倍体畸形的重要指标。

胎宝宝颈部皮肤厚度NT测量时间在11~13^{+6}周进行（此时期胎宝宝头臀长在45~84毫米范围）。这项检查主要是以超声波来看胎宝宝颈部透明区的厚度，如果厚度大，胎宝宝罹患唐氏综合征的概率就会较高，非整倍体胎儿畸形的检出率可超过80%，其他染色体异常检出率超过70%。如果大于2.5（或3）毫米，这时医师会建议孕妈妈继续检查做羊膜穿刺，检查染色体是否异常。

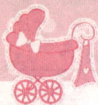

第78天 孕期饮食上大补对孕妈妈有哪些危害

　　有的孕妈妈怀孕后为了保证自己和胎宝宝的营养经常服用一些温热性的药物、补品，比如人参、鹿茸、鹿胎胶、鹿角胶、桂圆、荔枝、胡桃肉等，结果加剧孕吐、水肿、高血压、便秘等症状，甚至发生流产或死胎等。孕期饮食上大补的危害如下。

对孕妈妈的危害

1 毫无顾忌地想吃什么就吃什么，尤其甜食摄入过多，会造成血糖高，有引发妊娠期糖尿病的危险。

2 吃得过多、体重增长过快，会使妊娠纹过早出现，即使使用专业护肤油，也难以阻挡妊娠纹爬满你的肚皮。

3 体重超重会给孕妈妈的行动带来不便，表现为懒得走动，运动后气喘吁吁，并且形成恶性循环，而孕期缺乏运动不利于顺利分娩。

4 肚子太大会压迫下肢血管，影响循环，使下肢水肿加重，形成静脉曲张。

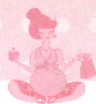

5 孕期体重超重会影响产后身材恢复。研究发现，如果孕期体重增长不超过16千克，产后能较顺利地恢复身材，即使增重也多控制在2千克左右；若孕期体重增长超过16千克，产后继续肥胖的可能性则要翻一番。

对胎宝宝的危害

1 如果胎宝宝体重超过4千克，会给分娩造成困难，容易并发新生儿产伤。

导致胎宝宝在成年后糖尿病的发病风险增高。 **2**

3 会使胎宝宝的脂肪细胞增长速度快，增加日后肥胖的概率。

第79天 孕妈妈精神压力大或生气对胎宝宝有哪些危害

孕妈妈情绪波动对胎宝宝的发育会有很大影响，根据临床研究，孕妈妈怀孕4～10周如果经常处于情绪的大起大落之中，如惊吓、恐惧、忧伤或其他原因引起的精神过度紧张，容易导致循环系统功能紊乱，对胎宝宝

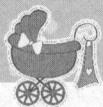

的生长发育不利。专家经过测试发现：当孕妈妈情绪不安时，胎动次数会比平常快3倍，甚至高达正常值的10倍。

1. 压力过大容易导致流产

孕妈妈压力大时，体内会大量释放出一种激素，导致自发性流产。孕妈妈压力大时，体内皮质醇含量明显升高，皮质醇是一种抑制分泌黄体酮的激素，而黄体酮对维持健康的怀孕过程至关重要。必要时可以给压力较大的孕妇注射黄体酮预防流产。

2. 压力过大可导致宝宝先天缺陷

特别是在怀孕期间经历了"重大变故"的孕妈妈产下的婴儿患有腭裂、听力缺陷和先天性心脏病的概率远远大于其他婴儿。父母死亡、心脏病发作，以及孕妈妈经历情绪波动较大的事都属于"重大变故"。

3. 压力过大影响胎宝宝的生长

孕妈妈压力过大会阻碍胎宝宝的生长，这种现象往往在第二三个月时就开始出现。压力大的孕妈妈比心理压力轻的孕妈妈所生的婴儿的体重也要轻，生下的婴儿易患心脏病、糖尿病，更容易罹患胰岛素依赖型糖尿病。孕妈妈经常感到压力大，也会对胎宝宝的神经系统造成不良影响。

所以孕妈妈在孕期要保持心情舒畅，调节自身的情绪，孕妈妈的家人也不做任何刺激孕妈妈的事。必须找到孕妈妈生气的原因，如有必要可以找心理医生咨询。

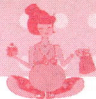

第80天 怀孕早期检查甲状腺功能的意义

中华医学会内分泌学会和围产医学分会颁布了《妊娠和产后甲状腺疾病指南》，提供了规范性的文件。建议在妊娠早期特别是在怀孕8周之前筛查甲状腺疾病，在有条件的医院和妇幼保健机构，检测抗甲状腺过氧化物酶抗体（TPO抗体）、促甲状腺素（TSH）和游离甲状腺素（FT4）。

甲状腺的主要功能是分泌甲状腺素，对人体的生长、发育、物质代谢发挥重要的调节作用，对智力的发育也起着重要作用，先天性或婴幼儿期的甲减可导致呆小症，表现为严重的智力低下和生长障碍。甲状腺激素对胎宝宝脑发育的整个过程有重要的作用。在怀孕早期，胎宝宝所需的甲状腺激素全部由孕妈妈提供，到怀孕中期，胎宝宝甲状腺逐渐发育成熟，但甲状腺激素仍大部分由孕妈妈提供，到怀孕晚期甲状腺激素则主要靠胎宝宝自身合成，孕妈妈仅提供10%。

妊娠期是机体的一个特殊时期，因体内雌激素和绒毛膜促性腺激素（HCG）水平升高，使甲状腺激素的合成和代谢发生改变。妊娠期甲状腺功能异常包括：临床和亚临床甲状腺功能减退（甲减）、低T4血症、临床和亚临床甲状腺功能亢进（甲亢）及疑诊甲状腺功能亢进（体重不随妊娠月数相应增加，怕热、多汗、四肢消瘦，休息时心率在100次/分以上）。

除亚临床甲状腺功能亢进外，其余的甲状腺功能异常均被发现可引起产科并发症，影响孕妈妈的健康和胎宝宝的脑发育。

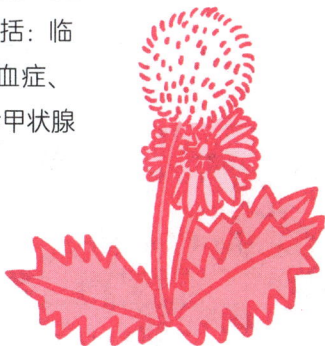

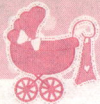

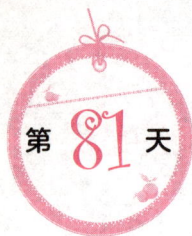

第81天　孕期甲减能用药吗

妊娠早、中和晚期TSH治疗好的目标范围分别为0.1~2.5mIU/L、0.2~3.0mIU/L和0.3~3.0mIU/L。

怀孕后发现甲减，用药物治疗，推荐口服优甲乐（LT4）治疗，为人工合成激素，最好在清晨空腹服药。

优甲乐为甲状腺激素类药，是人工合成的四碘甲状腺原氨酸，在体内转变成三碘甲状腺原氨酸（T3）后活性增强，具有维持人体正常生长发育、促进代谢、增加产热和提高交感-肾上腺系统感受性等作用。不良反应有心绞痛、心律失常、心悸、腹泻、呕吐、震颤、兴奋、头痛、不安、失眠、多汗、潮红、体重减轻、骨骼肌痉挛等。通常在调整用量后，上述表现消失。

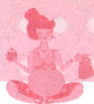

第82天　怀孕后孕妈妈应该避免的工作

孕妈妈在妊娠期间，对自己身体和胎宝宝不利的工作和环境都应该避免。比如：

（**1**）过重的体力劳动；

（**2**）高度紧张的工作；

（**3**）接触刺激性物质或某些有毒化学物品的工作；

（**4**）频繁上下楼梯的工作；

（**5**）受放射线辐射的工作；

（**6**）长时间站立的工作；

（**7**）不能得到适当休息的连续流水作业的工作；

（**8**）噪声污染严重的工作；

（**9**）没有很好的通风设备的环境；

（**10**）工作环境温度过低。

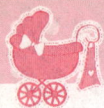

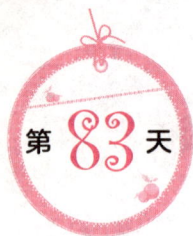

第83天　孕妈妈如何防电脑辐射

电脑辐射虽然客观存在，但实际上它甚至比彩电辐射还低，是一种弱辐射，基本上不会产生什么影响。到目前为止，还没有研究调查显示电脑辐射与胎宝宝的健康存在必然联系，所以孕妈妈们可以放松心态，只要不是在机房里、工作站等大功率的辐射下工作，日常生活和工作中使用电脑不会对孕妈妈及胎宝宝造成影响。

虽然理论上认为电脑辐射对孕妈妈和胎宝宝没有伤害，但是"有备无患"的心情可以理解，适当做一些防护措施是可以的。例如，使用电脑时距离显示屏不少于70厘米，距离电脑两侧和后部的距离不少于120厘米；减少接触电脑的时间，如果条件不允许的话，可以穿上防护服，戴防护帽或防护眼镜，以便减少身体对辐射的吸收；使用电脑时，最好在显示器前配备上质量较好的防辐射屏；平时多吃一些胡萝卜、豆芽、西红柿、瘦肉、动物肝脏等富含维生素A，维生素C和蛋白质的食物，经常喝些绿茶；使用电脑后，脸上会吸附不少电磁辐射的颗粒，孕妈妈要及时用清水洗脸，这样可以将所受辐射减少一部分。

电脑辐射确实是存在的，但是只有超过一定的强度才会危及健康，所以，孕妈妈们没必要过于惊慌。如果条件允许的话，孕妈妈也可以做一下防护措施，可以求得心理上的安全感，保持轻松愉快的心情。

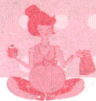

第84天　孕妈妈不宜佩戴首饰

　　孕期孕妈妈不宜戴首饰。女性天生爱美，珠宝首饰更是最令女人心动的装饰品。但是，从健康角度来说，孕妈妈们最好还是不要戴任何首饰。

　　因为在怀孕过程中，孕妈妈的体内环境会发生变化，雌激素、孕激素水平都会相应增高，并且分泌更多的生长激素。同时，孕妈妈的新陈代谢也会有所改变，体内容易出现水钠潴留，形成组织肿胀。因而，很多孕妈妈的手指、胳膊、下肢等都会相应变粗，鼻头也会变大。孕期孕妈妈手指变粗后，戒指会因太紧而影响肢体血液循环，在孕后期水肿严重时，还可能会造成戒指太紧无法取下的后果。而玉镯也会发生同样的问题，由于肢体变粗，原先可以活动自如的玉镯勒住腕部无法拿掉，也会给孕妈妈在手术室待产带来许多不必要的麻烦，如妨碍输液、静脉穿刺等。尽量去除身上的首饰，如坚持要戴，应调整型号，以不勒为宜。但在去医院待产前，要取下全部首饰，留在家中，以免在产房分娩时影响麻醉消毒或是造成保管纠纷等意外。此外，在夏天出汗较多的季节，金属首饰如耳环、配件、手镯中所含的镍和铬会溶于汗水，也易引发接触性皮炎。

第四个月

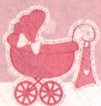

第**85**天　怀孕第4个月，胎宝宝长成什么样了呢

1

怀孕13周

胎宝宝看上去更像一个漂亮娃娃了，身长有**7~8**厘米，眼睛突出在头的额部，两眼之间的距离在缩小，耳朵也已就位，嘴唇能够张合，胎宝宝的脖子完全成形，并能支撑头部运动。胎宝宝的神经元迅速地增多，神经突触形成，胎宝宝的条件反射能力加强，手指开始能与手掌握紧，脚趾与脚底也可以弯曲，眼睑仍然紧紧地闭合。

2

怀孕14周

胎宝宝的身长为**8~10**厘米，体重**28克**左右，身体长得比头部快，支撑头部的脖颈也比较清晰了。胎宝宝的胳膊会长得更长一些，使它与身体的其他部分成比例。全身开始长出非常细小的、覆盖的绒毛，被称为"胎毛"。手指出现指纹印，手和脚更加灵活。胃内消化腺和口腔内唾液腺开始形成。可以区分出性别了。此时**胎心率180次左右**，比较快。

3

怀孕15周

胎宝宝身长为**10~12厘米**，体重**50克**左右。可以吸入和呼出羊水，帮助胎宝宝肺部气囊的发育，腿比胳膊长，可以活动关节和四肢，手更加灵活，汗腺也出现了，眼睑完全闭合着，可以感觉到光了，味蕾正在开始形成。眉毛长出来了，头发在生长。在子宫内能够斜眼、皱眉和做鬼脸等动作。

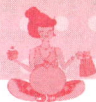

4

怀孕16周

胎宝宝**身长大于12厘米**，**体重150克**，有鸭梨大了。下肢发育得更成熟，头部比从前更加直立，双眼也已经从头的两边移到前方，耳朵已经到达最终的位置，身体的一些更高级的系统循环系统和尿道已经开始发挥作用，头皮构造已经开始发育。虽然闭着眼睛，但眼球已经能够慢慢移动，开始长手指甲、脚趾甲了，手指甲和脚趾甲会在整个孕期中持续生长，指关节开始运动。**有打嗝的运动**，这是胎宝宝呼吸的先兆。16周末宫底高度在孕妈妈的脐耻之间。

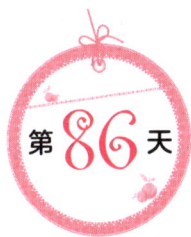

第86天

怀孕第4个月，孕妈妈身体有哪些变化

1

怀孕13周

孕妈妈痛苦的孕吐渐渐消失，心情比较舒畅，食欲也开始增加。尿频与便秘现象渐渐恢复正常。怀孕4个月末，胎盘已形成，流产的可能性会减少许多，终于进入安定期了。腹部开始隆起，体型变化大的孕妈妈，不久就需要穿孕妇装了。乳房正迅速地增大，由于腹部和乳房的皮下弹力纤维断裂，在这些部位出现了暗红色的妊娠纹。有些孕妈妈在臀部和腰部也出现了妊娠纹。

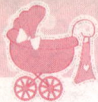

2

怀孕14周

阴道分泌的白带增多，头发越来越乌黑发亮，很少有头垢或头屑。皮肤偶尔会有瘙痒的症状出现，腹部继续隆起，体重持续增加，孕妈妈开始觉得身体丰满了，乳房逐渐增大，乳晕的面积也加大，颜色更深，乳头周围会凸显一些小点点。除此之外，有的孕妈妈的乳头可以挤出乳汁，看上去像刚分娩后分泌的初乳。

3

怀孕15周

孕妈妈原来的衣服、裤子基本都穿不上了。此时，有的孕妈妈面部及躯体皮肤色素加深，出现色素沉着斑块，毛发增多，出现痤疮样皮炎，面部失去光泽，水肿。心肺功能负荷增加，心率增速，呼吸加快、加深等有可能会加重原有的焦虑情绪。可能仍会感到比怀孕前更脆弱，敏感和易怒。

4

怀孕16周

孕妈妈在生理上的感觉，精力旺盛，乳房膨胀，食欲增加，由于消化系统功能减弱，容易发生消化不良及便秘。情绪上的感觉，情绪波动有所减少，已经习惯怀孕的变化。可能出现暂时记忆力减退。皮肤变黑，多发生在雀斑、胎记等颜色较深部位。这就是"妊娠斑"，不必担心，分娩后会自行消退。

怀孕4个月孕妈妈的子宫如小孩子的头一般大小，已经能由外表略看出"大肚子"的情形。可以有目的地做运动，比如一些孕妇操，每天晚饭后可以散散步。

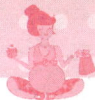

第87天

怀孕第4个月，孕妈妈的产检项目包括什么

产检项目： 分析首次产前检查的结果、血压、体重、宫底高度、腹围、胎心率、孕中期唐氏血液筛查（15～20周）。

这次检查有个重要的检查项目——唐氏筛查，**做检查前一天晚上12点后禁吃食物和喝水**，第二天早上空腹检查。建议在检查前向医生咨询需要做哪些准备工作。

1

胎心率。 胎儿正常的心率是在120～160次/分之间，若胎心率持续10分钟以上都小于120次或大于160次，表明胎心率异常，可以再复查。

2

体重。 因为孕妈妈过瘦或过胖都有不良影响，因此在孕前要有意识地将自己的体重控制在标准范围内。计算体重的简便公式是本人身高（厘米）减去100，乘以0.9，即为本人的标准体重（千克）。体重不是绝对的，可以在计算出来的体重基础上上下浮动5千克，只要在这个范围内即属正常。

3

宫高。 通过宫高和腹围的测量即可初步判断孕周，并间接了解胎儿的生长发育状况，估计胎儿体重。每次产前检查时测量宫高和腹围，有助动态观察胎儿发育，及时发现胎儿宫内发育迟缓、巨大儿或羊水过多等妊娠异常，使其有可能通过及时治疗得到纠正。

第88天

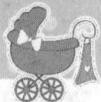

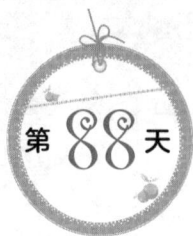

怀孕第4个月，孕妈妈应该注意什么

1 孕期便秘

到了孕中期，孕妈妈可能会经常便秘。因此平时要多吃含纤维素的蔬菜、水果，如芹菜、香蕉等。另外，坚持每日做适量运动，让准爸爸陪着散步，也可以做广播体操。如果便秘很严重，可在医生指导下酌情采用缓泻剂，但禁用泻剂，以免引起流产或早产。

2 妊娠贫血

孕期容易出现妊娠贫血，如果孕妈妈经常感到疲劳、头晕，并有脸色苍白、呼吸困难、心悸，那就要警惕了。一般到了怀孕中期孕妈妈要检查血色素：①如果血色素在100克以上，可以通过食补解决，多吃富含铁的食物，做菜多用铁炊具烹调，多吃富含叶酸的食物；②如果低于100克，就需要通过药物补充。

3 第一次胎动的感觉

绝大多数孕妈妈在怀孕4个月能够感觉到第一次"胎动"了。这个时候的胎宝宝运动量不是很大，动作也不激烈，孕妈妈通常觉得这个时候的胎动像鱼在游泳，或是咕噜咕噜"吐泡泡"，跟胀气、肠胃蠕动或饿肚子的感觉有点像，没有经验的孕妈妈常常会分不清。如果感觉到第一次胎动，记得记录下时间，下次产检的时候告诉医生。

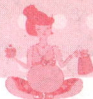

4

听胎心

胎心、胎动是胎宝宝在向妈妈传递着健康与否的信息。从孕16周末起，可根据自己的具体情况和医生建议，使用专用的胎心仪，在家自行监听胎心音。正常的胎心为每分钟跳动120~160/次。如果发现胎心跳动过快、过慢或不规则，应及时就医。

5

充足睡眠

孕妈妈每天要保证8~9小时的睡眠时间，并且尽量午休。睡眠时用枕头把脚垫高，可帮助血液循环，注意盖好腹部，以防受凉。

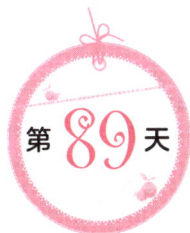

第**89**天

怀孕第4个月，孕妈妈如何补充营养素

　　进入第4个月后孕吐及压迫感等不适症状消失，身心安定，食欲会变得旺盛。胎宝宝也进入了急速生长期，孕妈妈从此时需要充足的营养，应加强饮食营养，**摄取蛋白质、植物性脂肪、钙、维生素等营养物质，不能偏食**。孕妈妈们要注意补充以下几种营养素。

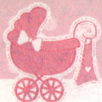

蛋白质

需摄入75～95克/天，主要来源于肉类、鱼虾、豆及豆制品、奶及奶制品、蛋类。孕早期反应严重、不能正常进食的妈妈更要注意补充蛋白质。

1

能量

2

需摄入200千卡/天，主要来源于油类、奶类、肉类、谷类、坚果。孕妈妈的膳食应该粗细搭配、荤素结合，不要吃得过精，营养失衡。

维生素E

需摄入14毫克/天，主要来源于植物油、谷物胚芽、绿色植物、奶、蛋等食物。要注意维生素E易溶于脂肪溶剂，对热与酸稳定，对碱敏感，可缓慢被氧化破坏。

3

碘

4

需摄入120～150微克/天，主要来源于海产品、根类食物、含碘食盐。孕妈妈们在做菜时，等菜熟后再加盐，以减少损失；海带先洗后切，减少碘流失。

钙

需摄入1000毫克/天，主要来源于奶及奶制品、豆及豆制品、深绿色蔬菜、骨汤。膳食中的草酸、植酸、纤维素、维生素D会影响钙的吸收，尽量分开摄入。

5

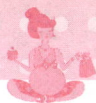

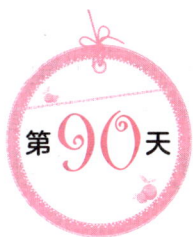

第90天 怀孕第4个月，孕妈妈应该怎样进行胎教

怀孕4个月的胎宝宝对声音已相当敏感，在子宫内就有听力，能分辨和听到各种不同的声音，并能进行学习，形成记忆，可影响到出生后的发音和行为。坚持对话胎教能令胎儿记住妈妈的声音，还能成为培养他语言能力的捷径。可以带着愉悦的心情朗读一些优美的**散文**、**诗歌**，选择些好听的故事讲给胎宝宝听，也许将来这些故事会是宝宝出生后最喜欢的呢！科学也证明，宝宝在出生后哭闹时，给宝宝讲你在怀孕时经常讲给他听的故事，宝宝会慢慢地平静下来。每天早上起床时，可以问候他："早上好，宝宝。"当然，别忘了多多地赞美他，例如"宝宝好乖呀""**宝宝真聪明**"等。要多多关爱胎宝宝，多思考、多学习、多和他说话。在对话、朗诵的同时，配上背景音乐，或者给胎宝宝听旋律轻盈明快、酣畅安详、可使心绪稳定的乐曲。也可以每天哼唱几首自己喜爱的抒情歌曲或优美而富有节奏的小调等，对胎宝宝**进行听觉训练**，会起到不错的效果。以愉悦的心情和胎宝宝对话，始终保持着平和、宁静、愉快和充满爱的心理，可以让他感觉到幸福、安心，这也是胎教的意义所在。

胎宝宝出现第一次胎动时，标志着胎宝宝的中枢神经系统已经分化完成，胎宝宝的**听力**、**视力开始发育**，并逐渐对外界的压力、动作、声音做出相应的反应，尤其对孕妈妈的血液流动声、心音、肠蠕动声等更为熟悉。胎宝宝对来自外界的声音、光线、触动等**单一刺激反应比较敏感**。外界给胎宝宝适时、适量的良性刺激，能促使其发育得更好，为生产后早期教育奠定了很好的基

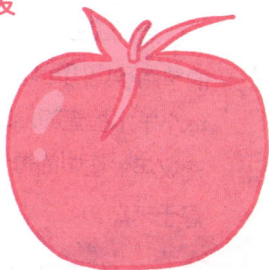

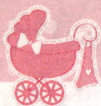

础。胎教的最佳时机应该是第一次胎动后即开始胎教。

胎教就是有意识地对胎宝宝进行相应的听觉和触觉训练，对胎宝宝未来的听力有帮助，通过触摸孕妈妈的腹部，可以建立与胎宝宝的触摸沟通，反射性的躯体蠕动，促进胎宝宝大脑功能的协调发育，有助于宝宝未来动作的**灵活性与协调性**。

胎教本身的目的是为了促进胎儿期的感官功能的发育，并不是真正意义的胎宝宝提前教育。不是让胎宝宝"学习"音乐，"学习"外语甚至更多的东西，出生后就更聪明。不要把胎教理解为只是针对胎宝宝的教育，孕妈妈也要关注自身的**语言**、**营养**、**情绪**的变化。

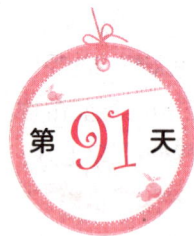

第91天　怀孕中期唐氏筛查及结果怎么看

唐氏筛查是一项筛选胎儿**患唐氏综合征可能性**的检查，它针对特定的没有任何相应疾病提示的人群（如所有的孕妇人群），通过检查将把可能怀有唐氏综合征胎儿的孕妈妈筛检出来，进行下一步的**诊断性检查**。其结果不是最终诊断，仅仅只是风险系数预测。

唐氏综合征血液筛查时间在怀孕15~20^{+6}周，年龄在35岁以下的单胎孕妈妈可以进行唐氏综合征的筛查。唐氏综合征的筛查既能缩小羊水检查的范围，又不会遗漏可能怀有唐氏高危儿的孕妈妈，建议年龄适中的每一位孕妈妈都要进行唐氏综合征的筛查，做到防患于未然。

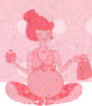

正常情况下，每个人有46个即23对染色体，21三体就是胎宝宝的第21对染色体比正常的2个，多出来1个染色体，称为21三体综合征就是唐氏综合征。唐氏综合征是一种染色体缺陷病，为先天愚型，胎儿发病率为 **1/600~1/800**，主要表现为严重智力障碍、面容古怪、伸舌样痴呆、耳位低、眼距宽、颈部皮肤厚、肢体畸形、并伴有复杂的心血管疾病，终生无法治愈，生活完全不能自理，给家庭和社会带来沉重的精神和经济负担。任何年龄的孕妈妈都有可能怀上染色体**异常的胎儿**，但是染色体异常的发生率随着孕妈妈怀孕年龄的增长而明显增加。

唐氏筛查仅是风险预测，唐氏筛查化验结果显示为低危，也不能保证胎宝宝肯定不是唐氏儿。高危结果只能说胎宝宝更有可能是唐氏儿。唐氏筛查可检出**60%~70%**的唐氏患儿。

唐氏筛查高危不一定胎宝宝就是唐氏儿。唐氏筛查高危的孕妈妈结果出来后医院会第一时间通知孕妈妈本人去医院复诊，再次核对抽血时的孕周，如果准确，结果是可信的。下一步应建议孕妈妈进行羊膜穿刺检查，这个检查等结果的时间比较长，多达6周左右，如果羊膜穿刺**检查结果正常**，才可以**百分之百**地排除唐氏儿的可能。

发生唐氏综合征高危的原因可能与遗传性因素有关，目前随着城市环境污染的加重，如生活环境污染、受病毒感染、化学药物、放射性辐射、家庭装修、口服避孕药、老化现象、吸烟酗酒等不良习惯等均会造成**唐氏综合征的增加**。

影响唐氏筛查结果的因素有孕妈妈的年龄、实际的孕周、胎儿分泌的胎甲蛋白、胎盘分泌的人绒激素、药物因素、遗传因素等。

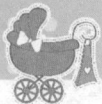

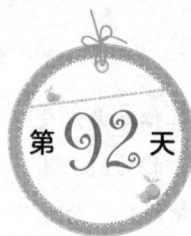

第92天 高龄孕妈妈建议做羊膜腔穿刺

35岁以上的单胎孕妈妈建议直接进行羊水穿刺检查，因为35岁以上孕妈妈唐氏检查没有相应的数据库支持，结果有可能会出现假阴性。大于35岁的孕妈妈是高危人群，唐氏儿的风险概率会随着孕妈妈年龄的递增而升高。目前认为80%的唐氏综合征发生在大于35岁的孕妈妈中。大于35岁的孕妈妈有知情选择权，如果坚持要求做唐氏筛查，应告知风险，与孕妈妈充分沟通好，**签署知情同意书**。

羊膜腔穿刺技术主要检查胎宝宝的染色体是否正常。羊水穿刺的检查最佳采样时间为**17~21周**，此时羊水相对多，羊水中活性细胞多（可占30%），容易培养成功。B超引导下，将针通过孕妈妈腹部刺入羊水中，抽取**20~30毫升羊水**，对胎宝宝细胞进行染色体分析，羊水培养时间较长，需要**7~14天**。羊膜腔穿刺技术不会对胎宝宝的发育产生不良影响。

羊膜腔穿刺会造成流产的发生，有些孕妈妈或家属可能会对羊膜腔穿刺术的安全性有疑虑，风险是存在的，可能造成感染、羊水少量泄漏、流产（概率1/1000）。这项技术是成熟和安全的，可以放心做。

除羊膜腔穿刺术外，还有绒毛活检、胎宝宝脐静脉穿刺、胎儿镜检查等可以排查胎儿染色体。

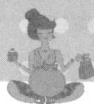

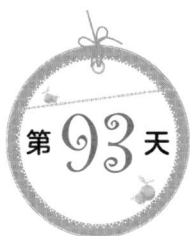

第93天 什么是无创DNA产前检测技术

该技术是利用新一代**DNA测序技术**对母体外周血浆中的游离DNA片段（包含胎宝宝游离DNA）进行测序，并将测序结果进行生物信息分析，可以从中得到胎宝宝的遗传信息，从而检测胎宝宝是否患**21三体综合征**（唐氏综合征）、**18三体综合征**（爱德华氏综合征）、**13三体综合征**（帕陶氏综合征）三大染色体疾病。**仅需采取孕妈妈静脉血**，那么适合做无创DNA产前检测技术的人群有哪些呢？

（1）高龄（年龄大于35岁），不愿选择有创产前诊断的孕妈妈。

（2）唐氏筛查结果为高风险或者单项指标值改变，不愿选择有创产前诊断的孕妈妈。

（3）孕期B超胎儿NT值增高或其他解剖结构异常，不愿选择有创产前诊断的孕妈妈。

（4）不适宜进行有创产前诊断的孕妈妈，如病毒携带者、胎盘前置、胎盘低置、羊水过少、Rh血型阴性、流产史、先兆流产或"珍贵儿"等。

（5）羊水穿刺细胞培养失败不愿意再次接受或不能再进行有创产前诊断的孕妈妈。

（6）希望排除胎儿21三体综合征、18三体综合征、13三体综合征，自愿选择行无创产前检测的孕妈妈。

（7）血清筛查阳性的孕妈妈，以及对产前诊断有心理障碍的孕妈妈。

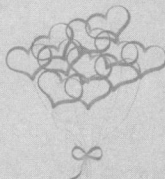

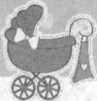

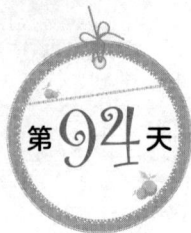

第94天   怀孕第4个月，孕妈妈如何补钙

随着怀孕周数的增多，除需要满足孕妈妈自身的需要外，还要供应胎宝宝所需，孕妈妈对钙的需求量也在不断增多。孕妈妈在整个孕期需要给胎宝宝提供大约40克的钙质。从孕中期开始，胎宝宝每天所需钙量为150毫克/天，孕晚期时，胎宝宝所需钙量将会增加到350毫克/天。一般孕妈妈的膳食每天可能补充300～400毫克的钙，再加上乳制品（鲜奶/酸奶）可提供700～800毫克/天，吃进去多少不是都完全吸收，还有孕妈妈自身吸收的问题，所以孕妈妈普遍存在钙不足的现象。中国营养学会推荐孕妈妈在孕早期应当每日吸收800毫克左右的钙；孕中期每日应当吸收1000毫克左右的钙；孕晚期每日应当吸收1200毫克左右的钙；哺乳期每天为1500毫克。

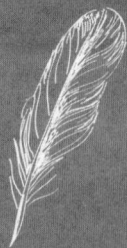

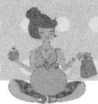

怀孕后孕妈妈骨骼中的钙质会大量转移到胎宝宝的体内，以满足胎宝宝骨骼发育的需求，因此孕前如果钙量储备不足，胎宝宝就无法得到营养保证。孕妈妈缺钙，会常常感觉腰酸背疼、腿痛、手脚发麻、小腿抽筋、牙齿松动，频繁出现牙齿疾病、身体有水肿现象。宝宝出生后容易出现夜惊、抽筋、发育迟缓、牙齿和骨骼发育异常等问题，严重时可导致先天性佝偻病。孕中期缺钙对母婴健康造成很大伤害，可并发妊娠高血压综合征、孕期骨质疏松、骨折等危害。

在膳食钙摄入不足或伴随其他缺钙的因素时，孕妈妈需要进行科学的钙剂补充，钙的补充剂量以补足食物摄入不足部分为宜。食补为孕妈妈带来的钙质无法满足孕妈妈自身的需求。比如，以排骨汤为例，其中的钙含量非常低。骨头里的钙不会轻易溶出来。有实验证明，高压锅蒸煮两小时之后，骨髓里的脂肪纷纷浮出水面，但汤里的钙仍是少得可怜。要想用骨头汤补钙，只有一个方法：用砂锅炖，加上半碗醋，再慢慢地炖上一两个小时，醋可以有效地帮助骨钙溶出。但是骨头汤补钙的量是比较少的，一斤排骨含钙只有25毫克，排骨汤中的含钙量更是微乎其微，仅有排骨的1/10左右。又如高钙食品，半斤牛奶的含钙量为260毫克，而半斤豆腐的含钙量为410毫克。这些我们熟知的补钙食品，需要食用超出正常人饭量，才能勉强维持每日所需的钙量。

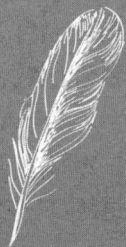

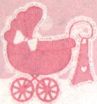

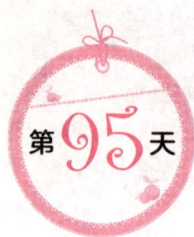

第95天   怀孕第4个月，孕妈妈宫缩肚子硬不舒服怎么办

怀孕第4个月，肚子硬一般就是宫缩。**宫缩就是子宫的收缩力**，是指子宫体部平滑肌的收缩，是阵发性的，收缩与间歇反复交替，不受孕妈妈意志所控制，它在分娩中的作用至关重要，只有通过有效的宫缩，才能使胎宝宝不断沿着产道下降来完成分娩。**在妊娠中晚期**，不少孕妈妈会不时感觉到轻微子宫收缩（就是感觉肚子轻微发胀、发紧，痛感不明显），这种宫缩被称为假宫缩，它没有规律性，不但隔的时间长，持续时间也很短，不会引起真正分娩。怀孕4个月肚子发紧变硬给孕妈妈带来了**不适感**，怀孕4个月**肚子不舒服**，很多孕妈妈在怀孕初期经常会有一些妊娠反应而出现肚子不舒服的症状。专家指出，这些**都是正常的妊娠现象**，孕妈妈只要多注意休息便可以有效地缓解这一现象。妊娠反应所导致的腹部不适症状在怀孕中期阶段是最严重的，大部分孕妈妈经常会出现一些并不是很剧烈的腹痛和不适，但其持续的时间并不会太长，部分孕妈妈还会同时伴有呕吐等症状。而之所以会有**胃部不适症状**，多半是由于怀孕早期生理性胃酸分泌增多引起，而下腹部偶尔的抽痛则和子宫胀大有着很大的关系，这些都不会对胎儿造成什么不良的影响。怀孕一段时间后很多孕妈妈都会出现腹部胀痛等症状，对于这一情况孕妈妈同样**不需要过分担心**，如果不是因为暴饮暴食或者是消化系统疾病的话，很有**可能是子宫增大所致**。尤其是在怀孕**3~4个月后**下腹部胀痛的症状更加**明显**，这是由于这期间子宫增长的速度比较快，因而导致子宫周围的脏器受到挤压并且**出现疼痛现象**。

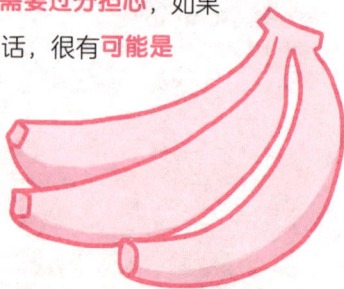

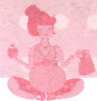

可以通过以下方法缓解：

1 改变你的活动或姿势。有时走路能减轻你的不适，有时休息能缓解假性宫缩。如果是真正分娩时的宫缩，无论你做什么，宫缩都不会停止，而且会逐渐加强。

2 洗个热水澡，放松身体。

3 喝几杯水，因为假性宫缩有时可能是由脱水引起的。

4 疲倦时躺下休息，保持安静，会很有效，精神疲劳和身体疲劳一样会导致各种问题的发生，压力积攒后也容易出现腹部变硬，最好能做到身心放松。

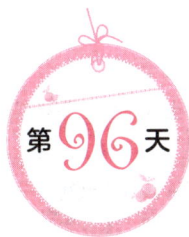

第96天　营养过剩、营养不足对孕妈妈的危害

如果机体摄入能量远超过机体消耗的能量，必定会造成能量的储备。这种能量的储备现象就是营养过剩。**过多的能量**往往是以脂肪的形式**储存在**我们的皮下组织、内脏器官的周围，以及腹部网膜上。

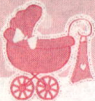

1　孕妈妈营养过剩的危害

（1）蛋白质过剩症导致食欲缺乏，大便干结，加重肾脏、肝脏负担等；脂肪过剩导致消化不良，腹泻，食欲缺乏，肥胖，动脉硬化，还将引起高血脂，冠心病等；碳水化合物过剩症导致龋齿，肌肉松弛，易生脓疖；钠盐过剩导致口渴，肾功能受损，加重或产生高血压，加重或产生水肿，增加心脏负担；维生素C过剩症导致食欲减退，乏力，精神困倦，消化不良；维生素D过剩症导致食欲缺乏，血钙过高，组织钙化，氮质血症，中毒等。营养过剩可导致腹中胎宝宝过大，发生早破水、胎位不正、顺产困难、手术率增加、产后出血、感染、产道损伤、伤口愈合不良等。同时，胎宝宝在子宫内缺氧，产伤如颅脑损伤、肩难产、肢体骨折等发生率也增加，胎宝宝死亡率明显上升。

（2）孕期营养过剩有可能使孕妈妈出现许多并发症。在妊娠期间摄入营养过多，会使脂肪储存增加、细胞代谢异常、细胞外间隙增大，出现以水肿、高血压、尿蛋白为主要症状的妊娠高血压综合征。营养过剩还会造成孕妈妈血糖增高，这会加重胰脏负担诱发糖代谢障碍，严重者日后可能发展为糖尿病患者。

2　孕妈妈营养不足的危害

蛋白质、热量、钙、磷、铁、锌、维生素A、维生素B、维生素C缺乏导致发育矮小，消瘦，食欲缺乏，易感冒，易疲劳等；维生素A、维生素E、蛋白质等缺乏导致头发缺乏光泽，稀疏而少，易脱落；维生素A、维生素B$_2$、铁、蛋白质等缺乏导致脱斑，眼结膜干燥，眼角膜软化，怕光，睑缘炎，角膜血管新生，角膜周围充血，暗适应能力下降等；维生素B$_2$缺乏导致口角炎，口角糜烂，唇炎等；维生素C缺乏导致牙龈肿胀、海绵状出血；维生素A、维生素B$_2$、维生素C、烟酸等缺乏导致皮肤干燥，毛囊角化，瘀点，瘀斑，糙皮性皮炎，组囊皮炎等。

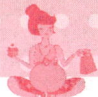

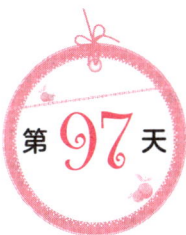

第 97 天   孕妈妈长时间坐车的危害

孕期孕妈妈不宜长时间坐车。孕妈妈怀孕后生理变化很大，对环境的适应能力也降低，长时间坐车会给孕妈妈带来诸多不便。

1 长时间坐车，车里的汽油味会使孕妈妈感到恶心、呕吐、食欲降低；

2 长时间颠簸使孕妈妈休息不好、睡眠少、精神烦躁，疲劳也影响食欲；长时间坐车，下肢静脉血液回流减少会引起或加重下肢水肿，行动更加不便；

3 乘车人多一般较拥挤，晚期妊娠腹部膨隆，容易受到挤压或颠簸而致流产、早产；

4 车内空气污浊，各种致病菌较多，增加了孕妈妈感染疾病的机会。

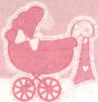

5 万一在车上发生流产、早产等意外，将会给孕妈妈及胎宝宝带来生命危险，故孕妈妈在妊娠期应尽量避免长时间坐车。

第98天 DHA与胎宝宝智力的关系

*DHA*是神经系统细胞生长及维持的一种**主要元素**，是大脑和视网膜的重要构成成分，在人体大脑皮质中含量**高达20%**，在眼睛视网膜中所占比例最大，**约占50%**，因此，对胎宝宝的智力和视力发育至关重要。DHA大部分不会被胃液所消化，直接进入血液，被肝或脑等器官吸收。影响的胎宝宝大脑的发育和视网膜的发育。任何智力的发展，都以良好的脑部发育为前提，而营养则是脑部发育的物质基础，因此营养也是影响胎宝宝智商（IQ）的重要因素。DHA不仅可以促进大脑的活动，还能**使头脑聪明**。

孕妈妈每天需要吸收多少DHA呢？美国国立卫生研究院和国际脂肪酸及油脂学会推荐，怀孕妇女及哺乳期妇女每天至少应**摄入300毫克DHA**。

1 *DHA补充时间*。鱼油类DHA制品在孕中晚期（孕20周后）至胎宝宝出生后6个月内服用效果最佳。因为这个阶段是胎宝宝大脑中枢的神经元分裂和成熟最快的时期，也是对DHA需求量最大的时期。

2 *DHA的食物来源*。DHA含量高的食物有鱼类，如鲔鱼、鲣鱼、鲑鱼、鲭鱼、沙丁鱼、竹荚鱼、旗鱼、金枪鱼、黄花鱼、秋刀鱼、鳝鱼、带鱼、花鲫鱼等。还有干果类，如核桃、杏仁、花生、芝麻

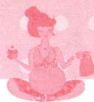

等。其中所含的α-亚麻酸可在人体内转换成DHA。藻类中也含有DHA。市场上也有很多DHA制品。

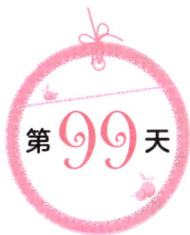

第99天　孕妈妈补充磷脂酰胆碱的好处

磷脂酰胆碱是一种混合物，是存在于动植物组织及蛋黄中的一组黄褐色油脂性物质。其成分包括磷酸、胆碱、脂肪酸、甘油、糖脂、三酰甘油以及磷脂。**磷脂酰胆碱**被誉为与蛋白质、维生素并列的**"第三营养素"**。磷脂酰胆碱主要存在于蛋黄、大豆、动物内脏中。能保护肝脏、健康心脏、清洁血管、调整血糖；有益大脑和神经发育的功效，并且可以养颜润肤、延缓衰老、调剂心理。孕期如果均衡饮食，不需要另外补充。

1 孕期缺乏磷脂酰胆碱，将影响胎儿大脑的正常发育，甚至会发育异常。

2 婴幼儿期缺乏磷脂酰胆碱，影响大脑及智力发育，使学习能力下降。

3 磷脂酰胆碱缺乏，还可使大脑处于疲劳状态，主要表现为：心理紧张、反应迟钝、头昏头痛、失眠多梦、思维分散、记忆力下降、健忘、注意力难以集中等现象。

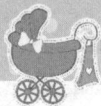

食补与药补

磷脂酰胆碱广泛存在于多种食品中，正常人只要饮食多样化、合理调配、荤素兼顾、不挑食、不偏食，一般是不会缺乏的。但孕妈妈孕育着的胎宝宝，正是一生中最需要磷脂酰胆碱的关键时刻，故应在食补之外，适当进行药补。磷脂酰胆碱在大脑中合成乙酰胆碱（信息素），它是一种神经递质（大脑内专管记忆、智力和传递信息的物质基础）。足量的乙酰胆碱能使大脑神经触突迅速发达，加速大脑神经细胞信息传递速度，有助于提高大脑细胞活性，增强记忆力。胎宝宝的大脑内乙酰胆碱含量越高，神经传递越快，人反应越敏锐，思维越快，记忆越牢固，即人的智商越高。简言之，在胎宝宝和婴幼儿大脑形成和发育的最关键时期，磷脂酰胆碱可以促进大脑神经系统与脑容积的增长、发育，为其一生的智力和创新力奠定坚实的基础。为了胎宝宝的健康，孕妈妈应适量进补磷脂酰胆碱，并以食补天然的为佳。含磷脂酰胆碱丰富的食物包括：蛋黄、大豆、动物脑和内脏、小麦胚芽、糠麸、苜蓿、蘑菇，以及花生、芝麻和核桃等坚果类，还有牡蛎、乌贼、银鱼和青鱼等。食补仍不足者可用药补，目前已有商品型磷脂酰胆碱供应，疗效较好，因其由天然物质（主要是大豆）制成，几乎无不良反应。应去大药店购买大品牌的产品。购买时，应看清产品包装和说明书是否明确标明批准文号、生产厂家、生产日期、保质期，还有成分、含量等。

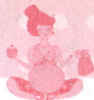

第100天　孕妈妈需要补充营养品吗

营养补充品包括综合维生素片、钙片、鱼油等，是用来补充饮食不足的产品，从食物中摄取营养才是根本。另外，在目前饮食普遍过剩的情况下，孕妈妈或许也开始怀疑补充营养品的必要性。孕妈妈体内孕育着一个新生命，需要的营养素的确比一般成年女性多，现在很多人虽营养过剩，却未必摄取到均衡且必要的营养素。所以，如果无法从日常饮食中摄取足够且均衡的营养，为了胎儿及母体的健康，孕期建议可适当补充。

现在市场上的营养补充品种类非常多，建议选择医生推荐的孕产妇专用的营养补充品，这样质量有保证。一般孕前和孕初期医生会建议补充叶酸片，可有效预防胎儿神经管畸形。到了怀孕中期以后，如果孕妇饮食中钙的摄取量不足，可以适当补充钙片。孕晚期，胎儿需要储备一定的铁以供出生后消耗，孕妇可在医生的指导下补充铁剂。至于其他维生素、矿物质和微量元素，因人们的生活水平、饮食习惯、居住区域等有所差异，很多人存在着偏食、食欲缺乏等现象，也可能会缺乏某些营养素，这时最好做一些检查，如果发现身体内缺少某种营养素，可适当补充。

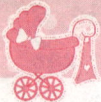

维生素是微量营养素，在体内不会产生热量，却是促进体内代谢、消化吸收、血液循环等生理作用重要的营养素，因此，维生素虽需求量不大，却是让身体正常运转的重要角色。比如，维生素A可维持正常视力和皮肤健康；维生素D可促进钙的吸收；维生素E在孕早期有保胎、防止流产的作用；维生素C可保护细胞组织免受氧化损伤，增强免疫力，防止坏血病和牙龈出血；叶酸有助于红细胞的生成，防止巨幼细胞性贫血和胎儿神经管畸形；维生素B$_1$、维生素B$_2$参与能量代谢等；其他一些维生素B族在孕期还有减轻胃部不适、促进食欲、减少妊娠反应的作用。孕妇肝脏受类固醇激素的影响，对维生素的利用率低，而胎儿需要量又高，因此孕妇对维生素的需要量增加。孕妇每天维生素A供给量为3000国际单位或胡萝卜素6毫克，维生素D供给量为10微克，维生素B$_1$供给量为1.8毫克，维生素B$_2$供给量为1.8毫克，烟酸供给量为15毫克，维生素B$_6$供给量为1.5毫克，维生素C供给量为100毫克，叶酸为0.4～0.8毫克。保持健康的规律的生活方式和良好的饮食习惯，可以得到大多数我们所需的维生素。比如大枣、猕猴桃等水果中含有大量维生素C，粗粮中含有大量维生素B族，植物油和坚果中含有较多的维生素E，经常晒太阳可以促使皮肤产生足够的维生素D。因此，并不是所有的孕妇都需要补充复合维生素片，如果孕妇属于下列几种情况，也可以不用补充。①对营养知识有一定的了解，看过营养门诊，经过专业营养医师的指导，知道自己一天应该吃多少量的食物；②食物品种要做到多样化，不挑食偏食，荤素搭配，粮食、鱼、肉、奶、蛋、蔬菜、水果等的摄取都有保证，烹调方法营养科学；③没有维生素缺乏的症状；④平时有饮用孕妇配方奶粉的习惯。

服用复合维生素会产生不良反应。孕妇配方的多种维生素是按国际推荐量的孕妇每日需要量作标准，按一定的比例来配制的。一般市售的复合维生素片的成分最多达到人体每日需要量的2倍，对于大多数维生素来说，人体需要量和中毒量之间，至少有数十倍的差距，因此只要不是长期大量服用，对正常孕妇来说是不至于引起中毒或依赖等不良反应的。

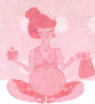

第101天 孕妈妈重要营养素补充须知

1

钙

我国营养学会推荐，孕妇每天钙供给量为1500毫克，孕早期每天摄入量应不低于800毫克。平时多喝牛奶可有效补充钙质，每天多喝500毫升牛奶，可获取500多毫升元素钙。孕中期以后可根据自身情况在医生的指导下补充钙片，4～7个月可每天补充300毫克，7个月后可每天补充500毫克。

2

铁

铁质动物性食品是铁的主要来源，28周前主要以食物补充为主。28周后，血红蛋白降到最低点，会发生妊娠性贫血，胎宝宝肝脏还要储存一部分铁供出生后消耗，所以28周后可在医生的指导下补充药物铁。

3

叶酸

从怀孕前3个月开始到怀孕后3个月，每天补充叶酸0.4毫克可有效预防胎儿神经管畸形。叶酸具有水溶性维生素的特点，过量时可通过尿液排出体内，对身体不会造成负面影响。

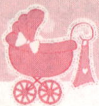
4

鱼 油

美国国家科学会建议孕妇每日补充鱼油650毫克，因鱼油中含有DHA及EPA，而怀孕期间胎宝宝需要大量DHA帮助脑部发育。一般市售鱼油的EPA比例较高，但孕妈妈不宜摄取太多EPA，以免影响血液凝固，因此，孕妇必须选择DHA含量较高的鱼油。可从怀孕第3个月开始补充鱼油，通常孕妇专用的鱼油DHA含量会较高，因此，孕妇在选购时一定要特别留意是否为孕妇专用。美国食品及药物管理局建议孕妇一周内必须吃2～3餐新鲜的鱼类，以获得足够的鱼油。近来有研究指出深海鱼类污染较为严重，汞含量较多，但如果因此放弃脂肪来源佳、DHA含量高的深海鱼也的确可惜，因此，建议选择体积小的深海鱼，如鲭鱼、秋刀鱼、沙丁鱼等，其营养价值高，生长周期短，体内不易蓄积过多的汞。如果能从食物中获取足够的鱼油，便不需额外补充了。

营养品补充原则

1 餐后服用。各种营养补充品需要与蛋白质、糖类及脂肪一起进行作用，因此，可选择一天中饭量最多的一餐的餐后服用，但不建议睡前吃，以免精神过好，不易入眠。

2 复方、单纯化。复方即指复合维生素补充品，单纯化则是指一次不服用过多种营养补充品。对于孕妇来说，如果有复合维生素、叶酸及鱼油三种营养补充品，建议可一天吃复合维生素搭配叶酸，隔天则吃维生素搭配鱼油，尽量将自己摄取的补充品控制在两种以内。

3 选择大品牌。其来源及质量较有保证，切勿买来路不明的营养品。

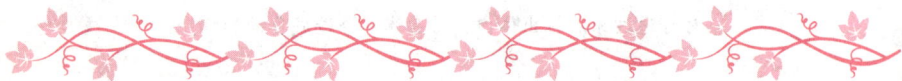

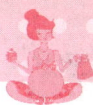

第102天　孕中期孕妈妈应该怎么吃

《中国居民膳食指南》第二部分对中晚期孕妈妈的饮食提出了指导。

孕妈妈的营养需求：适当增加鱼、禽、蛋、瘦肉、海产品的摄入量。**鱼、禽、蛋、瘦肉**是优质蛋白质的良好来源，其中鱼类还可提供n-3多不饱和脂肪酸，蛋类尤其是蛋黄是磷脂酰胆碱、维生素A和维生素B$_2$的良好来源。

适当增加奶类的摄入。奶或奶制品富含蛋白质，对孕期蛋白质的补充具有重要意义，同时也是钙的良好来源。

常吃含铁丰富的食物。从孕中期开始，孕妈妈血容量和血红蛋白的增加，同时胎宝宝需要铁储备，宜从孕中期开始增加铁的摄入量，必要时可在医生指导下**补充小剂量的铁剂**。

禁烟戒酒，少吃刺激性食物。烟草、酒精对胚胎发育的各个阶段都有明显的毒性作用，如容易引起早产、流产、胎儿畸形等。有吸烟、饮酒习惯的孕妈妈，孕期必须禁烟戒酒，并要远离吸烟环境。

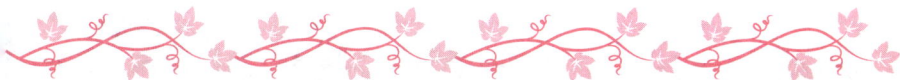

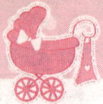

第103天 孕妈妈多运动的好处

运动对胎宝宝的好处

（1）促进胎宝宝正常生长发育

运动不仅能增加孕妈妈的身体健康，也可增加胎宝宝的血液供氧，加快新陈代谢，从而促进生长发育。

（2）促使妈妈与胎宝宝吸收钙

孕妈妈去户外或公园里运动，可呼吸大量新鲜空气，阳光中的紫外线，使皮肤中脱氢胆固醇转变为维生素D，促进体内钙、磷的吸收利用。既有利于胎儿骨骼发育，又可防止孕妈妈发生骨质软化症。

（3）帮助胎宝宝形成良好个性

孕期不适常会使孕妈妈情绪波动，胎宝宝的心情也会随之变化。运动有助于改善孕妈妈身体疲劳和不适感，保持心情舒畅，利于胎宝宝形成良好的性格。

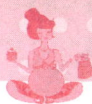

（4）可促进胎宝宝的大脑发育

孕妈妈运动时，可向大脑提供充足的氧气和营养，促使大脑释放脑啡肽等有益的物质，通过胎盘进入胎宝宝体内；孕妈妈运动会使羊水摇动，摇动的羊水可刺激胎宝宝全身皮肤，就好比给胎宝宝做按摩。这些都十分有利于胎宝宝的大脑发育，出生后会更聪明。

如果孕妈妈曾有过先兆流产、早产、双胎、羊水过多或过少、前置胎盘史，或严重的内科并发症，如心脏病、高血压、糖尿病等，那么，**为了安全**起见**可不进行运动**。

运动对孕妈妈的好处

1 **增强心肺功能**。适当的运动能增强心肺功能，可以预防和减轻由怀孕带来的气喘或心慌等现象；能消除和缓解背痛、腰痛等症状，增强身体耐力，为最后的顺利分娩做好准备。

2 **改善消化功能**。能帮助消化和排泄，促进新陈代谢，减轻或改善孕期的便秘现象，同时增进食欲。

3 **促进血液循环**。促进腰部及下肢的血液循环，减轻中后期的腰酸腿痛、下肢水肿等压迫性症状。

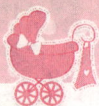

4 **消耗过多脂肪**。避免孕期体重过快增长，也减少生育巨大儿的可能。也能有效调节血压和血糖，避免出现妊娠高血压和糖尿病等妊娠疾病。

5 **增加肌肉力量**。运动时肌肉的收缩运动能增加腹肌、腰背肌和盆腔肌肉的力量与弹性，不仅能防止因腹壁松弛而导致的胎位不正或难产，也能缩短分娩时间，减少产道撕裂伤和产后大出血等可能。

6 **转化营养物质**。每天室外的新鲜空气对孕妈妈和胎宝宝都是十分有利的。一定的阳光照射也能促进钙和磷的吸收，能防止孕妈妈缺钙，有助于胎宝宝正常的骨骼发育。

7 **改善夜间睡眠**。适当的运动能使孕妇产生轻微的疲劳感，能有效帮助孕妇改善睡眠，缓解可能出现的孕期失眠、少眠等症状。

总之，适当的运动对孕妈妈和胎宝宝有百利而无一害，锻炼后的孕妈妈在分娩时心跳频率较低，血压相对稳定，分娩时比不参加运动的孕妇要顺利。同时，医学专家还发现，孕妈妈在运动时胎宝宝也随之运动，胎心每分钟会增加10～15次，表明胎宝宝对运动的适应性反应，以及出生时的健康状况会比一般新生儿好。可见，合适的运动对母婴健康都是十分有利的。

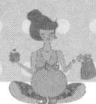

第104天　孕妈妈腰背疼痛如何缓解

怀孕中后期，子宫明显增大，重心前移，身体会自主地将重心拉回，许多孕妈妈用手支撑腰部，形成肚子向前挺、肩部向后拉的身型。怀孕后过度拉伸的腹肌失去对腰椎的支持作用，子宫重量的增加也给腰椎施加更多压力，再加上脊椎间的韧带在孕激素作用下变松弛、脊椎稳定性变差，因此腰椎弯曲变大，孕妈妈常会感到腰酸背痛。一般怀孕20周后出现。怀孕中期后出现的肩膀酸痛是因为血液循环不佳所造成。怀孕后的血液量会增加，增大的子宫压迫静脉，影响血液回流，造成血液循环不佳，末梢循环会受到明显的影响。乳房重量的增加也给颈椎施加更多压力，颈椎弯曲也变大，孕妈妈也经常感到颈部疼痛。

孕妈妈须尽量维持正确的姿势，要尽量拉直身体，不要使脊椎向前倾。平时有游泳习惯的孕妈妈，孕期应该坚持继续游泳，在水中可借由浮力减轻身体负担，借由水中的伸展运动到腰背肌肉。避免肩膀酸痛最好的方法就是活动，同一姿势不要超过20分钟，要经常伸伸懒腰、动动肩膀、促进血液循环。

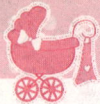

第105天　怀孕4个月，孕妈妈可以外出旅行吗

16~28周最适合**旅行**，此时即使长途旅行也不会有太大问题。因为这时候孕妈妈已适应怀孕生理变化，身体状态最佳，不适症状最少，而且发生流产或早产的机会最小。此外，初期孕吐害喜症状较明显，孕妈妈也要适应胎儿，身心需调整，比较不适合远游；怀孕后期也**不适合远游**，因为肚子太大行动不便，因此怀孕中期是最适合旅行的阶段。旅行前最好先咨询产科医师，以确定是否适合旅游。另外，要注意交通安全，**要有人陪同**，若有任何不适，马上去当地医院检查。若有不适合旅行的因素，最好**不要勉强成行**，以免在旅途中发生状况。

1　何时不适合旅行

（1）有重复流产史。

（2）曾经早产或提早破水。

（3）曾经或目前有胎盘异常，例如无前置胎盘、胎盘剥离。

（4）本次怀孕有先兆性流产或阴道出血。

（5）多胞胎怀孕。

（6）胎儿有子宫内生长迟缓。

（7）有妊娠毒血症、高血压或糖尿病等疾病。

（8）有心脏衰竭或心脏瓣膜疾病。

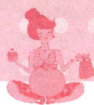

（**9**）曾经有血管栓塞疾病。

（**10**）严重贫血。

（**11**）慢性器官功能异常，需要经常就医或长期服药，如哮喘病患者。

2　孕期旅行的注意事项

（**1**）制定合理的旅行计划，不要过度疲劳，要让身体有充分的休息。所以，行程紧凑的旅行团不适合孕妈妈参加，定点旅行、半自助式的旅行方式则比较适合。此外，在出发前必须查明旅游地区的天气、交通、医疗与社会安全等状况。若没有把握，不去为宜。

（**2**）途中要有人全程陪同，孕妈妈不宜独自出游，与一群陌生人出游也不恰当。最好是丈夫、家人或姐妹等关心爱护你的人在身边陪伴，不但会使旅程较为愉悦，而且当你觉得累或不舒服的时候，他们也可以照顾你或视情况改变行程，这样才能有个安全快乐的旅行。

（**3**）运动量不要太大或太刺激。运动量太大可能导致流产、早产或破水。太刺激或危险性大的活动也不可参与，例如，过山车、海盗船、自由落体和高空弹跳等。游泳是不被禁止的，而潜水不超过18米深度也是允许的，因为潜水超过18米深度，胎儿会有"减压

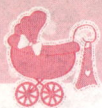

病"，十分危险。

(4)携带必备药品。孕妈妈除了遵守以上的规则外，还要考虑药物在怀孕期间的安全性，所以出发前，请教你的产检医师是很重要的。另外，准备一些对怀孕安全的抗腹泻药、抗疟疾药及综合维生素药剂，也是非常必要的。

(5)孕妇旅游穿着、住宿注意事项

①衣：衣着以穿脱方便的保暖衣物为宜，如帽子、外套、围巾等，预防感冒，若目的地天气较热，帽子、防晒油、润肤液则不可少。不穿高跟鞋，必要时托腹带与弹性袜可以减轻不适，多带些纸巾和内裤备用。

②食：避免吃生冷、不干净或吃不惯的食物，以免消化不良、腹泻等情况。奶类、海鲜等食物易腐坏，若不能确定是否新鲜，不食为宜。多吃水果，多喝水，可防脱水与便秘。

③住：避免前往岛屿或交通不便的地区，蚊虫多、卫生差的地区更不可前往，传染病流行的地区更应避免。

④行：坐车、坐飞机一定要系好安全带。要先了解一下离你最近的洗手间在哪里，因为孕妈妈容易尿频，而且憋尿对孕妈妈没有好处，最好能每小时起身活动10分钟。不要搭坐摩托车或快艇，登山、走路也要注意，不要太费体力，一切量力而行。

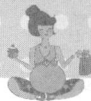

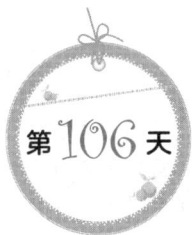

第106天 孕妈妈如何保持心情愉悦

怀孕的女人因为身心的变化，**很多都会有不良情绪**，不好的情绪和心态会影响胎宝宝和自身的健康，如何保持愉快的心态很重要。

1

心宜平，气宜和

当孕妈妈情绪不好的时候，对胎宝宝会有很大的影响。如果遇到不开心的事情，最好可以做一些舒缓的运动，重点是要保持事不关己的态度，这样才能让自己少生气。

2

多读书，读好书

读书使人明智，读书可以让孕妈妈心情平静，也可以让自身的知识得到补充，阅读好的书籍胎宝宝也是可以感觉到的，可以读历史人物传记，也可以看优美的童话、精美的画册，不要读负面的书籍。

3

爱音乐，赢未来

音乐对于胎宝宝的益处无须多言，不仅能使之健康发育，而且还能使宝宝更聪慧。在孕第二个月时，胎宝宝的听觉器官已经开始发育，而且神经系统也已初步形成。因此从这个月的月末开始，可以每天播放1~2次优美、柔和的乐曲，每次播放5~10分钟。

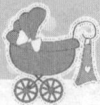

习书画，怡性情

4

通过绘画胎教，可使胎宝宝认识外面事物的形象更具体、更深刻，还可激发胎儿的艺术细胞。孕妈妈可以购买一些世界名画印刷品，贴在墙上随时欣赏，而且要用语言向胎宝宝描述所看到的图画，比如："宝宝，我们正在看梵高的《向日葵》，金色的向日葵千姿百态，在阳光下怒放。"

巧妆容，传审美

5

一些孕妈妈认为怀孕时穿得邋遢也无所谓，其实不然。自然的妆容、精美的服饰，不仅可以让孕期的你散发出迷人的光彩，一直保持积极、愉悦的心情，而且你的审美感知、审美情感、审美想象、审美理解，都能对胎宝宝的审美素质起到强化和优化的作用。所以，孕期打扮得漂漂亮亮，不仅是对自己负责，更是对胎宝宝负责。

多上班，不娇气

6

如果不是习惯性流产、高龄产妇等特殊情况，孕妈妈应该坚持正常上班，因为这样不但能够与同事、朋友等保持接触，还会增加活动的机会，孕妈妈的心情、身体状况都会比较好，尤其在孕晚期的时候，适当的活动会使孕妇生产时更加顺利。

当然，上班工作强度还是要注意的，不要太劳累，要注意休息，站立、行走的时间不要太长；上下班的路上要注意安全，不要去人多拥挤的场所活动。

另外，许多孕妈妈工作时都不可避免地接触到电脑，虽然目前对于电脑辐射对胎儿的影响尚无定论，但还是应尽量减少与电脑的接触，尤其不要站在电脑主机后面，有习惯性流产的孕妇应在怀孕的前3个月远离电脑。

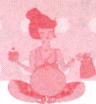

第107天　怀孕中期孕妈妈常见的心理问题和解决方法

1. 常见心理问题

(1) 认为自己在这个时期很稳定，一般不会出什么问题，可以松一口气了。

(2) 认为自己的身体状态很稳定，不一定非去医院检查。

(3) 为了确保自己和胎宝宝的健康平安，认为自己最好少活动，就连家务活都不敢做了。

(4) 怀孕后日常生活被改变，如不能做任何运动、饮食方面要注意许多禁忌，很多事不能做，孕妈妈有被束缚感。

(5) 丈夫、家人和朋友一直过度呵护，孕妈妈的心理依赖性增强了。

(6) 虽然距分娩时间还有一段时间，但孕妈妈已开始感到有压力了。

2. 解决办法

1

避免心理上过于放松。 身体状况的安定，可能会导致精神上的松懈，孕妇会大舒一口气。但是，孕中期并不一定就平安无事。如由于怀孕造成各个系统的负担，可能加重原有的心脏、肾脏、肝脏等病情；孕中期也可能会出现各种病理状况，如妊娠高血压综合征和贫血等。放松对身体状况的注意，很可能会导致不良后果。所以，应定期到医院接受检查。

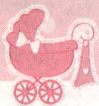

减轻对分娩的恐惧。虽然中期距分娩时间尚有一段距离，但毕竟使孕妈妈感受到一种压力，有些孕妈妈从这时开始感到惶恐不安。这是因为她听信了分娩如何痛苦的传言，或受到影视作品过分渲染分娩场面的原因。其实，分娩无痛苦是不可能的，但过分恐惧并不是好办法，孕妈妈应学习一些分娩的知识。另外，如果孕妈妈和家人一起为未出世的孩子准备一些必需品，也许能使孕妈妈心情好转。这样做往往可以使孕妈妈从对分娩的恐惧变为急切的盼望。

摆脱过分依赖心理。毫无疑问，孕中期妇女适当做一些工作，并参加一些平缓的运动没有危害。但有些孕妇因体形显露而不愿活动，每天不干任何事情，凡事都由丈夫包办，以为这样才会对胎宝宝有利。可这样做却易引起心理上的郁闷、压抑、孤独，这对胎宝宝是不利的。医学界认为，孕期适当的活动可以增强孕妈妈的肌肉力量，对分娩有一定帮助。所以，孕妇可以从事家务劳动，如果没有异常情况，孕中期仍能正常上班，这样对于改善心理状态也大有益处。

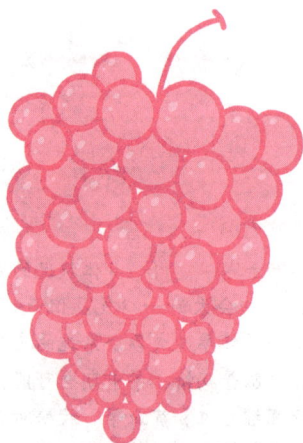

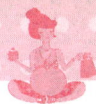

第108天 孕期孕妈妈性生活的注意事项

（1）怀孕的前3个月，要尽量避免性生活。此时胎宝宝与母体的连接还不牢固，性爱等外界刺激容易诱发子宫收缩而导致流产。

（2）怀孕第4~7个月则属于相对稳定时期，可以进行适度的性生活。这一时期的性生活最好控制在每周2次以内，性爱前要认真清洗生殖器，避免因性生活而诱发宫腔感染。最好选择女上位、前侧位、侧卧位或前坐位，性爱时准爸爸不要过分压迫孕妈妈腹部，阴茎也不要插入过深。男方一定要轻柔缓慢，以免动了胎气，刺激子宫诱发流产或早产。

（3）孕期的最后两个月要"禁欲"，因为这段时间随时可能分娩。此外，阴茎对子宫的刺激以及精液内的前列腺素可能导致子宫收缩，从而引起早产等。

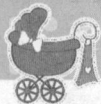

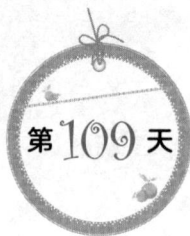

第109天　超声提示胎盘位置低，需要注意什么

低置胎盘是前置胎盘的一种，**前置胎盘**分为完全性前置胎盘、部分性前置胎盘和边缘性前置胎盘3种。完全性前置胎盘就是胎盘组织将子宫颈内口完全覆盖。部分性前置胎盘则是只有部分胎盘组织覆盖了子宫颈口。相比较而言，低置胎盘在3种前置胎盘类型中属于性质比较轻的一种，但孕妈妈还是不可轻视。

胎盘低置随着孕周的增加，特别是在孕晚期或临产时，子宫下段逐渐伸展，子宫颈管消失，子宫颈口扩大，但胎盘却并不随着子宫颈口的扩大而发展，结果就会发生从它的附着处**剥离的现象**，同时血管破裂而阴道出血。当这种出血量大时，孕妈妈会发生贫血，出血严重时，可能发生休克晕倒，胎宝宝则可能会缺氧、呼吸窘迫，乃至死亡，当然这种出血取决于胎盘前置的类型。相比之下，低置胎盘发生大量、反复的早期出血的机会是比较少的。但在临产时，每次宫缩都会使子宫下段向上牵引，往往**引起出血**的增加，造成严重后果。

目前没有办法改善胎盘的位置，怀孕中期胎盘位置低，随着胎宝宝的发育子宫下段逐渐拉长，胎盘位置会逐渐上移，孕28周以后B超检查胎盘位置低才可以诊断为低置胎盘。

妊娠中期发现胎盘前置状态者建议经阴道超声随访，并根据病情增加超声随访的次数。**妊娠18～23周**时胎盘边缘达到但是没有覆盖宫颈内口，持续胎盘前置状态的可能性基本为零。如果覆盖宫颈内口范围超过25厘米，分娩时**前置胎盘**的发生率为**40%～100%**。

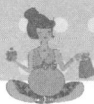

第110天　孕妈妈既往病史宫颈功能不全，孕中期什么时候做手术合适

排畸超声结果有一项是提示宫颈长度的，宫颈长度的测量在孕中期应该在3厘米以上，超声检查有三种显示宫颈的长度：经腹超声、经阴道超声和经会阴超声，经阴道超声比较准。宫颈长度提示3厘米可能宫颈功能不全，需要进一步复查后决定治疗方案。

宫颈不明原因的短，可能是自身的宫颈功能不全，有流产的风险。
如果确定宫颈功能不全，宫颈已经短了，根据宫颈短的长度决定是否进行宫颈环扎手术。如果怀孕是单胎，宫颈长度在2.5厘米以内，建议进行保胎，如果宫颈长度在2.5厘米以上，可以再观察，复查宫颈的长度。

除了手术还有就是休息，阴道放置保胎药，及时复查宫颈的长度，也有可能延长孕周。
宫颈内口松弛应在14~18周积极做宫颈环扎术。做了宫颈环扎手术不是就一定能保住胎儿了，如果继续有宫缩，阴道出血持续，手术也有失败的，就是流产了。**宫颈环扎手术**是治疗宫颈功能不全的一种方法，但不是唯一的方法。

手术后需要休息一段时间，没有不适，可酌情上班。
如果宫颈环扎手术后**保胎到近足月**，可以把宫颈环扎的线拆掉，**胎位为头位**可以等待**自然临产**，除非合并胎位不正，有手术指征需要剖宫产的才安排手术。

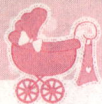

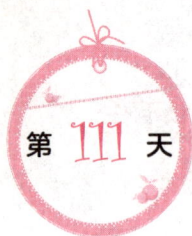

第 111 天　孕期孕妈妈体重增加多少合适

　　孕中晚期孕妈妈的体重是反映营养的重要指标。体重适宜增加的目标值因孕前体重而异：孕前体重正常，孕期体重增加的适宜值为12千克，孕中期开始每周体重增加为400克；孕前体重低于标准体重10%的女性，孕期体重增加的目标值为14～15千克，孕中期开始每周体重增加不超过500克；孕前体重超过标准体重20%的女性，孕期体重增加以7～8千克为宜，孕中期开始每周体重增加不宜超过300克。

　　孕前标准体重可用下面公式粗略估计：孕前标准体重（千克）＝身高（厘米）－105，孕前标准体重（千克）数值±10%都在正常范围。

　　合理的体重控制有助于帮助孕妈妈顺利分娩，孕前BMI值与孕期增重的推荐值如下。

1　孕前BMI值小于18.5，总增长12.5～18千克，孕中晚期体重增长率平均0.51（0.44～0.58）千克/周；

2　孕前BMI值18.5～24.9，总增长11.5～16千克，孕中晚期体重增长率平均0.42（0.35～0.50）千克/周；

3　孕前BMI值25～29.9，总增长7～11.5千克，孕中晚期体重增长率平均0.28（0.23～0.33）千克/周；

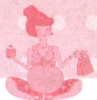

4　孕前BMI值大于等于30，总增长5～9千克，孕中晚期体重增长率平均0.22（0.17～0.27）千克/周。

　　孕中、晚期体重增长过多增加了难产的风险；孕期体重增长过少，除影响孕妈妈健康外，还可导致胎宝宝营养不良并影响其成年后的健康状况。目前大多数孕妈妈的日常工作量和活动量比较少，容易出现能量摄入与消耗的失衡，再加上多数孕妈妈认识上的误区，认为胎宝宝体重大了好，使肥胖孕妈妈及巨大儿出生率明显增高。新生儿**体重大于4.0千克**称为**巨大儿**，容易发生产后新生儿低血糖、低血钙等并发症，也使宝宝成年后继发肥胖、高脂血、高血压、糖尿病、心脑血管疾病的危险性增加。孕期孕妈妈体重增长过多是胎宝宝出生体重过高的决定因素。

　　应根据孕妈妈自身的情况每天进行不少于**30分钟**的**低强度身体活动**，最好是1～2小时的户外活动，如散步、游泳、体操等。适宜的身体活动有利于维持孕妈妈体重的适宜增长和自然分娩，户外活动还有助于改善孕妈妈维生素D的营养状况，可促进胎宝宝骨骼的发育和孕妈妈自身的骨骼健康。

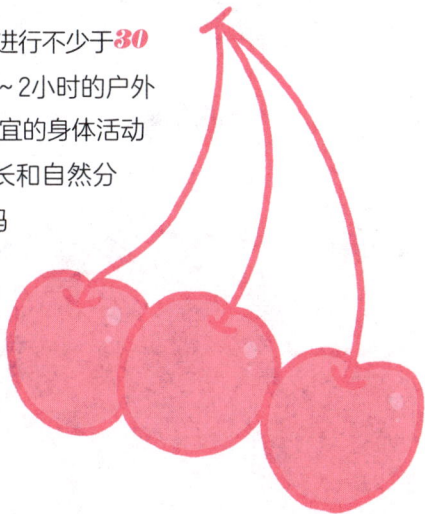

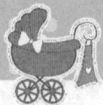

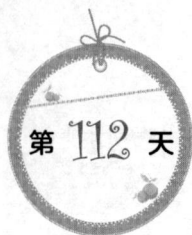

第 112 天　孕中期孕妈妈为什么要多吃鱼、蔬菜和牛奶

孕中期开始，胎宝宝进入快速生长发育期。与胎宝宝的生长发育相适应，孕妈妈的子宫、乳腺和生殖器官也逐渐发育，孕妈妈还需要为产后泌乳开始储备能量以及营养素。因此，孕中、晚期均需要相应地增加食物量，以满足孕妈妈显著增加的营养素需要。

增加鱼、禽、蛋、瘦肉、海产品的摄入，对孕20周后胎宝宝的大脑和视网膜功能的发育极为重要。

从孕中期开始，每日至少摄入250毫升的牛奶或相当量的奶制品及补充300毫升的钙，或喝400～500毫升的低脂牛奶（市场上鲜牛奶每100毫升含脂肪3克，过多摄入也会增加过多的脂肪），以满足钙的需要。豆制品是优质蛋白质的来源，但是含钙量不如鲜牛奶，仅仅吃豆浆补钙是不够的。虾皮、芝麻酱含钙也不少。奶或奶制品富含蛋白质，对孕中、晚期孕妈妈蛋白质的补充具有重要意义，同时也是钙的良好来源。

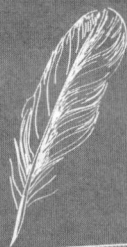

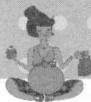

从孕中期开始孕妈妈血容量和血红蛋白的增加，以及胎宝宝铁储备的需要，建议摄入含铁丰富的食物。多摄入富含维生素C的蔬菜、水果，或在补充铁剂时补充维生素C，以促进铁的吸收和利用。

蔬菜和水果含有丰富的维生素、矿物质和膳食纤维，对身体健康有益。蔬菜要多吃实际是指绿叶菜要多吃，因为绿叶菜所含碳水化合物较少，对血糖几乎没有影响；所含膳食纤维较多，膳食纤维有抑制淀粉酶的作用，控制血糖上升的幅度，以降低餐后血糖；促进肠蠕动，防止便秘；吸附胆固醇，抑制其吸收并加速其排出，从而降低血脂等。水果含糖比蔬菜多，以含果糖和葡萄糖为主，在血糖较稳定或相应减少一定量主食的情况下是可以吃的，但应该放在两餐之间吃，不要饭后立刻就吃水果，还要注意水果要适量。

避免或少吃的食物是任何甜味剂：包括白糖、黑砂糖、蜂蜜、糖浆等。大量糖分的摄入不仅易促胖，还会影响牙齿的健康。需要调味的话可使用少量天然砂糖。

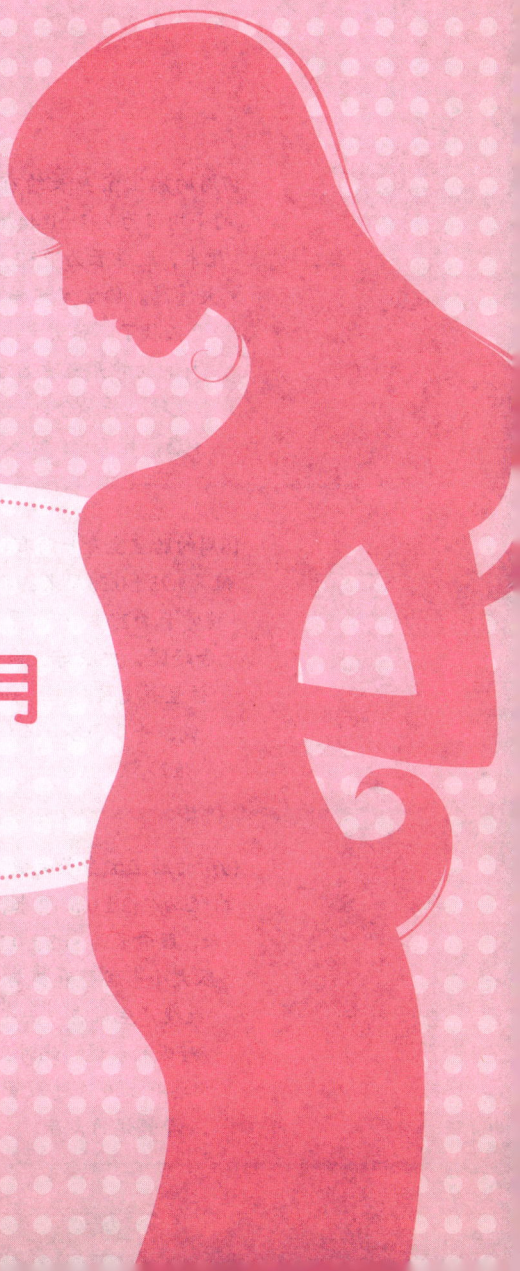

第五个月

第113天

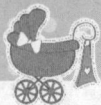

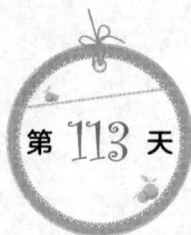

怀孕第5个月，胎宝宝长成什么样了呢

1　17周的胎宝宝身长约有13厘米，重150~200克。双顶径的平均值为3.97±0.44厘米，腹围的平均值为11.49±1.62厘米，股骨长为 2.52±0.44厘米。17周的胎宝宝像一个大洋葱。胎宝宝连接胎盘的生命纽带脐带长得更粗和更强壮了。胎宝宝能够活动关节以及骨架了，橡胶一样的软骨开始硬化为骨骼了。随着成长，一些骨头会变硬，并融合到一起。循环系统和尿道进入正常状态，肺工作，吸入和呼出羊水。

2　18周的胎宝宝身长约有14厘米，重200克。双顶径的平均值为4.25±0.53厘米，腹围的平均值为12.41±1.89厘米，股骨长为2.71±0.46厘米。18周的胎宝宝正忙着伸胳膊和蹬腿，皮肤薄，血管清晰可见，耳朵已长到正常的位置并支棱起来。如果是女孩，子宫和输卵管已经形成，并且已各就各位。如果是男孩，已经可以看到生殖器。

3　19周的胎宝宝身长大概有15厘米，重225克。双顶径的平均值为4.52±0.53厘米，腹围的平均值为13.59±2.30厘米，股骨长为3.03±0.5厘米。19周的胎宝宝像一个小番瓜大小。胳膊和腿与身体的其他部分成比例了，肾脏继续产生尿液，头发长出，胎宝宝胸脯鼓起来，这是呼吸的表现。此时，胎宝宝能够听到周围的声音，主要有血液流过血管的声音、胃部消化的杂音，以及孕妈妈的声音。

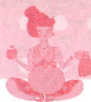

4

20周的胎宝宝身长约16.5厘米，从头到脚长约25.4厘米，重250克。双顶径的平均值为4.88±0.58厘米，腹围的平均值为14.80±1.89厘米，股骨长为3.35±0.47厘米。20周的胎宝宝吞咽羊水更频繁了，还在制造胎粪（一种黑色的、黏糊糊的物质，由死细胞、消化分泌物和吞咽的羊水组成）。感觉器官迅速发育，大脑神经系统开始划分出嗅觉、味觉、听觉、视觉和触觉的区域，神经系统数量增长减慢，但是神经连接增多。怀孕20周的子宫底位于孕妈妈脐下一横指，子宫的高度为18厘米。此后子宫底每周升高1厘米。

第114天　怀孕第5个月，孕妈妈身体有哪些变化

1

怀孕17周孕妈妈的腹部不断地长大，小腹突出很明显。其他脏器也随着身体中子宫和胎宝宝的发育发生一定的位移。可以在脐下方四横指处摸到子宫底。子宫在这段时间里会长得比较大，偶尔会感到腹部有一阵阵的疼痛，原因是腹部韧带拉伸造成的，有些孕妈妈还会因此而背疼。韧带比从前柔软了，起坐、拿东西等动作都得小心了。孕妈妈的身体重心会随着子宫的不断增大而发生变化。

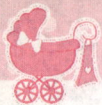

2

怀孕18周的孕妈妈可以在脐下方约三横指处的位置摸到子宫底。孕妈妈的身体重心前移，行动有所不便。这个时期的孕妈妈胃口好，吃得多，大部分孕妈妈都会受到痔疮的困扰。腿、尾骨和其他肌肉会有些疼痛。当孕妈妈坐着或躺着，起身太快会让妈妈感到有点眩晕。有些孕妈妈会出现鼻塞、鼻黏膜充血和鼻出血。

3

怀孕19周的孕妈妈子宫底每周会升高1厘米，每天都清楚地感到胎宝宝在不停地运动，甚至晚上因为胎宝宝的折腾而使孕妈妈无法入睡。孕妈妈的负担比较重了，身体活动也不是很方便，在脐下方约两横指处能摸到自己的子宫底。胎盘约170克，羊水约320克，子宫约320克，乳房各增加180克。此时孕妈妈会出现水肿、血压升高、心跳加快的情况，不过胎宝宝不一定马上有所行动。因为外部虽然可影响子宫腔内的胎宝宝，但是胎宝宝本身的中枢神经作用抑制胎宝宝的运动。

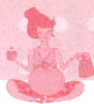

怀孕20周孕妈妈的腹部越来越大，体重急剧增加，易感疲劳，有时候会有腰痛。睡觉时偶尔出现腿部痉挛。双腿水肿，足背及内、外踝部水肿尤多见，下午和晚上水肿加重，晨起减轻。由于子宫挤压胃肠，影响胃肠排空，孕妈妈可能常常感到孕妈妈饱胀、便秘。子宫顶部现在已经达到平肚脐的位置。

第115天　B超排畸前不要过分紧张

怀孕5个月产检项目中重要的是**B超筛查**胎宝宝畸形，超声医生会仔细测量胎宝宝的头围、腹围、大腿骨长度、脊柱是否有先天性异常，及其各个系统有无畸形。如果孕妈妈照的是四维彩超，还可以看到宝宝的实时面部表情。在照彩超前，孕妈妈需要保持平和的心态，**过于紧张会影响到胎宝宝的活动**。

产检项目

产检项目有血压、体重、宫底高度、腹围、胎心率、B超胎儿畸形筛查（18~24周）、血常规、尿常规。

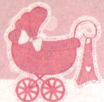

第 116 天

怀孕第5个月，孕妈妈需要注意什么

1 数胎动

怀孕5个月的孕妈妈刚刚能够感知胎动，这时候的胎宝宝运动量不是很大，如果孕妈妈觉得肚子里像有鱼在游泳，或是"咕噜咕噜"地吐泡泡，跟胀气、肠胃蠕动或饿肚子的感觉有点像，可能就是宝宝在动了。现在孕妈妈应该有规律地数胎动，最好固定在每晚8～9点。

2 孕期护发

由于荷尔蒙的变化，孕妈妈会发现头发长得比较快，油性的发质会变得更油，干性的发质变得更干、更脆，而且头发也掉得很多。可以选择温和且适合自己的洗发精、护发素；多吃芝麻、核桃等食品，有助于头发生长，宝宝也能吸收丰富的维生素C和维生素E。

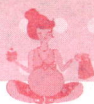

3　**预防孕期水肿**

由于脚部负担重，孕妈妈的双腿容易出现肿胀、干燥甚至疼痛，可以用40℃温水清洗双脚后，涂抹保湿类型的足底护理霜，以划圈方式从上往下按摩，有助于缓解脚肿。

4　**预防孕期牙龈炎**

由于孕期的激素水平变化，孕妈妈刷牙时会流牙血，牙龈红肿等，这是牙龈出现增生而导致的出血。由于孕期不能乱用药物，所以要注意口腔卫生，坚持每天刷牙三次，还可以使用牙线。

5　**预防孕期阴道炎**

孕期孕妈妈总有各种难言之隐，可能会发现阴道分泌物多了，而且有异味。别太担心，这是由于妊娠期性激素水平高，加上阴道充血、霉菌容易生长繁殖。需要做的是勤换、勤晒内衣，少吃辛辣、刺激性食物，保持外阴的清洁。

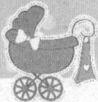

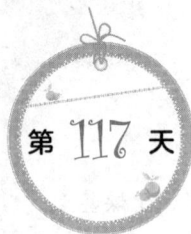

第 117 天　怀孕第5个月孕妈妈如何补充营养素

怀孕第5个月，由于胎宝宝各部分器官组织在不断地完善和发育，因此需要增加营养，尤其要注意及时补铁补钙。由于孕妈妈内脏器官受到子宫挤压，可能会出现消化不良的症状，可以每顿饭**减少数量，少食多餐**。需要补充以下营养素：

1 蛋白质

每天需摄入80~90克，主要来源于肉类、鱼虾、豆及豆制品、奶及奶制品、蛋类。经常饮用牛奶和豆浆，可以缓解铅中毒，蛋白质可与铅结合，排出体外。

2 能量

每天需摄入200~300千卡，主要来源于油类、奶类、肉类、谷类、坚果。为满足热能需求，应调整主食花样，如大米、小米、薯类、玉米等。

3 维生素A

每天推荐摄入800~1200微克，主要来源于动物肝脏、鱼肝油、奶类、蛋类、鱼卵。维生素A与脂类、酸性食物一起烹调，有利于维生素A的吸收。

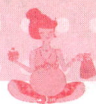

维生素D

每天需摄入10微克，主要来源于动物肝脏、蛋黄、奶类、植物性食品。维生素D可以促进食物中的钙吸收，晒太阳也可以补充维生素D。

4

5

钙

每天需摄入至少1000毫克，主要来源于奶及奶制品、豆及豆制品、深绿色蔬菜、骨头汤。准妈妈们要注意膳食中的草酸、植酸、纤维素、维生素D会影响钙的吸收，尽量分开摄入。

第 118 天　怀孕后白带特别多，正常吗

怀孕女性白带是比较多的，如果没有出现外阴瘙痒的话是正常的，如果合并外阴瘙痒考虑为阴道炎症反应，由于病原菌感染引起的，需要做白带常规检查，明确具体的病原菌类型，根据不同类型炎症选择相应药物治疗。

建议

注意个人卫生，保持外阴的清洁、干燥；在盆浴或沐浴时不要使用有刺激性的香皂、泡沫浴液和香水；穿棉质的内裤，内裤最好高温消毒，不要穿太紧的裤子或是紧身连衣裤。孕期不可盲目用药，暂时不要有性生活，禁食辛辣刺激性食物。不要灌洗，灌洗会破坏阴道中微生物的平衡，并可能导致细菌性阴道炎。

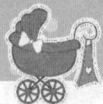

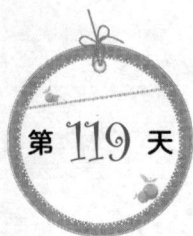

第 119 天　孕妈妈和准爸爸的血型与胎宝宝的血型

　　人类血型是由A、B、O三种遗传因子的组合决定的，具有遗传性。父母双方的血型基因在两性性细胞相结合时，可以在细胞核染色体中搭配成对，进而将血型遗传特性传给子代。也就是说，根据父母的血型即可判断出以后出生的宝宝可能出现的血型，具体见下表。

血型遗传表

夫妻其中一方血型	夫妻另一方血型	宝宝可能的血型	宝宝不可能的血型
A	A	A、O	B、AB
A	B	A、B、AB、O	—
A	AB	A、B、AB	O
A	O	A、O	B、AB
B	B	B、O	A、AB
B	AB	A、B、AB	O
B	O	B、O	A、AB
AB	AB	A、B、AB	O
AB	O	A、B	AB、O
O	O	O	A、B、AB

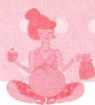

第120天　左侧卧位对胎宝宝最好吗

进入孕中期后，孕妈妈的身体已经慢慢适应了荷尔蒙变化，随着早孕反应的消失，孕妈妈更容易入睡，睡眠质量也更高。适当进行体育锻炼，均衡饮食，能使孕妈妈睡得更好。

1 左侧卧位更好吗

有些孕妈妈认为左侧睡是对胎宝宝最有益的姿势，一直保持左侧睡的方式睡觉，但这种做法并无科学依据。目前，尚未有任何研究能证明孕妈妈的睡姿能影响胎宝宝的健康。事实上，人在睡觉的时候也不可能保持固定的姿势。由于平躺的时候子宫或压迫身体器官，让孕妈妈有不适感，因此大部分孕妈妈会选择侧躺的方式睡觉。根据不同人不同的睡眠习惯，孕妈妈可以选择合适自己的睡姿，不必强求一定要左侧睡。

2 孕期失眠怎么办

要想睡得好，孕妈妈首先要把卧室尽量布置得舒适，以便自己能更轻松地入睡。让房间保持通风，可采用深色的窗帘有助于屏蔽灯光和噪声，不要在卧室摆放电视等物品。此外，饮食习惯也会影响睡眠。睡眠不好的孕妈妈最好避

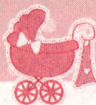

免喝含有咖啡因的饮料，在睡前可以喝牛奶或吃一些小零食，应避免睡前大量吃甜食。如果孕妈妈有胃灼热和消化不良的毛病，注意不要吃辛辣、油腻或酸性食物。傍晚开始可以少喝些水，这样有助于减少夜里上厕所的次数。孕妈妈平时还可以适当进行体育锻炼，这样有助于入睡。如果睡不着的话也不要有心理负担，学会放松，可以在睡前看看书，听听音乐，避免观看恐怖电影。如果孕妈妈认为自己睡眠的问题很严重，则应该去医院就诊。注意在看医生之前不要随意服用药物。

第121天 孕中期小心七大不适症状

1

腰　痛

因为怀孕肚子凸出，孕妈妈要保持身体平衡的话，需要把腿打开一些，腹部向前推出一些，上身向后倾斜一些。随着肚子越来越大，孕妈妈身体后倾的程度会越来越厉害。长期保持这种姿势的话，孕妈妈的腰部肌肉容易紧张，久而久之导致腰痛。要**减少腰痛**的话，孕妈妈要**注意坐姿和站姿**。坐或站的时候，肩膀不要向前弯曲驼背，上身要挺直。不要坐太有弹性或没有靠背的椅子，坐在椅子上时，腰要紧贴椅背。**不要站太久，避免睡太软的床。适当控制体重。**尽量避免手伸出超过头部取物。还可以按摩一下腰部肌肉，合理放松。

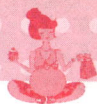

2

便　秘

怀孕后胎盘会分泌一种叫黄体素的荷尔蒙。受到这种荷尔蒙的作用，孕妈妈的平滑肌会变得缓和，肠的蠕动变得不规则，容易导致便秘。因此孕妈妈应多吃纤维素含量丰富的五谷和蔬菜，多摄取果汁和水分。**远离高糖分食物并做运动**。

3

痔　疮

便秘厉害时容易引起痔疮。孕妈妈发现自己排便后用卫生纸擦拭时，出现流血或肛门疼痛、瘙痒的情况，很可能是患了痔疮。要缓解痔疮的话，孕妈妈要**控制好饮食**，**避免便秘**，排便时不要用力，排便后用水清洁肛门。每天可以用坐浴的方式来洗澡，平时尽可能不要久站或久坐，避免下半身血液循环不畅加重病情。

4

皮肤瘙痒

很多孕妈妈都会出现皮肤瘙痒、发疹的情况，发病的地方主要在胸、腹、腿处。一般认为是受胎盘分泌的荷尔蒙影响或是流汗过多所致。要缓解皮肤瘙痒症状的话，孕妈妈要保持身体清洁，穿棉质透气的衣服，避免睡眠不足或过度劳累，**饮食上要营养均衡**，避免油腻食物。如果瘙痒情况严重的话，需要根据医生处方服用药物治疗。

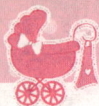

5

下腹两侧隐痛

很多孕妈妈都会有腹部抽痛的感觉，有时还会感觉腹部有硬块。特别是在同房后，腹部抽痛的情况更严重。其实腹部抽痛的情况是因为子宫两边支撑腹部的韧带拉伸导致的，有时候下腹部也会出现抽痛，这种情况一般在生产后会恢复正常，无须特殊治疗。当腹部抽痛时，孕妈妈可以休息一下，采取舒适的姿势，腹痛情况很快就会缓解。

6

头　晕

很可能是**贫血或起立性低血压**造成的。如果孕妈妈坐着站起来时头晕，则是由于脑供血不足导致的。当孕妈妈头晕时，要及时就地快速坐下，**将头部放低，多吸气，充分休息一下**，头晕的情况很快就会消失。此外，孕妈妈还可以**服用补铁剂，多吃含铁量丰富的食物**如动物肝脏等，改善贫血情况。

7

胃　酸

孕妈妈因为荷尔蒙发生变化，使食道肌肉松弛而出现的症状，躺的时候酸水倒流的情况会更加严重。常感到消化道有灼热感，有酸水涌出，这是胃酸向食道逆流所产生的情况。**在饮食上做到少食多餐，少吃重口味、冰凉、油腻食物**。

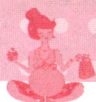

第 122 天　怀孕第5个月不宜装修房子和搬家

　　怀孕后尽量**不要随便整修房子和搬家**。搬家或是房屋装修，都会付出很多的劳动及心力，且时时需要搬动重物，对重心不稳的孕妈妈来说，发生意外的概率也相对增加。搬家时多少会要整理东西，搬点或轻或重的家具，或整理一些物件等，对于身怀六甲的孕妈妈来说的确不易，也增加了发生意外的机会。况且装修房子所用的油漆和家具所散发的化学气味会对孕妈妈产生不好的影响，间接影响胎宝宝的发育。一般装修后的房子虽然用的是环保材料也**不宜马上入住**，至少6个月后再入住。

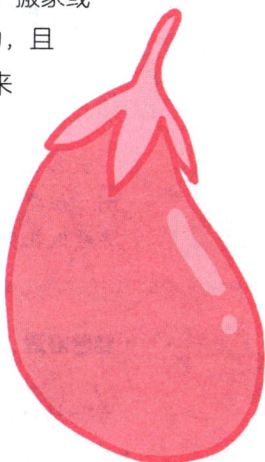

建议 ▶ 整修房子和搬家的工作可以由家人代劳。虽然没有直接的影响，但可作为间接诱因威胁孕妈妈和胎宝宝的安全。

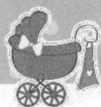

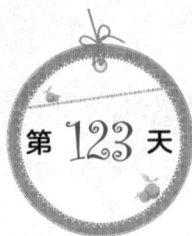

第123天　七个小细节，平稳度过孕中期

1 · 清洁护理乳房

孕妈妈乳头的分泌物会增加。在清洁乳头时，不要硬拉，轻轻地擦拭即可。可以适当做一些乳房按摩，一天按摩一次，每次2~3分钟，在睡前或沐浴后做最好。但要注意不要过分刺激乳头，疲倦和腹痛的时候不要做乳房按摩。

2 · 穿着舒适

孕妈妈的肚子明显隆起，行动不便，甚至还会腰酸背痛。最好穿弹性袜及低跟鞋，将重心往后调整，让自己舒适。

3 · 作息规律

保证充分的睡眠和休息，进行适度的活动，均衡地摄取营养，保持精神稳定。

4 · 适量运动

可以做瑜伽、孕妇体操、散步等舒缓的运动，避免激烈运动。

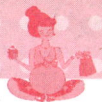

· 避免瞬间用力的动作或震动

5

孕妈妈要避免腹部突然用力的动作，以免腹部受刺激。尽量不要提重物，要捡地上的东西时，动作尽量放慢、不要弯腰，用弯曲膝盖蹲下的姿势来捡，才不会造成腹部不适。

· 避免受寒

6

体温太低会刺激子宫收缩，提高早产风险。因此，孕妈妈要注意保暖，下雨或刮风的日子外出，要准备好外套或风衣，穿好袜子，避免受凉。

· 小心突发事故

7

孕妈妈体重增加，行动变得迟缓，在过马路或在凹凸不平的路上行走时，要注意避让路过的车，走动时不要太快，避免摔倒。

第124天　怀孕第5个月，孕妈妈看电视应注意什么

电视机在工作时，显像管会不断发出肉眼看不见的X射线，对胎宝宝的影响是不容忽视的，如果长期在电视机前近距离看电视，还可能使孕妈

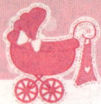

妈流产或早产，或者导致胎儿畸形，特别是对怀孕前三个月的胎儿，危害更大。虽然**电视机有一定的辐射**。但只要**离屏幕远一点**，辐射就会大大减少。看电视**距离屏幕2米以上**为好。最好是选用液晶或背投式电视机，辐射就比较小。看电视坐久了会影响下肢血液循环，更容易导致下肢静脉曲张，看电视太久或太晚，对孕妈妈的**睡眠和休息有一定的影响**，对胎宝宝的发育也是不利的。建议孕妇**最好少看电视**。

孕妈妈看电视时应注意：

（1）不要看激烈、紧张或惊险恐怖的节目。情绪过度紧张、激动，心跳加速时，孕妈妈血液中会出现一种特殊物质，通过胎盘带给胎宝宝，使胎宝宝不安。

（2）看电视时不要离电视机太近，也不要吃完饭立刻就坐下看电视。

（3）看电视时间不超过2小时，避免过度使用眼睛。尤其有妊娠高血压综合征的孕妇更应注意。长时间坐着不活动，会使腿部血脉流通不畅，加重腿肿的情况。

（4）忌室内空气不流通。

（5）忌看电视睡得过晚：孕妈妈应当注意休息，保证充足睡眠，一般夜间应睡8~9小时。

（6）忌饱食后看电视：饭后食物需要消化，看电视需要用脑，这样势必使人体内供给胃肠的血液相对减少，从而影响正常的消化、吸收功能，也不利于胎宝宝生长发育。

（7）忌不良卫生习惯：如边看电视边吃零食、蜷着身体看电视等。这会使腹腔内压增大，胃肠蠕动受限，不利于食物的消化吸收，特别不利于胆汁排泄，易引发胆道疾病。

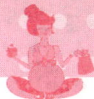

第125天　如何远离电器辐射

1　不要把家用电器摆放得过于集中。特别是电视机、电脑、冰箱等辐射较强的电器更不宜集中摆放在孕妈妈的卧室。

2　缩短使用电器的时间。显示屏周围的尘埃中含有大量的微生物和灰尘粒子，孕妈妈长时间看电视或电脑，会使微生物和灰尘附着皮肤过久，导致脸部出现斑疹等皮肤病。并且，长时间以固定姿势坐在电脑前，将会影响孕妈妈的心血管系统及神经系统的功能，盆底肌和肛提肌也会因此而劳损，影响分娩的顺利进行。

3　可使用产品质量合格、有相关检测证明的防辐射服装、电视防辐射屏，防辐射窗帘等防辐射产品。

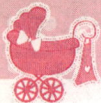

第126天   胎动是什么感觉？胎动有几种模式

胎动的感觉每位孕妈妈描述得都不一样，有的认为像鱼在游泳或蝴蝶的翅膀在舞动一般，经常被误以为是孕妈妈消化不良、肠胀气或饥饿所致。刚开始的胎动若有若无，慢慢地会感觉到胎宝宝的胎动变得越来越有力和越来越有规律。随着胎宝宝的发育，孕妈妈就会感觉到胎动时的拳打脚踢，胎动的幅度也会变得越来越大。

胎动有4种模式。胎宝宝全身性运动：整个躯干的运动，这种运动力量比较强，而且每一下动作持续的时间比较长，例如翻身；**肢体运动**：伸伸胳膊、扭一下身子等，每一下动作持续时间较短；**下肢运动**：常常感觉到的胎宝宝的踢腿运动，这种动作快，但是力量比较弱，每一下胎动持续时间更短；**胸壁运动**：时间短而弱，孕妈妈不太容易感觉得到。

数胎动于每天早、中、晚固定时间各数1小时，每小时大于3次，反映胎宝宝情况良好。也可将早、中、晚三次胎动次数的和乘以4，即为12小时的胎动次数。如12小时胎动达30次以上，反映胎宝宝情况良好，少于20次，说明胎儿异常，如果胎动少于10次，则提示胎宝宝在子宫内缺氧。

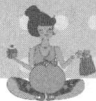

第 127 天　胎宝宝和妈妈有心灵感应吗

　　一般**胎动出现在怀孕18~20周**，有的孕妈妈甚至更早就能感觉到胎动。第一胎的孕妈妈感觉稍微晚点，而第二胎的孕妈妈感觉可能更早点，有的孕妈妈在怀孕16周就感觉有胎动了，这个阶段的胎动没有规律。正常妊娠18~20周大多数孕妈妈可以感觉到胎动，开始较轻微，次数也较少。每小时3~5次，妊娠的周数越多，**胎动越活跃**，但妊娠的末期胎动减少。一般怀孕**28~32周**后胎动达到高峰。**36周后胎动**幅度、次数也有所减少，孕妈妈感觉为蠕动感。胎动在**上午8~12点**比较均匀，**下午2~3点**最少，以后逐渐增多，**晚上8~11点**又增至最高。怀孕39周，胎动幅度、次数也有所减少，属于正常情况。目前并没有确凿的证据证明胎动与性别有直接的关系。胎动只是表明胎宝宝在子宫内的活动，是自我监控胎宝宝健康状况的一个手段。

　　如果孕妈妈感觉胎动太多或者太少，担心胎宝宝缺氧，其实未必是胎宝宝缺氧的表现。因为白天孕妈妈在工作，所以胎宝宝的胎动比较轻，孕妈妈没注意到，晚上孕妈妈睡在床上安静的时候就会感觉胎宝宝胎动比较活跃，特别是夜里12点以后。

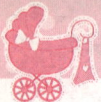

孕妈妈抚摸肚子的时候**胎宝宝最喜欢踢肚皮了**，当孕妈妈抚摸肚皮的时候胎宝宝会很高兴地回应一下，这可以说是孕妈妈和胎宝宝的心灵感应。随着妊娠周数的增加，胎动也就越活跃。孕妈妈在听音乐的时候胎宝宝受到音乐的刺激，会变得喜欢动，这是胎宝宝传达情绪的一种方法。孕妈妈对着肚子说话的时候，胎宝宝有回应，表明胎宝宝用胎动的方式表达自己的感觉与孕妈妈进行交流。孕妈妈洗澡的时候胎动多可能是孕妈妈比较放松，这种情绪传达给了宝宝，所以**胎动**就多了。

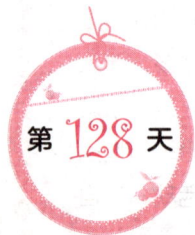

第128天　孕妈妈流鼻血正常吗

孕期孕妈妈体内会分泌出大量的孕激素使得血管扩张充血，孕妈妈的血容量比非孕期增高，而孕妈妈的鼻腔黏膜血管比较丰富，血管壁比较薄，所以容易破裂引起出血。尤其是当经过一个晚上的睡眠，起床后，体位发生变化或擤鼻涕时，就更容易引起流鼻血。

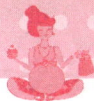

预防：

注意饮食结构，少吃辛辣的食物，多吃含有维生素C、维生素E类的食品，比如黄瓜、西红柿等，苹果、杧果、桃子等，以及豆类、蛋类、乳制品等，以巩固血管壁，增强血管的弹性，防止破裂出血的情况发生。少做擤鼻涕、挖鼻孔等动作，避免因损伤鼻黏膜血管而出血。可以每天用手轻轻地按摩鼻部和脸部的皮肤1~2次，促进局部的血液循环与营养的供应，尤其是在冬天。

建议：

孕妈妈随身携带一些纸巾备用。若发生流鼻血，不要紧张，可到阴凉处坐下或躺下，或抬头用手捏住鼻子，用蘸冷水的药棉或纸巾塞入鼻孔内。如果不能在短时间内止住流血，则可以在额头上敷上冷毛巾，并用手轻轻地拍额头，从而减缓血流的速度。

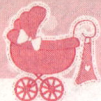

第129天　胎教何时开始好

胎宝宝出现**第一次胎动时**，标志着胎**宝宝的中枢神经系统已经分化完成**，胎宝宝的听力、视力开始发育，并逐渐对外界的压力、动作、声音做出相应的反应，尤其对孕妈妈的血液流动声、心音、肠蠕动声等更为熟悉。胎宝宝对来自外界的声音、光线、触动等单一刺激反应比较敏感。外界给胎宝宝适时、适量的良性刺激，能促使其发育得更好，为生后早期教育奠定了很好的基础。胎教的最佳时机应该是第一次胎动后就可以开始胎教了。

胎教大概有5种。**营养胎教**通过合理、全面、食品多样、饮食规律、适量进食来进行；**情绪胎教**通过孕妈妈的情绪活动影响内分泌变化，使宝宝受到影响；**音乐胎教**对胎宝宝的智力开发有特殊的功能，改善胎盘的供血状况，促进发育；**语言胎教**让胎宝宝不断接受语言波的信息，使其空白的大脑增加"音符"；**抚摩胎教**是孕妈妈通过腹壁轻轻抚摩或拍打胎儿，形成触觉上的刺激，促进感觉神经和大脑发育。

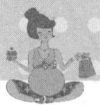

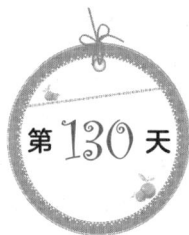

第130天　如何进行运动胎教

怀孕5个月的胎宝宝除了能分辨出妈妈与他人的声音，表现出对妈妈的声音的偏爱，还能明显感受到胎动。每天孕妈妈都清楚地感到胎宝宝在不停地运动，这时是进行运动胎教的最好时机。

运动胎教的内容是对胎宝宝**开展积极教育**，有计划有意识地对胎宝宝**提供有益且适当的刺激**，促使胎宝宝对刺激做出相应的反应，从而进一步刺激胎宝宝大脑的功能、躯体运动功能的生长发育。胎教可以在饭后1~2小时后，以最舒服的姿势躺着或坐下，用一只手压住自己腹部的一边，再用另一只手压住腹部的另一边，轻轻挤压，感觉胎宝宝的反应。反复几次，胎宝宝可能就感觉到有人触摸他，就会踢脚。此时可轻轻拍打被踢的部位几下。一般在1~2分钟以后，胎宝宝会再踢，这时再轻拍几下。拍打时，可换换部位，胎宝宝就会向改变的部位踢，但注意改变的部位不要离上次被踢部位太远，手法须轻柔。这样的活动每次可进行5分钟左右，每天1~2次。

在这个过程中，孕妈妈可以准备一些轻松舒缓的背景音乐，对活泼好动的胎宝宝，可多听一些优美的乐曲，对文静少动的胎宝宝，则应多听一些明快轻松的音乐。并且不时和胎宝宝说话，夸奖他几句，观察他的反应。

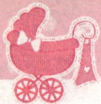

另外，**孕妈妈的健康是最好的胎教**。因为妈妈的健康直接关系着胚胎的成长、发育，如果妈妈身体出现疾病、损害，就谈不上胎宝宝的健康成长。因此，保持适当舒缓的运动，强身健体，增强身体免疫力，防止被病菌感染，避免孕期并发症的发生都非常有效。**适当的锻炼可使全身肌肉得到增强，有助于日后顺利分娩**。妈妈可以根据自身的特点，选择柔韧性和灵活性较强的锻炼方法，如健美操、瑜伽、游泳、慢跑等。运动时听点音乐，可以提高兴趣，将锻炼坚持下去。

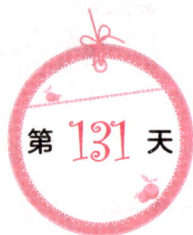

第131天　音乐胎教的注意事项

真正的胎教音乐是给肚子里的宝宝听的，妈妈的感知就是宝宝的感知，这才是胎教音乐的真谛。边听音乐时边做点别的，或看杂志、看电视，这样听音乐不能很好地起到胎教的作用。听胎教音乐时"一心二用"是没有效果的，只有静下心来用心听、用心感知才能传递给肚中宝宝。

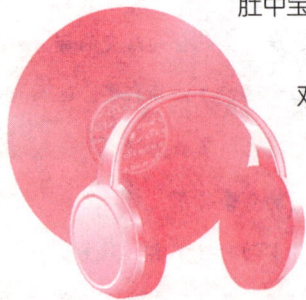

古典音乐不太适合作胎教音乐。胎教音乐对于孕妈妈和胎宝宝来说，主要以轻柔舒缓的音乐为好。经过医学、声学测试，在频率、节奏、力度和频响范围等方面，符合听觉生理要求的音乐才能起到作用。为胎宝宝选择胎教音乐时，应避免高频率音乐对胎宝宝听力的影响。

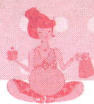

胎教音乐听得越多越好，声音大点比小点好吗

这种观点不对，无论是什么内容的音乐，听得频率过多、时间太长，可能会造成孕妈妈和胎宝宝的听力疲劳。而音量过大则会损伤孕妈妈和胎宝宝的大脑和听觉。不利于孕妈妈和胎宝宝的健康。**放胎教音乐时可不能把收音机直接放到孕妇腹壁上给胎宝宝听**，一定要隔一段距离。用音乐声波来刺激胎宝宝的听觉器官，**时间每日1~2次，每次15~20分钟**，音量大小相当于成人隔着手掌听到的声音强度。音乐上选择平缓流畅、轻柔欢快的旋律，不宜用迪斯科、摇滚乐等太过刺激亢奋的音乐。

怀孕20周开始，胎宝宝的听觉功能已经建立，除了音乐胎教，孕妈妈可以将日常生活有趣的事及一些家中家谱，讲给宝宝听，有助于建立深厚的关系。这是语言胎教，又称为"母儿对话"，是孕妈妈和孕爸爸与胎宝宝之间的语言沟通。

注意当进行胎教时胎宝宝出现烦躁不安的时候，要停止刺激，改为轻轻地抚摸，以免发生意外。

第132天

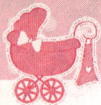

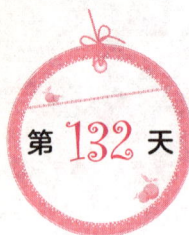

怀孕第5个月时孕妈妈怎么穿文胸

怀孕第5个月后，乳房会比平时要大上一个罩杯左右，然后在怀孕的后几个月，乳房还会再大上一个罩杯。当然，乳房最明显的变化发生在产后的几天，因为此时制造母乳的荷尔蒙分泌量会激增，乳腺明显胀大。乳房的胀大，也是孕妈妈身体上的一个负担，因为孕妈妈的乳房会比平常足足重一公斤，对于胸部较小和第一次怀孕的孕妈妈，情况就更明显。怀孕期间乳房的重量增加、下围加大，最好穿有软钢托的文胸，如无支持物，日益增大的乳房就会下垂，乳房内的纤维组织被破坏后很难再恢复。怀孕后孕妈妈的乳头变得敏感脆弱，且可能有乳汁分泌，宜**选用乳垫来保护**。

1 如何选择孕期文胸

孕妈妈文胸的面料，就算反复洗涤也不易变形，罩杯内有插袋，可以放置胸垫（附一对胸垫，避免浸湿外衣），使胸部更有型不露点。底部有弹力松紧，适合孕期各阶段胸部成长，肩带可以根据胸位的高低调节长度，使穿着服帖，不会松垮。

（**1**）**哺乳文胸**。这类文胸不仅适用于孕期，在哺乳期使用同样方便，在孕后期，不妨选购这种有特殊设计又经济方便的文胸。活动式扣襻肩带，哺乳时不用将胸罩脱下，产前产后均适用；柔软定型钢丝能够完全托起丰满的乳房，

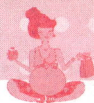

保护乳房不会变形；型托衬可以支持乳房不下垂；横切面设计可将乳房向中央集中，使孕妈妈在孕期也能保持很好的曲线。

（2）休闲文胸。居家或休息时穿着的文胸更要舒适，在设计上也是体贴入微。这类文胸可不用钢托，而采用特殊设计给孕期发胀的乳房增添舒适感。

怀孕期间是激素分泌最旺盛的时期，所以怀孕两个月左右时，激素作用就会促进乳腺发达，使得乳房体积增大。孕前的内衣都不能穿了，每个孕妈妈的情况不尽相同，有的人怀孕3个月时就觉得胸部变大了，有的人则到5个月之后才有明显的感觉。只要孕妈妈觉得原来的文胸已经太紧了，就应该考虑换穿新的文胸，如果还是穿着以前的内衣，很有可能会造成乳房变形，或因经常被肩带压迫而觉得颈肩酸痛、僵硬。要根据孕期的各个阶段来选择合适的内衣。

② 挑选文胸的原则

（1）孕期胸围一直变大，为了顺应孕期胸围不断增长，孕妈妈在孕期可能得更换4~5次文胸的尺寸，孕妈妈也可以根据怀孕前、中、后3期来更换内衣的尺寸。

（2）更换原有的文胸或内裤，假使孕妈妈觉得内衣穿起来有紧绷感、胸围有明显压痕、罩杯已经无法完全包覆住乳房等状况，就表示您的内衣太小，必须更换尺寸。随着孕期增长，孕妈妈的臀围也会变宽，假使孕妈妈觉得内裤穿起来有紧绷、不舒服的感觉，就表示这件内裤已经不合穿，请选择可以完整包覆臀围、穿起来舒适透气的尺寸及款式。有些厂商的孕期内裤结合托腹功能，不仅可以调整托腹的松紧大小，更能稳稳托住日渐增长的腹围！

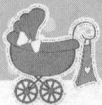

3

孕期文胸穿着技巧

（1）**怀孕初期选文胸。**怀孕1~3个月，此时大部分孕妈妈乳房已开始变大，除了轻微疼痛，偶尔还会摸到肿块。另外，乳房表皮正下方会持续出现静脉曲张，乳头颜色也会变得更深。这个时候孕妈妈由于乳房还没发生大的变化，所以只要穿着稍微宽松的文胸，自己觉得舒服即可。

（2）**怀孕中期选文胸。**怀孕4~7个月，胸部明显变大，要开始穿戴较大的孕妈妈专用文胸。此时乳房内可能开始生成乳汁，乳头会分泌少量白色乳汁。此时要选择能完全包住乳房、不挤压乳头并能有效支撑乳房底部及侧边的孕妈妈专用文胸。

（3）**怀孕晚期选文胸。**怀孕8~10个月，原则上乳房没有新的变化，肿胀感当然更为严重。这个时候孕妈妈的乳房比以前大了很多，所以一定要穿戴可以承重、透气又舒适的全罩式文胸。考虑到即将分娩哺乳，直接选择哺乳文胸更经济实惠。

4

孕期购买文胸的技巧

（1）**一定要试穿。**试穿之后才能知道是不是真正适合，背扣以扣在第二格为宜，穿好之后将双手向上伸直、举高，活动一下，看看下胸围是否适合，钢圈有没有跑掉等；如果下缘的布料卷起，或是钢圈的位置移位了，就表示这件内衣不合适。

（2）**颜色以浅色最佳。**怀孕后所穿的文胸，最好选择浅色系。颜色亮丽的布料，通常都添加了染色剂和荧光剂，

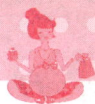

才能保持色彩的明亮度，怀孕的孕妈妈们皮肤变得非常敏感，一接触这些化学物质，极有可能产生过敏的现象，因此浅色系是最佳选择。

（3）仔细检查小细节。 除了试穿之外，也要好好检查一下内衣的接缝处是不是平整，肩带的宽度会不会太细，缝合的地方有没有多余、凸出的线头，这些小细节都关系穿着的舒适度，也不能大意。

5 孕妈妈不能选择的几种文胸

（1）偏大。 这样无法对日益增大的乳房起到很好的承托作用，随着后期乳房不断增大，乳房下垂难以避免。

（2）偏紧。 又小又紧的文胸会压迫乳房组织，阻碍血液通畅，最终影响乳房发育；也会因为压迫挤压，使乳头发育受到限制，导致乳头凹陷而影响给宝宝哺乳。

（3）不透气。 孕妈妈旺盛的新陈代谢需要更具透气性的衣物，不透气的文胸将会影响到乳房皮肤的呼吸，进而影响到乳腺的正常发育。

（4）特殊功能。 束身文胸、有药物、硅胶或液囊填充物的丰胸文胸等，都会因为过紧而影响到孕期乳房的正常发育，孕期要避免使用。

（5）不合格。 在购买孕妈妈专用文胸时，也要警惕一些不合格的产品假冒其中，尽量选择信誉度高的商场和品牌来选择购买。

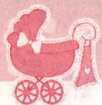

第133天　孕期上火了，怎么办

孕妈妈上火切忌使用药物**盲目"去火"。上火常分为虚火和实热两种**，由于孕妈妈多血旺，所以上火多为实热。又因为怀孕的原因，孕妈妈上火最好食用温性的去火食物进行食疗。

孕妈妈上火，食物去火安全又放心。但是有条件的孕妈妈不要等上火了之后才处理，从怀孕开始，孕妈妈们就应该在饮食上注意避免上火的情况发生。

（1）**多喝水，多吃水果蔬菜**，保持每天大便通畅，并适当增加运动。

（2）**多吃粗粮**。过食肥腻辛辣煎炒等食物，易使脾胃受损，内蕴化热，严重者口角会出现糜烂。对这样的"火"应多吃豆类、小米等粗粮和绿色新鲜蔬菜等，增加进食品种，避免进食辛辣、烧烤等刺激性食物，减少对口腔和肠胃的刺激。

（3）**多吃清凉解毒食物**，不要再吃巧克力、辣椒、羊肉等燥热食品。

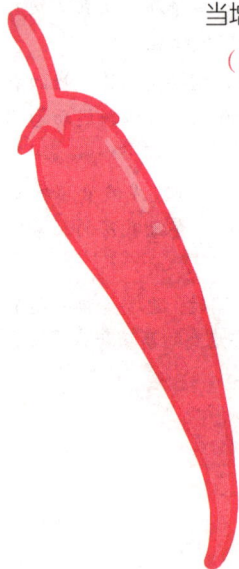

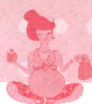

第134天   孕妈妈牙龈肿痛怎么办

（1）不要贪凉，不吃辛辣的东西，另外保持口腔卫生，及时治疗口腔疾病。

（2）用淡盐水含在嘴里消炎消肿，一天三次。平时火气大的孕妈妈，可以喝些加盐的豆浆，清凉下火。此外，饮食上还要注意以清淡为主，多吃蔬菜和水果。

（3）对于较严重的孕妈妈，如牙龈炎症明显，龈袋有溢脓时，可用1%过氧化氢液和生理盐水冲洗，可使用刺激性小、不含抗菌药的含漱液。

（4）可以选用孕妈妈用的金花胶囊，有清热、安胎之效。可用于孕妈妈头痛、眩晕、口鼻生疮、咽喉肿痛、双目赤肿、牙龈疼痛等。

如果以上的方法都行不通的话，建议去医院做正规的检查。孕妈妈治疗口腔疾病最适宜的时间是在怀孕的4~6个月。

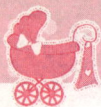

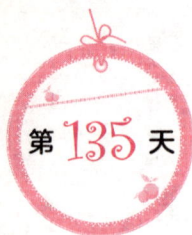

第135天   孕妈妈上火嗓子疼怎么办

1 不建议吃药，吃药一定要小心，特别中成药的不良反应不清楚，一定要遵医嘱。注意休息，不要熬夜，不要长期接触电脑。

2 食疗去火，用白糖水煮梨，食其汁肉。多吃绿色蔬菜，如胡萝卜、绿色青菜等。多吃含水分多的水果，如西瓜、水蜜桃等。辛辣刺激性食物不要吃。

3 大量饮水，摄取大量的水分有助于稀释黏痰，使其容易咳出，白开水和蔬果汁都是很好的康复饮料，梨汁、西瓜汁、苹果汁、萝卜汁等都是止咳的良药，可以加一点蜂蜜，蜂蜜有润肺通便的作用，有利于症状的减轻。

4 不喝咖啡和酒，尽量避免饮用含有咖啡因和酒精的饮料，因为这些饮料有利尿的作用，使体液消耗过快。

5 保持空气湿润，增加室内的空气湿度有助于减轻咳嗽、喉咙痛、鼻腔干燥等不适，可以使用加湿器或茶壶烧水加湿。

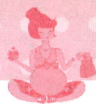

治疗小偏方

1 盐水，将1茶匙食用盐加入500毫升的温水。接近生理食盐水的浓度，每小时漱口一次，勿吞咽盐水（假使你担心钠的摄取量过高）。

2 洋甘菊茶，将1茶匙干燥的洋甘菊粉泡入1杯热水中，过滤，待微温后使用。

3 柠檬汁，在一大杯温水加中加入数滴柠檬汁。

4 用黄花菜根（金针菜根）50～60克熬水喝，每日3～4次。

5 用红枣5个，在火上把皮烧焦，配上白糖水喝。

6 把生丝瓜刮去皮，切碎挤汁，用开水冲服。每日3次，每次用1条丝瓜。

7 将鲜鸡蛋的蛋清分离出后，用竹筷（搅拌器更佳）反复搅拌调打，直到打出像白雪一样的雪状泡沫备用。取红茶和冰糖适量，放入茶杯，以沸水冲之。茶沏好后倒入盛装"白雪"的碗内，"白雪"即漂浮水上。趁热饮此"雪水"，疗效良好。

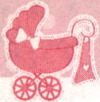

第136天　孕中期孕妈妈便秘的解决办法

1 **多吃高纤维食物**。如糙米、全麦食品、韭菜、萝卜、芹菜等，有助于胃肠蠕动。另外香蕉、蜂蜜，以及富含脂肪酸的各种豆类果仁，如黑芝麻、瓜子仁、葡萄干等，也都有助于预防便秘。但食物纤维的摄取量也不宜过多，否则容易引起肠胀气、解便次数过多等不适。根据研究，茶、咖啡以及部分甜食（如巧克力），也会影响胃肠蠕动，使之变慢，因此有便秘的孕妈妈最好尽量少摄取为妙，也不要食用过于精致的食物。

2 **补充足够的水分**。缺乏水分是造成便秘的主因之一，因此必须补充足够的水分。建议孕妈妈每日饮水2~3升。

3 **补充益生菌**。有些含有乳酸菌或益生菌的营养品，也有改善便秘的功能。孕妈妈可食用酸奶来缓解便秘。

4 **养成定期排便习惯**。孕妈妈排便时不要蹲坐过久，也不宜过度用力解便。

5 **少吃辛辣、燥热的食物**。孕妈妈体质偏燥热，孕妈妈如果再吃辛辣、刺激的食物，不仅会加重便秘，更容易引发痔疮。

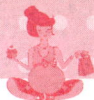

6 孕妈妈可以做一些**简单的运动**，如散步、简易伸展体操等，不仅可促进血液循环、帮助消化，还有利于排便顺畅。

7 尽量穿宽宽松舒适的衣服，孕妈妈尤其不要穿太紧的鞋袜。

8 随时**保持**轻松**愉悦的心情**，有研究指出，焦虑、性情急躁的孕妈妈，便秘的情况也较多、较严重，因为情绪不佳会使胃酸分泌量下降，减慢肠胃的蠕动。

9 求助医生，如果以上办法无法获得改善，孕妈妈可以求助医生使用药物，千万不可自行服用泻药或灌肠，以免引起子宫收缩，造成流产、早产或早期破水等。

第137天　怀孕5个月孕妈妈肚子硬是宫缩吗

在妊娠中晚期，不少孕妈妈会不时感觉到轻微子宫收缩（就是感觉肚子轻微发胀、发紧、痛感不明显），这种宫缩被称为假宫缩，它没有规律性，不但间隔时间长，持续时间也很短，不会引起真正分娩。但孕妈妈也要注意以下几点。

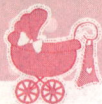

1 假宫缩的次数；

2 观察是否伴有较强烈的腹痛及腹部下坠现象，如果伴有腹痛，并且是有规律的，可能是先兆流产，要及时就医；

3 要注意胎动；

4 多休息，营养要均衡；

5 抚摩肚子的时候，不要随意转圈，因为宝宝也许也会跟着打转，容易引起宫缩。提醒准妈妈抚摩的时候要朝一个方向，与宝宝做交流时可以轻轻敲击肚皮。

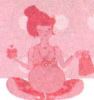

缓解方法：

（1）改变孕妈妈的活动或姿势。适当活动比如走路能减轻不适，有时休息能缓解假性宫缩。（如果是真正的宫缩，无论做什么，宫缩都不会停止，而且会逐渐加强）。

（2）洗个热水澡，放松身体。

（3）喝点热水，有时假性宫缩可能与脱水有关。

（4）尝试放松练习，做缓慢的深呼吸。这样做并不能使假性宫缩停止，但也许能帮助应对不舒适的感觉。

第138天　怀孕中期孕妈妈如何调节情绪

保持良好睡眠

孕妈妈睡眠的时间和质量是很重要的。如果睡眠质量差，则会出现烦躁、易怒、乱发脾气等问题。因此，白天选择适当的时间休息，晚上营造一个温馨的环境进行安眠，对孕妈妈的心情有帮助。

1

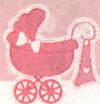

听听音乐

2

音乐对人的心情有很好的调节作用。孕妈妈在怀孕期间，可能对即将出世宝宝的健康以及生孩子的疼痛有恐惧，会感觉压力很大，情绪也随之变得非常紧张。这个时候可以听一些舒缓的、优美的音乐，不仅能够缓解紧张的情绪，还能对宝宝起到很好的胎教作用。

练习瑜伽

3

孕妈妈做瑜伽，不仅能舒缓紧张情绪，还对胎宝宝有着良好的影响。瑜伽能让孕妈妈有意识地控制大脑系统，进而更加有效地帮助孕妈妈平静心灵、减少压力，使身体和心灵都得到平和。此外，孕妈妈因为怀孕分泌的孕激素增加而引起心烦、气燥、易怒、伤感等不良情绪，也会在练瑜伽中得到缓解和释放。练瑜伽时，也可给予胎宝宝适当温和的刺激与按摩，以提高胎宝宝对外界的反应度。

外出散步

4

孕妈妈怀孕期间会产生种种不适，不愿意出门，导致情绪不稳定。这个时候可以每天早晚外出散步，放松心情，转移一下注意力，呼吸呼吸新鲜空气，也许心情会有所改变。散步的时间不用太长，半个小时到一个小时就可以。散步地点可以选择公园或者环境优美的地方。

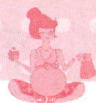

第139天　孕妈妈疲劳的解决办法

　　孕妈妈在**孕期感到疲劳**是**正常**的。大多数孕妈妈怀孕就全身紧张，所以容易感觉疲劳。原因是怀孕后荷尔蒙的改变，特别是孕酮（也称黄体酮）的急剧增加。早孕反应恶心和呕吐也会消耗孕妈妈的精力造成疲劳。怀孕会使孕妈妈感到焦虑，导致紧张疲劳感。孕期体重的增加，而且各种各样的原因会让你睡不好觉，包括背痛、胃灼热、腿抽筋、胎宝宝在肚子里的胎动，尤其是尿频。以上各种因素叠加在一起，就造成了孕期疲劳。

　　孕中期孕妈妈觉得**疲劳加重**，或者担心自己有什么问题，那么就应该去医院检查。虽然有些孕妈妈的孕期疲劳会持续到宝宝出生，但还是检查一下，以确定是不是有其他隐藏的问题导致孕期疲劳，如贫血或忧郁症，或甲状腺功能低下。如果孕妈妈感到抑郁或焦虑，就需要找心理医生咨询。

　　解决办法：

1

顺应身体的自然需要

可以开始提早上床睡觉，并养成每天午睡的习惯，即使是15分钟的小睡也能起到作用。

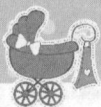

调整工作时间

2　取消不必要的社交活动，家务活也可以暂时放到一边。如果上班，缩短每天的工作时间，或周末把一部分工作带回家去做，这样平时你就可以在平时偶尔早点下班回家，或偶尔在一周中间休一天假（或者，如果感觉不舒服，那就请病假）。如果不上班了，觉得疲劳了，随时可以休息一下。

保证健康合理的饮食

3　怀孕后孕妈妈需要每天多摄入大约300卡的热量。健康的饮食应该由蔬菜、水果、粗细粮搭配的主食、脱脂牛奶和瘦肉、蛋、豆类等食物等构成。垃圾食品会消耗孕妈妈精力加重疲劳。应该把水果和酸奶这样的健康食品当零食来吃，同时减少咖啡和浓茶的摄入。每天喝足量的水，确保不会脱水。

每天坚持适度锻炼

4　短距离散步这样的适度锻炼会让孕妈妈感觉更舒服。每天多休息几次，伸伸懒腰，做做深呼吸，这样就能摆脱疲劳感，更轻松地度过这段时期。

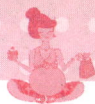

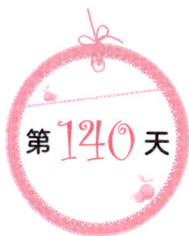

第140天　孕妈妈尿中发现有蛋白的问题

　　正常尿液里含有微量蛋白质，检查结果呈阴性；当尿液里蛋白质的含量达到一定值时，检查结果呈阳性。蛋白质含量呈阳性的尿就叫蛋白尿。孕妇排出这样的尿就叫孕妈蛋白尿。

　　孕妇出现蛋白尿并非都是病态，有功能性和病理性之分。功能性也生理性蛋白尿，是指出现于健康人的暂时性蛋白尿。

　　通常情况下或正常怀孕时，尿液中不出现或仅出现极少量白蛋白，当准妈妈患有某种疾病，或是采用了不正确的留取尿液标本的方法时，尿液中就会出现白蛋白。

　　出现蛋白尿，可能是以下几种原因，应请医生明确诊断。

◎ 留取尿液标本时，污染了尿液。

◎ 如果在出现水肿或蛋白尿的同时还伴有血压升高，患妊娠期高血压疾病可能性就很大。

◎ 有可能是患有肾脏疾病。特别是孕前即患有肾脏疾病，怀孕后会使病情加重。

◎ 还有一种妊娠期蛋白尿，即有蛋白尿却没有其他症状。

第六个月

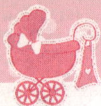

第141天

怀孕第6个月，胎宝宝长成什么样子了呢

21周的胎宝宝眉毛和眼睑都已经发育了。全身覆盖一层胎脂（白色滑腻的物质），有利于保护胎宝宝的皮肤在羊水中长期浸泡，还可以在分娩时减少宝宝经过产道的阻力。胎宝宝非常爱动，有助于刺激胎宝宝的身体和智力发育。特别是晚上，胎宝宝动得更多，提醒妈妈他的存在。如果怀的是女孩，阴道现在已经形成，并且会持续发育到出生。

22周的胎宝宝皮肤皱皱巴巴的，覆盖在头上、身上的纤细的头发（胎毛）也显现出来，眉毛和眼睑清晰可见，眼睛已发育，但是虹膜（眼中的有色部分）仍缺乏颜色，胰腺是产生荷尔蒙的重要器官，也在稳步发育，嘴唇越来越清晰，小牙尖也出现在牙龈内，显露出长牙的最初迹象。手指可见指甲，有听力了。

23周的胎宝宝**身长20厘米**左右，**体重450克**左右。皮肤红红的、皱皱的，透过皮肤显露出的血管是皮肤变红的原因，肺部的组织及血管正在发育中，可以吞咽了，还不能排便，听力基本形成，能够辨认说话的声音、心跳的声音、肠胃蠕动发出的声音。胎宝宝肺中的血管形成，呼吸系统正在快速建立。嘴唇、眉毛和睫毛已各就各位，清晰可见，视网膜已形成，具备了

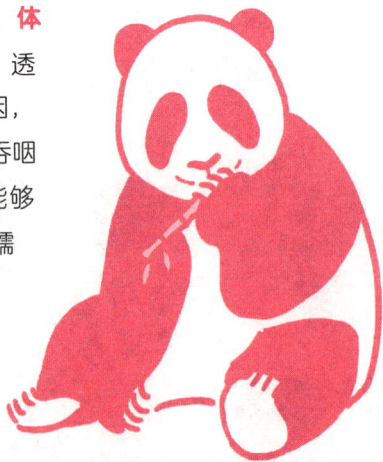

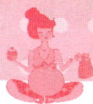

微弱的视觉。胎儿的胰腺及激素的分泌在稳步发育中。此时在胎儿的牙龈下面，恒牙的牙胚也开始发育。外生殖器已经形成，通过超声波已经能够判断出胎儿的性别。体内的内生殖器（精巢和卵巢）也已形成，并各自开始分泌荷尔蒙。

24周的胎宝宝充满孕妈妈的整个子宫。胎宝宝会通过踢孕妈妈的子宫和孕妈妈交流，把子宫收缩或收到的信息传递给孕妈妈。胎宝宝在踢子宫的同时震荡羊水，从而引起胎宝宝大脑冲动促进皮肤发育。

第142天　怀孕第6个月，孕妈妈身体有哪些变化

怀孕21周：孕妈妈的腹部越来越大，体重急剧增加，易感疲劳，有时候会有腰痛。睡觉偶尔出现腿部痉挛。双腿水肿，足背及内、外踝部水肿尤多见，下午和晚上水肿加重，晨起减轻。由于子宫挤压胃肠，影响胃肠排空，孕妈妈可能常常感到饱胀、便秘。子宫顶部现在已经达到平肚脐的位置。

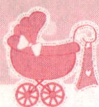

2

怀孕22周：孕妈妈的体重增加了约5公斤。子宫在平肚脐稍上的位置，子宫高度约22厘米，子宫底上升到肚脐上2厘米左右。感觉到有些气短，因为增大的子宫压迫了孕妈妈的肺部，随着子宫的增大，这种状况也更加明显。孕妈妈的肚子现在比较大了，身体中心也前移了，走起路来要挺着肚子才能把握平衡，行动也不如从前敏捷，随着腹部和胸部皮肤的拉长，感到皮肤有些发痒，可能孕妈妈还会觉得眼睛对光线敏感，又干又涩。由于孕激素的作用，妈妈的手指、脚趾和全身关节韧带变得松弛，觉得不舒服，行动有点迟缓和笨重，妈妈阴道的分泌物也在增加，感到阴道周围红肿和刺痛，双腿水肿可能会加重。

3

怀孕第23周：孕妈妈的子宫已经到脐上约三横指的位置，宫高约23厘米。体重增加了5~7千克。胎动更加明显，孕妈妈的腹部、腿、胸部、背部等部位可能会感觉非常瘙痒，还可能会出现水泡和湿疹。孕妈妈随着腹部的日益隆起，身体变得笨重，行动迟缓，容易烦躁不安。孕期激素的变化是导致孕妈妈情绪波动的主要原因，同时臃肿的体态也是产生心理压力的原因之一。

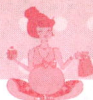

怀孕第24周： 孕妈妈的下腹隆起比较明显，子宫底高度在24厘米。胃部胀满，出现心悸、腹部下坠、气短、便秘等症状，乳房发育，乳腺发达，乳头变得更挺，乳房偶有肿胀的感觉，有时会分泌少量稀薄的初乳。孕妈妈皮下脂肪蓄积，臀部突出，整个身体变得比较丰满。阴道分泌物增加，变得稀薄，像黏液一样，妊娠反应已经结束，孕妈妈食欲开始大增，由于内脏被子宫挤压，有时饭后胃部会有存食不消化的感觉。孕妈妈能明显感觉到胎动。外阴变得湿润，要经常清洗外阴以及内裤。这个月由于子宫在腹腔内慢慢增大，对膀胱的刺激症状减轻，所以尿频现象基本上消失。

第143天　怀孕第6个月，产检项目包括什么

项　目： 血压、体重、宫底高度、腹围、胎心率、糖耐量筛查（75克 OGTT）、血常规、尿常规。

血压 是衡量准妈妈身体健康状况的重要基础数据。通过定期测量血压，可以获知孕妈妈的身体健康状态，从而做到及早发现异常，及早治

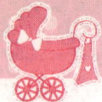

疗，达到降低患上妊娠高血压综合征、子痫等孕期疾病风险的目的。如果血压异常升高，应注意孕妈妈是否有患妊娠高血压综合征的可能，该病能影响胎儿的发育并严重威胁着母婴健康。如果血压降低，则要分辨降低的数值是否在正常范围内，非正常情况下的长期低血压可致孕妈妈休克或造成胎儿宫内窘迫综合征。妊娠期高血压是比较常见的一种高危妊娠，每次产检必须检查。血压数值表示为"收缩压/舒张压"，≥140/90毫米汞柱为高血压。

宫高和**腹围**是判断子宫大小的数据之一，有助于动态观察胎儿生长发育状况，估计胎儿体重，及时治疗胎儿发育迟缓、巨大儿等妊娠异常情况。宫高的测量是指从下腹耻骨联合处到子宫底的长度。同时，还可根据宫高曲线判断胎儿生长速度是否正常。

糖耐量筛查（75克 OGTT）用以确诊有无妊娠并发糖尿病。

血常规主要是判断准妈妈是否贫血，以及血白细胞、血小板的变化。

尿常规有助于监测孕妈妈的肾脏情况。一般包括尿量、尿色、酸碱反应，比重、透明度等14项。

从孕妈妈腹部可以检测到胎儿的胎心率。

体重测量是产检的必要检查项目。根据孕妈妈体重变化可以反映孕妈妈和胎宝宝生长发育正常与否，若孕妈妈体重失控，就会对分娩以及胎宝宝的健康造成一定的影响。如果孕妈妈身体瘦弱多病，那么胎宝宝的生长发育必然受影响。反之，如过度增加营养造成孕妈妈体重过重也有弊端，除体重过大行动不便外，还会引起高血压疾病、巨大儿、难产、产力不足、产程过长等问题。体重增加过快，会增加患妊娠高血压综合征、糖尿病的风险。但如果每周体重增加低于0.4千克的话，也要补充营养。要时刻控制好自己的体重，均衡膳食，保证自己和胎宝宝的营养健康。

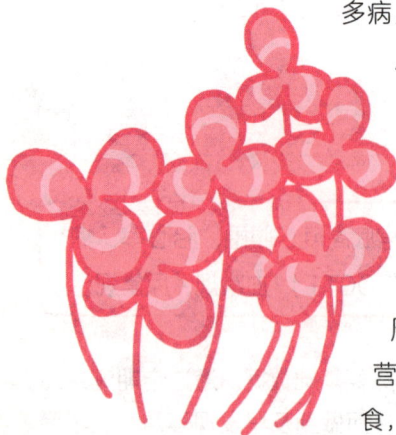

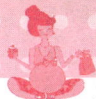

第144天　怀孕第6个月，要做哪些产检

必查项目

妊娠糖尿病（GDM）筛查；尿常规。

备查项目

抗D滴度检查（Rh阴性者），宫劲阴道分泌物检测胎儿纤维连接蛋白fFN水平（早产高危者）。

第145天　怀孕第6个月，孕妈妈如何补充营养素

　　孕妈妈们应均衡摄取各种营养，以维持母体、胎儿的健康，尤其要增加铁、钙、蛋白质的供给，但是盐分要节制。以下为该阶段所需要的营养元素。

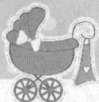

蛋白质

1 需摄入80~90克/天，主要来源于肉类、鱼虾、豆及豆制品、奶及奶制品、蛋类。动物性蛋白要占到全部蛋白质的一半，另一半为植物性蛋白质。对促进胎宝宝脑发育、增强孕妈妈的记忆力有益。

脂肪

2 在饮食上对植物油与动物油的摄入量要有适当的比例，不可额外摄入动物油，饮食中所用的肉类、奶类、蛋类均含有较高的动物性油脂。在烹调食品时用植物油就可以了。

维生素B₁

3 每天需摄入1.5毫克，主要来源于谷类、豆类、干果、酵母。
小提示：维生素B_1在高温时或者在紫外线下，非常容易被破坏。

铁

4 每天需摄入25毫克。要多吃瘦牛肉、鸡肉，以及强化谷物早餐。

碘

5 每天需摄入120~150微克，主要来源于海产品、根类食物、含碘食盐。
小提示：菜熟后再加盐效果更好，能减少损失；海带先洗后切，可减少碘流失。

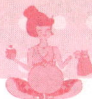

钙

每天至少需摄入1000毫克，主要来源于奶及奶制品、豆及豆制品、深绿色蔬菜、骨汤。膳食中的草酸、植酸、纤维素、维生素D会影响钙的吸收，尽量分开摄入。中餐和晚餐要多选用豆类或豆制品，一般来讲，摄取100克左右豆制品就可摄取到100毫克的钙。同时，多食用乳酪、海米、芝麻或芝麻酱、西兰花及羽衣甘蓝等。

注意：

不要摄入过多的糖类（如蔗糖、果糖、葡萄糖等），否则容易引发妊娠糖尿病。

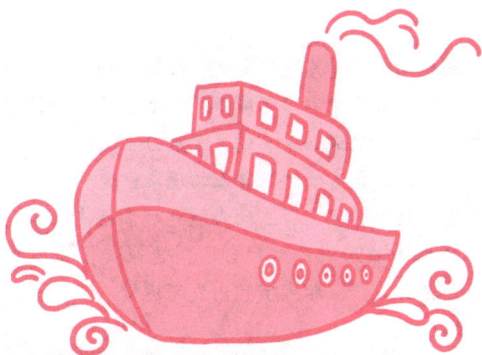

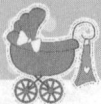

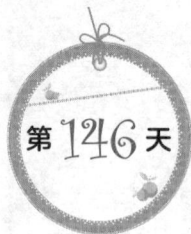

第146天 怀孕第6个月，孕妈妈贫血的原因是什么

（1）铁的摄入不够

肉食中含的铁元素较多，如猪肝、瘦肉等，蔬菜中含量不多，而且不容易被吸收。很多孕妈妈不能保证每日都吃含铁多的肉类，而且孕期的恶心、呕吐、进食不好、胃肠功能紊乱，都可能影响铁的吸收，这样就会导致铁的摄取量不够。

（2）储备铁不足

有很多孕妈妈由于非妊娠时月经过多，食物中铁摄入不足，受妊娠和哺乳等因素的影响，体内的储备铁不足。

（3）需铁量增加

怀孕后孕妈妈的血液量发生了变化，体内的血液总量增加，血液浓度稀薄。如果血中浓度不降低，就要补上增加的那部分血液的血色素，铁是生成血色素的主要成分，需铁量就会增加，而铁补充不足，就会有缺铁性贫血的现象出现。

随着妊娠的进展，胎宝宝所需的血液也越来越多，胎宝宝从孕妈妈身体摄取血液原料，然后自己制造血液。如果孕妈妈缺铁，可能会造成流产、胎宝宝宫内发育迟缓、早产、感染及妊娠并发症的出现。

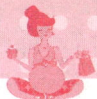

（4）叶酸不足

叶酸是造血原料之一，叶酸的缺乏也会造成贫血。叶酸不能在人体内合成，必须从食物中摄取，富含叶酸的食物主要有绿色蔬菜、水果、动物肝脏。

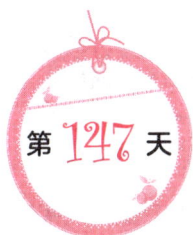

第147天　缺铁会对胎宝宝乃至其出生后产生哪些影响

缺铁会影响胎宝宝的发育，造成流产、死胎、早产，还可能会使胎宝宝肝脏内储存的铁量不足，影响新生儿早期血红蛋白的合成而导致贫血。导致胎宝宝宫内发育迟缓、低出生体重、早产、死产等，还会影响到胎宝宝免疫系统的发育。

对出生后的新生儿影响如下。

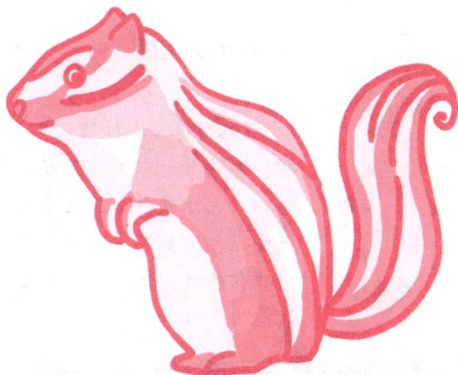

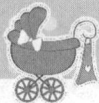

1 · 视觉与动作不灵活

例如够取吊起的玩具、拇指和食指摄取细小物品、串珠、套叠、积木和拼图能力均落后，也会影响到入小学之后的作业能力。

2 · 昼夜规律难以养成

正常婴儿在光线充足时易于觉醒，黑暗时大脑对痛觉及一些刺激形成的化学递质透过的速度减慢，逐渐养成夜间睡眠和白天觉醒的生活规律。缺铁时光线的透过速度差别消失，夜间对一切感觉都同白天一样灵敏。

3 · 肌肉运动能力迟缓

缺铁时肌红蛋白内含铁不足，以致肌肉伸缩无力，婴儿抬头迟，翻身、坐起、爬行、站立和行走都迟。贫血使孩子全身乏力，不愿意活动，总是躺着、坐着，使已经学会的动作逐渐退步。

4 · 认识和语言落后

6个月内母体储存铁的不足会使婴儿无精打采易疲倦，对外界事物无兴趣，不敢接受新事物，所以认知能力落后。由于缺铁婴儿注意力难以集中，对声音的变化感受茫然，既不求理解声音变化代表的意义，也懒得去模仿发音，理解能力不足。主动交往要求不大，语言能力落后。

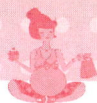

5 ·记忆力落后

由于含铁的酶多聚集在大脑的边缘叶，缺铁时该部位的酶活力不足，导致记忆力落后，孩子难以学会识物、背诵儿歌和识数。从临床上看，怀孕早期是胎宝宝脑神经细胞的激增期，是大脑发育的关键时期。如果孕妈妈在这个阶段出现贫血症状，极有可能影响胎儿出生后智力与行为能力。

第148天　孕妈妈每天需要补充多少铁

孕妈妈缺铁性贫血轻度会感觉疲倦，严重的缺铁会导致孕妈妈食欲缺乏、烦躁不安、精神萎靡、疲乏无力、心慌气短、头晕眼花、耳鸣、记忆力减退等。

贫血轻者皮肤黏膜略苍白，无明显症状。重者面色黄白，全身倦怠、乏力、头晕、耳鸣、眼花，活动时心慌、气急、易晕厥，伴有低蛋白血症、水肿，严重者并发腹腔积液。

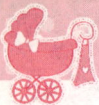

贫血的并发症

1 贫血严重时可并发重度妊娠水肿、活动后心跳气短，甚至可发生贫血性心脏病和充血性心力衰竭。

2 感染免疫力低下容易造成感染。

3 产程异常，容易产程延长。

4 产后出血。出血多时应及时输血。

5 并发妊娠期高血压疾病、早产、胎儿生长受限及死胎。重度缺铁性贫血的孕妈妈可对胎儿的铁供应造成潜在的影响，并且因早产及妊娠并发症发生率高，围生儿死亡率较高。

　　一般正常成人每日需摄取15毫克左右的铁质，但由于孕妈妈在整个孕期中，大约会有300毫克的铁质从孕妈妈运送到胎宝宝和胎盘，以形成胎宝宝血红素并储存以备出生后之用。对于孕妈妈来说，每日需较一般人增加30毫克的摄取量，也就是一天需摄入45毫克的铁质。主要来源于动物肝脏和血、瘦肉、红糖、坚果、蛋、豆类、桃、梨。植物中的植酸、草酸、膳食纤维、茶与咖啡、牛奶中的蛋白质会抑制铁质的吸收，尽量分开食用。

第149天 胎宝宝心脏超声筛查的相关问题

怀孕22~28周是进行胎宝宝超声心动图检查的最佳时间。22~28周

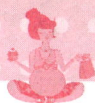

胎宝宝心脏已经基本能够看清基本结构，**过早检查**不能准确辨清心脏解剖结构，**太晚检查**如果发现严重心脏畸形，将贻误最佳引产时间，给家庭带来治疗选择上的苦恼。

如果胎宝宝心脏室间隔膜部或肌部小缺损，没有并发其他大的畸形，告知孕妈妈和家属，可以随访观察，无须治疗，出生后再复查。

如果胎宝宝心脏房间隔膨出瘤或小型房间隔缺损，轻度三尖瓣关闭不全，仔细检查胎宝宝没有并发其他大的畸形，充分告知孕妈妈和准爸爸，可以随访观察，出生后复查。

超声提示胎宝宝患有**先天性心脏病**，孕妈妈及其家属应到具有做心脏手术条件的医院，向心脏内、外科医师咨询。目前大多数先天性心脏畸形的治疗效果良好，仅个别严重的先天性心脏病治疗效果欠佳。

室间隔缺损、房间隔缺损、动脉导管未闭、肺动脉狭窄等，经过治疗，**生存质量同正常同龄儿**。

法洛四联症、房室间隔缺损、右室双出口、大动脉转位、永存动脉干等，双心室矫治，**生存质量略低于正常同龄儿**。

这样的手术需要比较好的经济基础支持，一定要咨询好手术费用的问题。

单心室、三尖瓣闭锁、二尖瓣闭锁、孤立性右室发育不良等，单心室矫治或姑息手术，**活动耐力低于正常小儿**。

左心发育不良综合征、重度主动脉瓣狭窄或闭锁等。需分期多次手术，**活动耐力明显低于正常小儿**。

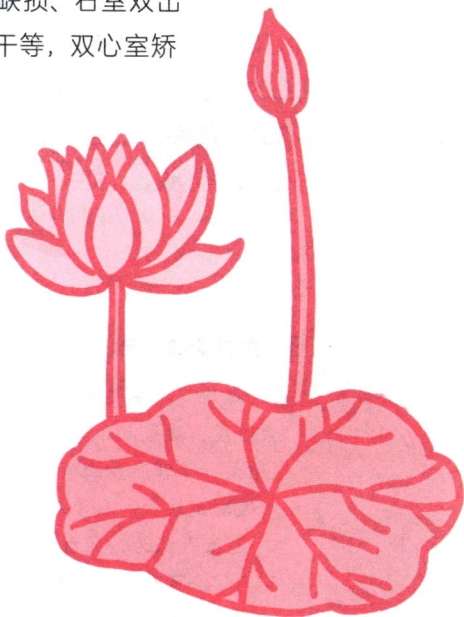

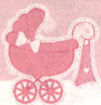

第150天　妊娠期高血压疾病的相关问题

妊娠高血压综合征多数发生在**妊娠20周后**，以高血压、蛋白尿为主要特征。发病率国内为**9.4%~10.4%**，国外为**7%~12%**。患者会发生头痛、视力模糊、上腹疼痛等症状，严重时可能会引起全身抽搐、昏迷甚至死亡。本病的病理变化主要为全身小动脉痉挛。病变累及多个器官，严重时可导致心、肝、肾、脑等主要器官缺氧、水肿、坏死甚至功能衰竭。部分患者还会遗留慢性高血压及肾病等后遗症。妊娠期高血压疾病包括妊娠高血压、子痫前期、子痫、慢性高血压并发子痫前期和妊娠并发慢性高血压5种类型。其中妊娠高血压、子痫前期、子痫是妊娠特有的并发症。

妊娠期高血压的病因目前尚未完全阐明，可能与下列因素有关：胎盘形成不良，氧化应激，其他影响因素，如免疫适应不良、遗传易感性，以及营养缺乏等。还有很多学说，比如：

子宫胎盘缺血学说

多胎妊娠，羊水过多，初产妇，子宫膨大过度，腹壁紧张等，都会使宫腔压力增大，子宫胎盘血流量减少或减慢，引起缺血缺氧，血管痉挛而致血压升高。

也有人认为，胎盘或蜕膜组织缺血缺氧后，可产生一种加压物质，引起血管痉挛，使血压升高。

1

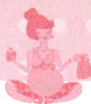

2 免疫与遗传

该学说认为妊高征与孕妈妈隐性基因或隐性免疫反应基因有关。

前列腺素缺乏 3

前列腺素类物质能使血管扩张，一般体内加压物质和降压物质处于平衡状态，使血压维持在一定水平。血管扩张物质前列腺素减少了，血管壁对加压物质的反应性增高，于是血压升高。

第151天　孕期可以用药吗

凡事都要一分为二，**孕妈妈用药有一定的风险**，但是如果疾病危及孕妈妈的生命安全，应权衡利弊，在医生指导下，合理用药。怀孕后，孕妈妈体内酶有一定的改变，对某些药物的代谢过程有一定的影响。药物不易解毒和排泄，可有蓄积性中毒，在孕早期胚胎器官形成时，药物对胎宝宝有一定的影响，妈妈服用药物时，药物可以通过胎盘直接影响胎儿，也可以通过孕妈妈发生变化而间接影响胎宝宝。因此孕期合理用药，不仅关系到孕妈妈和胎宝宝的生命安全，还对胎宝宝的正常发育和健康成长有着十分重要的意义。

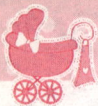

孕妈妈不要使用非处方药，应在医生指导有明确的指征下用药；选择对胎宝宝危害小的药物；按照最少有效剂量、最短有效疗程使用，避免联合用药；尽量避免在妊娠早期用药，尽量推迟到妊娠中晚期用药；如果可以局部用药，应避免全身用药；用药前应详细阅读药物说明书；如孕妈妈的疾病使胎宝宝染病时，母子同治；应使用多年广泛应用于孕妈妈的药物，尽量避免使用尚难确定对胎宝宝有无不良影响的药物；近临产期或分娩期用药时，要考虑药物通过胎盘对胎宝宝及出生后的新生儿的影响；对于病情危重的孕妈妈，应充分权衡利弊后用药，根据病情随时调整用量，及时停药，必要时进行血药浓度监测。

第152天 孕期用药，你最应该知道的四个问题

1.预防传染病的药物可以用吗

视具体情况而定。如被狗咬伤后，需要注射狂犬疫苗；新生儿破伤风的发病率和病死率都很高，如异物划伤可以接种破伤风疫苗以防婴儿感染破伤风；如果孕妈妈家庭成员有乙型肝炎表面抗原及e抗原阳性者，建议在孕前注射乙肝疫苗。

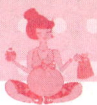

2. 哪些药物孕期不能停

精神类药物如果已调整到对胚胎影响最小的剂量，应坚持吃。一些**癌症患者**术后的药物替代治疗，比如甲状腺癌术后的替代药物不能停。一些**内分泌病患者**，比如垂体瘤患者、系统性红斑狼疮的稳定期患者、糖尿病患者在孕前口服降糖药物，发现怀孕后改成皮下胰岛素注射，孕前的疾病处于稳定期，所吃的药物维持基本量即可，但在孕期需要定时复查相关指标，调整药物用量。甲状腺功能亢进患者孕前用药物，孕期根据甲状腺功能调整药物用量，适当时机可以遵医嘱减量或停药，产后恢复用药或加大剂量。

3. 药物在什么时候对胎儿影响最大

受精后1～2周：停经3周内药物对胚胎的影响是"全或无"，要么没有影响，要么有影响，一般会导致流产，不会导致胎儿畸形。

受精后3～8周：为致畸敏感期，是胚胎各器官分化形成时期，极易受药物等外界因素影响而导致胎儿畸形。如必须用药，一定要在医生指导下谨慎用药。如有服药史，可在怀孕16～20周进行产前诊断（包括B超），进一步了解胎宝宝生长发育情况及排除胎儿畸形。

孕中晚期：这一时期胎宝宝的器官基本分化完成，并继续生长。这段时间药物致畸的可能性大大下降，但是有些药物仍可能影响胎宝宝的正常发育。

4. 中药更安全吗

中药并不是都安全。有的中药的不良反应我们并不知晓。

凡辛散耗气、大辛大热、滑利、祛瘀、破血、有毒的中药都应慎用或禁用。

以下中药都不能服用。

辛香通窍药：麝香；

活血逐瘀药：水蛭、虻虫、莪术、三棱；

逐下药：巴豆、牵牛、芫花、甘遂、商陆、大戟；

大毒药：水银、清粉、斑蝥、蟾蜍。

活血祛瘀药：桃仁、蒲黄、五灵脂、没药、苏木、皂角刺、牛膝；

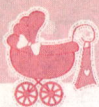

行气破滞药：枳实；

攻下利水药：大黄、芒硝、冬葵子、木通；

辛热温里药：附子、肉桂、干姜。

第153天　怀孕第6个月，孕妈妈需要注意什么

1 牙龈出血

孕激素的分泌可能会使牙龈变得肿胀，刷牙时会经常出血。可以选用软毛质地的儿童牙刷来刷牙，这样可以减轻牙刷对牙龈的伤害。如果刷牙后牙龈出血，可以在温水里放一点儿盐来漱口，对口腔进行消炎。平时饭后尽量不要用牙签，会对牙龈造成损伤。蔬菜和水果中含有的维生素可帮助牙龈恢复健康，防止牙龈流血，排除口腔中过多的黏液分泌物及废物。因此要多吃蔬菜、水果，如橘子、梨、石榴、草莓等。

2 腿抽筋

每天坚持喝牛奶，适量吃鱼、排骨等含钙质的食物。每天晚上用热水泡双腿10分钟，会减缓抽筋症状。

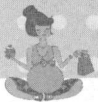

3　皮肤瘙痒

孕妈妈觉得皮肤瘙痒，身上出现了红色小疹，这是因为孕期皮脂腺代谢旺盛，是正常现象。建议每天用温水洗澡会减轻皮肤瘙痒的症状，水温最好控制在38℃左右。如果瘙痒严重，就要及时去医院皮肤科检查。

4　假宫缩

孕妈妈会感到子宫每隔一段时间肌肉就收紧，假宫缩为不规则的、没有疼痛的，在怀孕期间比较普遍，并不是快要生产了。到了预产期，伴有疼痛的宫缩才是要生产的预兆。如果在这段时间宫缩伴有强烈的腹痛，应该及时去医院就诊。

5　静脉曲张

由于怀孕期间身体血流量增加，并且变大的子宫会压迫下腔静脉回流，容易患下肢静脉曲张。要避免长时间站立，卧床休息时把腿抬高。怀孕期间孕妈妈可能会发现腿上出现了"青丝"，这是静脉曲张的症状。可以准备一双孕妇弹力袜，每天早上起床时穿上。弹力袜不要选择高压型的，要选择一双低压的、符合自己腿型的弹力袜，让自己穿起来更舒服才最重要。

6　睡姿

睡觉的时候左侧卧会增加流向胎盘的血液和营养物质，对胎宝宝的发育有很大好处，有助于肾脏将孕妈妈身体里的废物和废液排掉，减轻手脚水肿的情况。当然，也不必强求，以自己舒适为主。

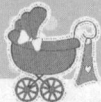

7

如厕时间不要太久

如厕太久，可能会影响胎宝宝在子宫里的自由活动，甚至会造成胎宝宝缺氧。如果是小便，有了尿意就要立刻去上厕所，千万不要刻意憋尿。大便不要蹲太长时间。

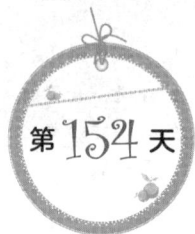

第154天

孕妈妈上火能喝绿豆汤吗

绿豆汤是夏季消暑解渴的佳品，有清热、解毒、去火的功效。但是绿豆汤性凉，孕妈妈可以少量喝，但是不宜多喝。冰冻的绿豆汤也不适合多喝，太凉会引起胎动不安。

5种煮绿豆的方法

1 绿豆洗净控干水分，倒入锅中，加入开水，开水的量以没过绿豆2厘米为好，煮开后，改中火，当水要煮干时（注意防止粘锅），加入大量的开水，盖上锅盖，继续煮20分钟，待绿豆酥烂即可。

2 绿豆洗净用沸水浸泡20分钟，捞出后放到锅里，再加入足量的凉水，旺火煮40分钟。

3 绿豆洗净放入保温瓶中，倒入开水盖好。3~4个小时后，绿豆粒已胀大变软，再下锅煮，就很容易在较短的时间内将绿豆煮烂。

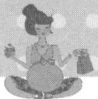

4 绿豆洗净晾干，在铁锅中干炒10分钟左右，然后再煮，绿豆很快就煮烂了。

5 绿豆洗净沸水浸泡10分钟。冷却后将绿豆放入冰箱的冷冻室内，冷冻4个小时，取出再煮，绿豆很快酥烂。

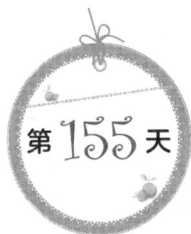

第155天　排畸B超的相关问题

排畸检查的作用

通常意义上，排畸检查是指彩超排畸检查，其目的是对怀孕女性通过三维或四维彩超等检查方法以排除畸形胎儿可能。主要是检查胎宝宝在子宫内的发育情况是否符合孕周；胎宝宝是否健康；四肢、头脑、内脏发育是否畸形；以及羊水、脐带、胎盘等情况。三维或者是四维彩超，可以通过成像的方式反映胎儿的面、各器官的发育情况，用于检测筛查胎宝宝畸形，为早期诊断胎宝宝先天性体表畸形和先天性复杂畸形提供准确的科学依据。同时，可清晰显示胎宝宝多囊肾、肾脏发育不良等疾病，对判断胎儿心脏发育也有重要价值。

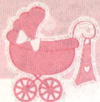

检查时孕妈妈可以通过B超看到胎宝宝的生长状况，B超对人体没什么害处，但也要注意次数和时间。普通B超就像是黑白照片；二维彩超并非彩色照片，左图一般显示子宫情况，为黑白色，右图的胎宝宝图像会有显示血管信息的红色和蓝色等；三维彩超看起来颜色是土黄色；而四维彩超就是摄像机拍的VCR。一般在早孕阶段，孕妈妈可以选择做一次三维彩超，看到胎宝宝的整体形象，孕中期做系统筛查时也可选择三维彩超，但孕晚期就不推荐做三维彩超。

B超排查胎儿畸形的最佳时间为**怀孕20～24周**，此时胎动活跃，羊水相对较多，胎宝宝的骨骼尚未骨化，脊椎骨质的超声影像对检查结果影响小，便于从各个角度观察胎宝宝的结构。胎宝宝的结构筛查包括胎儿各系统，如颅骨、大脑、小脑、脑室、脊髓等中枢神经系统、心脏、肺脏、胸壁、胸腔、颜面、腹壁、腹腔脏器、肾、四肢、手足等，还包括胎盘、羊水和脐带的检查。

做了超声排畸检查，不等于胎宝宝就没有畸形的问题，超声检查不是万能的。做超声检查时与胎宝宝所待的体位有关，有的畸形是看不见的，比如单纯的腭裂、一侧耳朵发育异常、一侧手指或脚趾发育异常、多趾或少指等，还有染色体问题也是不好发现的。

B超排查胎儿畸形不需要憋尿，因为在超声下可以很清楚地看见胎宝宝。

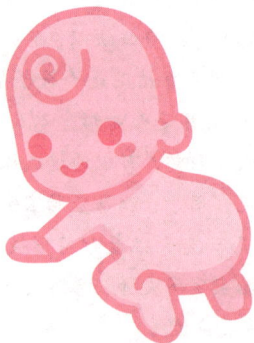

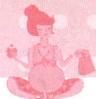

第156天　超声结果怎么看

超声检查报告单一般包括：胎囊、胎头、胎心、胎动、胎盘、脐带、股骨、羊水和脊柱。超声检查报告单常见的缩写如下。TCD：小脑横径，HC：头围，AC：腹围，FTH：胎儿腿部皮下脂肪厚度，BPD：胎宝宝双顶径。

1 胎头　轮廓完整为正常，缺损、变形为异常，脑中线无移位和无脑积水为正常。

2 胎心　有、强为正常，无、弱为异常。胎心频率正常为120～160次/分钟。

3 胎动　有、强为正常，无、弱可能是胎宝宝在睡眠中。

4 胎盘　胎盘的正常厚度应在2.5～5厘米之间；钙化一项，报告单上分为Ⅲ级，Ⅰ级为胎盘成熟的早期阶段，回声均匀，在怀孕30～32周可见到此种变化；Ⅱ级表示胎盘接近成熟；Ⅲ级提示胎盘已经成熟。

5 股骨长度　是胎儿大腿骨的长度，它的正常值与相应的怀孕月份的BPD值差2～3厘米。

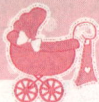

第157天　超声检查提示胎宝宝心室有强光点的问题

以前B超检查因为机器因素，左心室强光点根本不可能看到，现在医院B超机器都先进了，以前看不到的能看见了，结果让很多孕妈妈非常担心。其实胎宝宝心室内点状强回声是一个声像图表现而不是一种心脏畸形，更不是一种心脏异常诊断。

心室内强回声点的发生机制虽不完全清楚，但目前有以下几种解释：

1　心室内腱索增厚形成的强回声反射。

2　乳头肌中央矿物质沉积。

3　可能是乳头肌内冠状动脉末梢分支早期缺血性改变。

4　可能是乳头肌腱索不完全穿孔，这种穿孔可以是正常心房、心室发育过程中的一种变异，随着妊娠月份的增加，多数强回声点渐渐模糊不清、缩小甚至消失。

大部分强回声点随孕周增加而缩小，回声强度也逐渐减弱。到**足月妊娠几乎完全消失**，少数则可一直存在，直至分娩，甚至产后超声仍能观察到。

对于大部分胎宝宝而言，心室内强回声点可能无重要的临床意义。单纯**光点小于5毫米**，一般是钙化现象，可以说这个强光点基本上可以说99%没问题的，不用担心。因染色体变异而引起的强光点的可能只有**0.5%~1%**。绝大多数的强光点都没有问题的，这个在临床上也没有意义的。

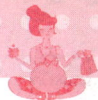

但也发现这一超声所见可出现于其他心内或心外异常中，如各种先天性心脏病，颈项透明层增厚，颈部水囊瘤，脑室扩张，脑膨出，肠管强回声，肾盂扩张，指趾异常，生长迟缓及染色体异常。

第158天 外阴瘙痒怎么办

妊娠期由于体内激素的变化使用道的pH值适宜霉菌生长，是霉菌性阴道炎的发病诱因。等妊娠结束后症状就会减轻甚至消失。一般需要化验白带常规来确定是哪类炎症。霉菌性阴道炎和滴虫性阴道炎用药不同。

孕妈妈患阴道炎，治疗一定要彻底，不能症状一减轻就自动停药。应该按疗程用药，停药7天后复查，症状消失2周后第3次复查白带，痊愈后方可结束治疗。

建 议

用2%~3%的苏打水、清洗外阴及阴道，同时每天换内裤，并将之与毛巾和盆一起洗烫。保持外阴清洁干燥，切忌搔抓、热水洗烫和使用肥皂。有感染时使用高锰酸钾溶液坐浴，内裤要透气宽松，忌酒及辛辣、过敏食物。

还可以吃益生菌调理，帮助增加孕妈妈阴道内特殊有益菌的数量，且能长期定植，建立阴道特殊乳酸菌优势，恢复阴道内微生态平衡，减少致病菌滋生，消除病症，并起到长期保护的作用，产生自净能力。

第159天　产前抑郁症的相关问题

孕妈妈患上孕期抑郁有以下两方面原因：

体内激素变化

怀孕期间体内激素水平显著变化，激素的变化将使孕妈妈比以往更容易焦虑，可以影响大脑中调节情绪的神经传递素的变化。孕妈妈很可能在怀孕6～10周时初次经历这些变化，当孕妈妈的身体开始为分娩做准备时，会再次体验到这些变化。激素的变化将使孕妈妈比以往更容易焦虑，因此，当孕妈妈开始感觉比以往更易焦虑和抑郁时，应注意这些都是怀孕期间的正常反应，以免为此陷入痛苦和失望的情绪中不能自拔。

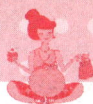

其他原因

（1）家族或个人的抑郁史。如果孕妈妈的家族或孕妈妈本人曾有过抑郁史，那么当孕妈妈怀孕时，就更容易患上孕期抑郁症。

（2）人际关系方面出现问题。这也是孕妈妈在孕期和产后患孕郁症的主要原因之一，如果孕妈妈与准爸爸的关系紧张，并且已无法自行解决问题，那么最好立即找有关专家进行咨询。很多人认为只要孩子一出生，夫妻间的问题便会迎刃而解，事实上孩子的到来，只会增加夫妻关系的压力，只有通过咨询，找出相应的办法，才是解决问题的积极手段。

（3）孕期压力过大。一些情况较复杂或有危险性的怀孕，需要孕妈妈长期卧床静养，或进行多次遗传基因测试（比如双胞胎或多胞胎），会使孕妈妈备受精神和肉体的折磨，一方面要忍受怀孕带来的肉体痛苦，另一方面还要为其结果而担惊受怕，所以这一类孕妈妈较易受到孕期抑郁症的困扰。

（4）通过药物怀孕。如果从前有不孕倾向，并且通过服用药物使自己怀孕，则在服药过程中，必须成年累月地忍受由于药物不良反应而导致的内分泌不调，以及由此引发的情绪不稳定，一旦怀孕之后，又将面临对于万一失去这个千辛万苦得来的胎宝宝的担忧和恐惧。

（5）有过流产经历。那么在这次怀孕中可能会为胎宝宝的安全而担忧。如果上次流产与本次怀孕相隔不久，或者在一年中有多次流产经历，那么孕妈妈的身体可能还没有从上次流产中完全复原，精神和肉体上相对脆弱，更容易引发孕期抑郁症。

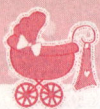

（6）生活有重大变故。 孕妈妈是否为了更好地迎接宝宝的来临而换了更大的居所，或者孕妈妈因为怀孕等原因在工作中遇到困难，怀孕期间生活上的任何重大变动，如搬家、离婚、失业、失去亲友等都可能使孕妈妈引发孕期抑郁症。

（7）有过痛苦经历。 怀孕可能触发孕妈妈对于从前所经受的情感、性、肉体或语言虐待的痛苦记忆。此时，孕妈妈身体的变化已不受自身意志的控制，这种由身体变化而引起的失控感，可能会使孕妈妈回想起以前受到虐待时所感受到的失控，并且使孕妈妈长时间地郁郁寡欢，陷入孕期抑郁中。

怀孕时期孕妈妈心情起伏是很正常的，要保持好轻松的心态，放宽心，多和家人沟通交流。如果心情一直持续低落，甚至开始悲观厌世的话，就赶紧去找医生咨询。

第160天　怀孕第6个月，孕妈妈的上班出行方式

如果是上班一族，单位离家比较近，走路30分钟左右，那么走路上班是首选，步行不仅可以呼吸到新鲜空气，还能预防静脉曲张和痔疮，但每次走路时间最好不要超过30分钟，也不要走太快，需要量力而行。如果孕

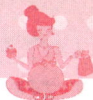

妈妈自己有车也要谨慎选择自驾，因为开车时的前倾姿势会压迫子宫，也很容易疲劳，所以注意尽量在孕中晚期后不要自驾。

第 161 天　怀孕第6个月，孕妈妈容易出现什么皮肤病

　　怀孕期间孕妈妈出现皮肤病的原因是怀孕后身体内激素增加，孕妈妈的皮肤也变得特别敏感，容易发生瘙痒症状。孕妈妈发生皮肤瘙痒多在妊娠中后期，而且瘙痒的程度不一，有的只是皮肤稍微有瘙痒症状，有的则瘙痒难耐，坐立不安。引起孕期瘙痒主要有以下几种皮肤病。

1　妊娠皮肤症。与孕期雌激素增加有关，对胎宝宝无影响。

2　妊娠皮疹。患病概率较小，对胎宝宝无影响。

3　妊娠中毒性皮肤疹。较少有孕妈妈会得此皮肤病，通常身材矮小又肥胖的孕妈妈会得这种皮肤病。与荷尔蒙分泌不平衡有关系，不会对胎宝宝产生影响。

4　妊娠期胆汁淤积症。易引起孕妈妈肝功能受损、胎宝宝窘迫等情况，发病原因尚不明确，较严重，需及时处理。

　　孕妈妈的皮肤病症状： 皮肤瘙痒首先表现在双手十指间发痒，随后全身发痒，背部和脖子最严重，渐渐地会感觉肚皮上的瘙痒最为严重，而且抓挠过后充血，压之褪色。最初皮肤瘙痒仅局限于一处，进而逐渐扩展

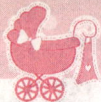

至身体大部分或全身，皮肤瘙痒常为阵发性，尤以夜间为重，由于不断搔抓，出现抓痕、血痂、色素沉着及苔藓样变化等继发损害。

第 162 天　孕中期孕妈妈妊娠纹的问题

随着妊娠月份的增大，孕妈妈皮肤内的胶原纤维因激素变得脆弱，而胎宝宝却在不断地发育，皮肤组织牵拉过度，腹部原本平行连接的左右两束腹直肌逐渐分离，分别向身体两侧伸长，以容纳不断增大的子宫，弹性纤维逐渐断裂，透出皮下血管的颜色形成妊娠纹，此分离不会引起疼痛。这是一种生理变化，一旦出现，难以消退，不损害健康。妊娠纹主要受皮肤内胶原和弹力素含量、激素水平等多种因素的影响。妊娠期是红色或青紫色的。

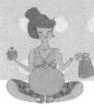

第163天　怀孕第6个月，孕妈妈如何进行胎教

胎宝宝**体重开始大幅度增加**，听力达到一定水平，他能够听到你的声音，孕妈妈可选择一些好听的故事讲给胎宝宝听。听力变得灵敏的胎宝宝非常喜欢听让人愉快的声音，这个时候一定要坚持胎教。音乐胎教是指通过音乐对胎儿共同施教的过程。音乐胎教并不是简单地听音乐进行胎教，也不是大家普遍认为的给胎宝宝聆听音乐或者听同样的音乐。音乐胎教是一种综合性的胎教方法，是一种由音乐贯穿起来的系统而综合的胎教方式，包含聆听、律动、冥想、歌唱等不同的形式。进行音乐胎教能促进胎宝宝的大脑发育，可尽早开发他的音乐潜能，对其性格培养也有重要作用。实践证明，受过音乐胎教的胎宝宝，出生后喜欢音乐，反应灵敏，性格开朗，智商较高。胎宝宝不断接受刺激，促使大脑神经和细胞的发育。

孕妈妈与胎宝宝之间有着神奇的信息传递，胎宝宝能随时感知到你的思想。所以孕妈妈一定要**勤于动脑**，读一本好书，看一篇好的文章，不仅使精神上获得净化，还能让人心情开朗，精神振奋。同时，也能对胎宝宝起到潜移默化的渗透作用。有条件的话，可以去看一些美术作品，在理解和鉴赏的过程中，美的体验同时也传达给胎宝宝。在孕期给胎宝宝做一些你平时没有时间做的手工编织，会使胎宝宝心灵手巧。编织活动能够通过信息传递的方式，促进胎宝宝大脑发育和手指的精细动作。

音乐胎教的方法包括**哼歌谐振法**、音乐熏陶法、器物灌输法，以及母教子"唱"法。哼歌谐振法即孕妈妈每天哼唱几首抒情歌或摇篮曲，唱的时候要保持心情愉悦；音乐熏陶法即在每天每次听音乐的时候幻想美好的场景，这种感受可通过孕妈妈的神经体液传导给胎宝宝；器物灌输法即将耳机或扬声器放在孕妇腹部，播放胎宝宝喜爱的乐曲；母教子"唱"法即孕妈妈反复教唱，仿佛与胎宝宝进行对话。

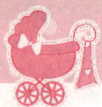

注意：

胎宝宝内耳一部分的耳蜗从孕妈妈怀孕第20周起开始发育，其成熟过程在婴儿出生后30多天内仍在继续进行。由于胎宝宝的耳蜗正处于发育阶段，极易遭受噪声损害。在选择音乐方面，应该选择频率、节奏、力度和频响范围等方面尽可能与宫内胎音合拍的音乐，在播放的过程不要使用普通传声器，并尽量地降低噪声，还应避免悲壮、激烈、亢奋的乐段。进行音乐胎教的时间不应该过长过频，每天2次，每次20～30分钟即可。

第164天　孕期孕妈妈怎么补钙

怀孕后胎**宝宝和孕妈妈都需要钙**，在怀孕中期随着胎宝宝的生长发育加快，孕妈妈体内各器官功能状况和物质代谢的显著变化，对钙的需要量增加，若不注意补钙，便会造成孕期缺钙，导致血钙降低。

胎宝宝摄钙不足，出生后还极易患颅骨软化、方颅、前囟门闭合异常、肋骨串珠、鸡胸或漏斗脑等佝偻病。不少孕妈妈在怀孕期间会出现腿

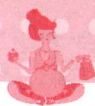

部痉挛（俗称抽筋）的情况，且多在小腿部位，一些孕妈妈虽然体内缺钙，却没有表现为小腿抽筋，很容易忽视补钙。

补着钙小腿还在抽筋，表明体内的钙含量还是不足以满足胎宝宝的需要。

孕妈妈平时的饮食可以多摄入含钙的物质，如牛奶、豆制品、海带等食品都含有丰富的钙量，但是未必吃的多吸收的就多，还需要适当地运动，晒太阳，促进钙的吸收。

补钙与胎盘钙化没有直接的关系，正常情况下补钙**1000～1200毫克**不会造成胎盘的钙化。

中国营养学推荐的营养素参考摄入量，每天钙的摄入量为孕早期*8000*毫克，孕中期*1000*毫克，孕晚期*1200*毫克。

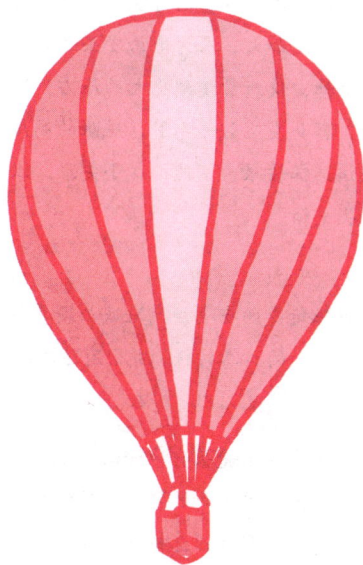

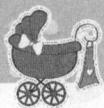

第165天　孕妈妈穿鞋应注意哪些问题

1　孕妈妈穿鞋应注意哪些问题

（1）鞋跟的高度

脚弓除了可以吸收人体行走时的震荡外，还可以保持身体平衡，许多孕妈妈以为平底鞋是最佳选择，穿平底鞋走路不能维持脚弓吸收震荡，又容易引起肌肉和韧带的疲劳及损伤。如果穿高跟鞋走路，孕妈妈的重心会向前倾斜而失去平衡，引起摔跤、闪腰等，还可能造成腹腔前后径距离缩短，使骨盆的倾斜度加大，人为地诱发头位难产，同时腹部受到的压力会上升，使血管受到更大的压力，从而整个血液循环受到限制，容易发生妊娠水肿。鞋跟的高度应该为2～3厘米。而且应该选择坡跟，不能选择小尖跟，以免鞋跟不慎陷入坑洞而失去平衡。

（2）鞋底的防滑性能

为了确保行走的安全性，鞋底必须具备高度的防滑性能。应该选用先进的防滑材料，并配有防滑波纹。

（3）鞋后跟的吸震功能

走路时脚底要承受来自地面的撞击，怀孕后由于孕妈妈体重的增加，走路时对脚的撞击明显增加，为降低对足部的伤害及对胎宝宝的影响，选择一双具有"吸震"功能的鞋就显得格外重要。

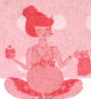

（4）稳定性

有的孕妈妈怀孕后，为了穿脱方便，选择穿拖鞋。拖鞋的稳定性很差，走路时容易脱落而引起摔跤，伤害母体及胎儿的健康。因此应该选择稳定性高的鞋子，足跟部要适度被包裹，鞋子的大小松紧都合适，以确保走路的稳定性。

（5）透气性

孕妈妈的汗腺分泌旺盛，选择不透气的鞋子，容易造成脚臭，更可能因潮湿及细菌感染而引起香港脚及其他皮肤问题。因此要选择鞋面及鞋底都具有良好透气性的鞋子。

（6）舒适性

尺寸小的鞋子容易造成压迫，造成双脚疼痛、脚趾变形等危害；尺寸太大穿着走路时容易脱落而引起摔跤等现象。同时，由于一天中孕妈妈脚部的围度变化幅度很大，因此应该选择一双肥瘦可以调节的鞋子，以确保穿着的舒适性。

（7）穿脱的方便性

孕妈妈由于腹部明显隆起，不能弯腰穿鞋，因此应选择穿脱比较方便的鞋子。

2 孕妈妈不宜穿什么鞋

（1）平底鞋

科学论证平底鞋对孕妈妈是最伤筋动骨的鞋，孕妈妈随着"体重的增加"及"步能重后移"的影响，在产后往往会带来足底筋膜炎等脚跟部位的不适。而且平底鞋几乎没有减震功能，走路产生的震动直接传递到子宫，非常不利于胎儿的

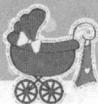

脑部发育。孕妈妈在穿平底鞋的时候，会发现身体的重心是集中在后脚跟，这会使孕妈妈容易受累或者是出现脚酸的现象。平底鞋的鞋底通常比较薄，还会导致孕妈妈在走路的时候，会有一定的震动，这样会影响到胎宝宝的健康。平底鞋的种类也有很多，有的平底鞋没有防滑功能。若是下雨天孕妈妈穿着平底鞋出行的话，很容易滑倒。

（2）拖鞋

很多孕妈妈到了怀孕中后期双脚都会不同程度的水肿，穿大多数鞋都感到不舒服，为了图松快和方便，干脆就穿起了大号的拖鞋。拖鞋虽然非常舒服，但也是最不安全的鞋子。一是鞋底非常滑，容易摔倒；二是鞋和脚之间缺乏足够的贴合，脚很容易从拖鞋鞋面滑出，也很容易滑倒。孕妈妈日常行动，防滑很重要，滑倒、摔倒对孕妇和胎宝宝的健康有很大危害，严重会导致早产、流产。

（3）运动鞋

首先穿脱不方便，多数运动鞋都是绑带式设计，孕妈妈怎么能弯下腰去系鞋带呢。其次，且不说运动鞋的透气性，很多运动鞋的鞋底都是发泡材料制作，防滑性和减震性都难以满足孕妈妈这个特殊群体的需要。

（4）软底鞋

大家都知道软底鞋上脚很舒适，殊不知过软的鞋底不能支撑脚掌，容易产生疲劳感；穿软底鞋走路就像赤脚在沙滩上行走，虽然舒服，但是会感觉到很累、很疲惫。孕妈妈由于体重增加，疲劳感会尤为明显。

（5）高跟鞋

高跟鞋会让人的脚容易歪倒。另外，高跟鞋倾斜的鞋底，也会使孕妈妈容易脚酸。最重要的是高跟鞋的倾斜将会使孕妇

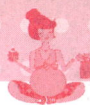

的胎位受到影响。孕妈妈不能买高跟鞋，孕妇穿高跟鞋比较危险。

（6）孕期买鞋不要买大几码

脚部水肿在怀孕中、晚期会逐渐加重，有些孕妈妈想到要不停地买鞋换鞋，觉得很浪费，因此想干脆一次性买大几个码数的鞋子，避免鞋子小了还要买。鞋子过于宽大，不仅走路不舒服晃晃荡荡的，还可能因此发生"意外"，如被宽大的鞋子绊倒、踩到自己的鞋子、一不留神滑倒等。由于身体笨重，重心不稳，穿着过于宽松的鞋子还非常容易扭脚，留下健康隐患。为了自身健康和胎宝宝的安全，孕妈妈不要为了省钱而委屈自己穿着码数过大或者过小的鞋，感觉鞋子不合脚，就应该换新的。

第166天　怀孕第6个月，孕妈妈脱发应该怎么办

孕妈妈在**妊娠期间脱发**的原因有很多，主要原因是孕妈妈在怀孕期间，体内各种激素的水平会发生变化，使得有些已经该掉的头发延长了寿命，一般受到激素的影响，头发的寿命可以延长半年，到了怀孕中后期，孕妈妈的脱发现象就会比较严重。但是在分娩之后，女性体内的各种激素水平会逐渐恢复正常，到那个时候，女性的脱发问题就会消失。所以，如

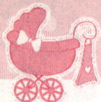

果是这种原因导致的孕期脱发，孕妈妈不用过于担心，应该保持放松的心情，防止心情过于紧张加重脱发。孕妈妈体内的黄体酮（又称孕酮）水平会比平时要高，怀孕期间孕妈妈的头发就比较干枯，那么在这种激素的影响下，就会变得更加干枯。如果是这种原因导致的孕期脱发，那么孕妈妈在妊娠中晚期脱发现象会更加严重。事实上，并不是直接连根脱发，而是在发根处断掉，这样的掉发现象看起来就会像脱发一样。

孕期脱发另一个重要原因是孕妈妈在怀孕期间过度抑郁，情绪不好。

孕妈妈在孕期有脱发问题，应该如何应对呢？

最好的做法是直接到医院去做检查，了解看是什么原因导致脱发，并且谨遵医嘱。此外，生活中注意小细节可以有效预防孕期脱发。

1 怀孕期间，孕妈妈不宜经常梳头；

2 平时不要太用力地拉拽头发，防止头发被拉拽导致脱发；

3 使用的洗发水要选择比较温和性质的，不要选择香味太浓，或者刺激性太强的洗发水；

4 如果出现脱发现象，可以到理发店咨询专业的理发师；

5 孕期不要染发，因为孕妈妈在妊娠期间对于化学产品比较敏感，而且化学产品会威胁到腹中胎儿的健康。

专业理发师提醒：

孕妈妈注意**洗头的方式**，可以有效预防孕期脱发。如果孕妈妈是短发洗头比较方便，可以坐在高度合适的椅子上，将头前倾然后慢慢洗头即可；如果孕妈妈的头发是长发，最好让家人帮忙洗或者到理发店去洗头。到了妊娠后期，孕妈妈尽量不要自己洗头，可以到家附近的理发店洗头。

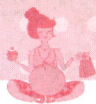

孕妈妈在洗头的时候做以下动作，可以有效舒缓头皮，预防脱发：

1 从眉心中线开始，用两手的指腹向太阳穴轻轻按压10次；

2 两手握拳，手指伸进头发，轻轻牵动头发，持续做50次；

3 用十指从额头至脑后，做徒手梳头的动作30次；

4 将手指头向着脑后，用手掌盖住两耳，然后两只手聚拢之后用手指头轻轻敲打后脑勺50次。

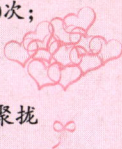

孕妈妈孕期脱发问题是一种正常的现象，不要过于紧张，在孕期做适当的护理就可以缓解，正常来说，宝宝分娩后，脱发情况就会停止。但是，如果孕期脱发现象较为严重，一定要马上到正规的医院做一次系统的检查。

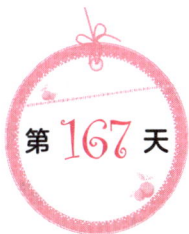

第167天 孕妈妈晚期流产的问题

晚期先兆流产是指发生在**孕期12~28周内**，孕妈妈阴道少量出血并伴有轻微下腹痛和腰酸的一种疾病。

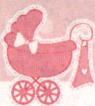

晚期先兆流产是宫颈内口松弛引起的。因为导致先兆流产的原因很多，治疗方法也因人而异，所以一定要找到原因对症下药，否则会对胎儿很危险。

孕妈妈发现有**先兆流产**的迹象应尽快到医院检查，千万不要轻易听信其他人建议而随意选择保胎药。经检查后如果未发现有遗传性疾病或严重疾患，经B超检查，胎宝宝发育正常，胎盘位置正常，在这种情况下，孕妈妈方能进行保胎治疗。使用保胎药外，还要加用抑制宫缩的药物和其他手段辅助治疗。在**保胎期间**，孕妈妈应该以休息为主，不要随意外出走动或做家务；严禁性生活；保持情绪稳定，避免去气氛紧张的环境；注意补充足够的营养。经过休息和治疗后，晚期先兆流产的症状会慢慢消失，妊娠可以继续正常进行。

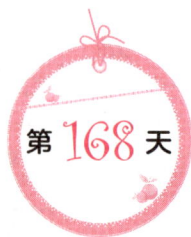

第168天　胎宝宝或新生儿溶血症的相关问题

孕妈妈和胎宝宝之间血型不合而发生的疾病，是一种抗原抗体之间的免疫反应。胎宝宝由父亲遗传而获得血型抗原如果正是孕妈妈所缺少的，一旦进入孕妈妈体内，就会产生抗体，这种抗体可经胎盘进入胎宝宝体内，引起免疫反应，使胎宝宝红细胞凝集、破坏、发生溶血，导致流产、死胎，死亡率高，即使幸存，宝宝的智力发育也受影响，引起胎宝宝或新生儿溶血症。

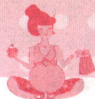

ABO血型不合多见于孕妈妈为O型，胎宝宝为A型或B型，孕妈妈为胎宝宝的A型或B型抗原致敏而产生抗体，通过胎盘进入胎宝宝体内，引起胎宝宝溶血。ABO血型不合可发生在第一胎妊娠时。另外，ABO血型不合虽然较多见，但临床不一定发病，这与胎宝宝体液中存在的A型或B型物质和孕妈妈免疫抗体，以及可能由于胎宝宝红细胞的抗原较少，被破坏的胎宝宝细胞所产生的胎红素亦少，并能很快被胎宝宝肝脏清除有关。

Rh血型不合

除了新生儿ABO血型不合外，还有另一种血型不合，Rh血型不合，发生于孕妈妈为Rh阴性，胎宝宝为Rh阳性。胎宝宝的Rh阳性抗原经胎盘到达孕妈妈体内，刺激孕妈妈产生相应抗体，抗体经胎盘再回到胎宝宝，造成胎宝宝溶血。在Rh血型5种抗原中，抗原性最强为D抗原，引起溶血的发病率亦多，故临床将有D抗原存在者都定为Rh阳性。Rh血型不合一般第一胎不发病。

1

母儿血型不合发生在什么血型的孕妈妈和准爸爸

2

夫妇双方血型检查，如果孕妈妈为O型，准爸爸为A型、B型或AB型。应进行孕妈妈血清学检查。必要时应进行Rh血型检查，如果孕妈妈为Rh阴性，准爸爸为Rh阳性，应进行孕妇血清学检查，还应测定孕妈妈血清中不完全抗体及其效价。

母儿血型不合如何检查

取孕妈妈血液6毫升（5毫升自凝血，1毫升抗凝血），另外取准爸爸血液2毫升，加入抗凝管内。母儿血型不合时，血清中抗体有完全和不完全两种，后者能通过胎盘进入胎宝宝体内，故测定孕妈妈血清中不完全抗体及其效价，对估计胎宝宝情况有临床实用意义。

3

第七个月

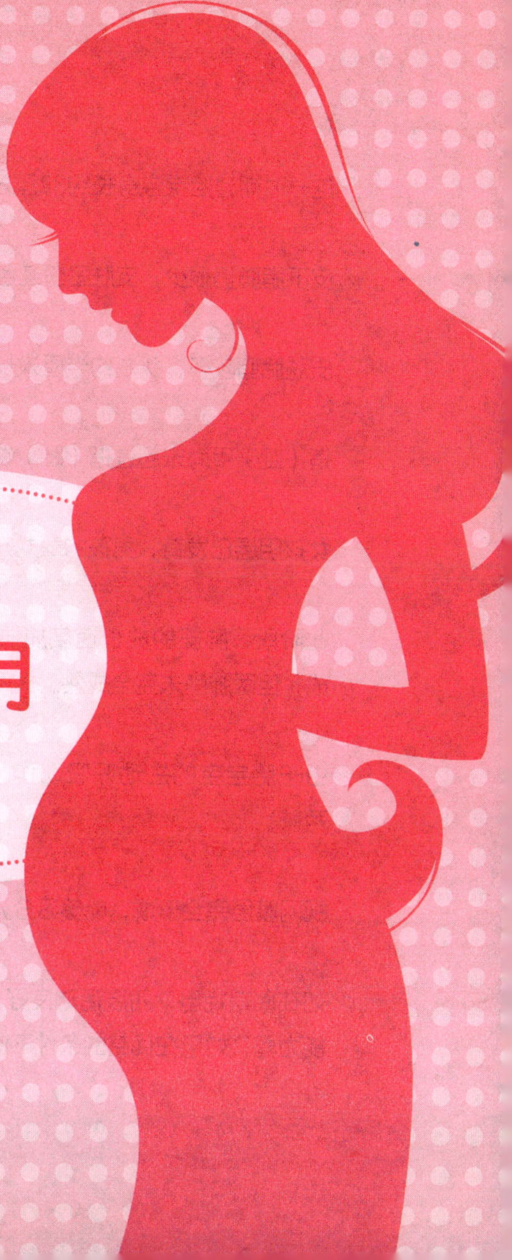

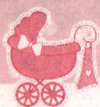

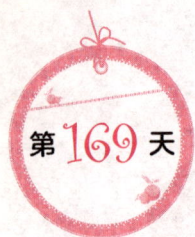

第169天　7个月的胎宝宝身体有哪些变化

- 这一时期，胎宝宝身长约37厘米，体重1000克左右。

- 皮下脂肪仍很少，皮肤呈粉红色，有皱纹，因而面貌似老人。

- 皮肤胎脂较多，头发约半厘米长。

- 指（趾）甲尚未超过指（趾）端。

- 女孩阴唇已发育，男孩的睾丸开始下垂。

- 此阶段，肺部的成长速度加快，肺泡的表面活性物质已开始形成，但两肺尚未完全成熟。

- 由于胎宝宝的主动呼吸动作，每天有600~800毫升羊水通过两肺。

- 视网膜层完全形成，能够区分光亮与黑暗。

- 如在此期娩出，四肢活动良好，能够啼哭及吞咽，但宫外的生存能力弱，如果在优越的条件下监护可能存活。

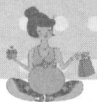

第 170 天

怀孕第7个月，孕妈妈身体有哪些变化

1

怀孕25周
孕妈妈体重增加了2千克多。下腹隆起比较明显，明显感觉到胎动，心脏被子宫上抬使胃部胀满，出现心悸、腹部下坠、气短、便秘等症状，乳房继续发育，乳腺发达，乳头变得更挺，孕妈妈皮下脂肪蓄积，臀部突出，整个身体变得比较丰满，阴道分泌物增加，外阴变得湿润，由于子宫在腹腔内慢慢增大，对膀胱的刺激症状减轻，所以尿频现象基本上消失。子宫高度24厘米。

2

怀孕26周
随着胎宝宝的不断增大，孕妈妈的身体越来越沉重，手脚也会出现酸痛的状况，眼睛还会出现发干和遇光流泪的情况，感觉睡眠不好，心神不宁，觉得更加疲倦，腰腿痛更明显，肚子上、乳房上会出现一些暗红色的妊娠纹，脸上也有妊娠斑。这都是正常的反应。

3

怀孕27周
孕妈妈子宫的底部在孕妈妈肚脐上6厘米的地方。乳房发育变大，乳腺功能发达，用力挤压乳房时会流出一些黏性的黄色稀薄的乳汁，阴道分泌物增加，会出现口腔炎或牙齿疼痛，清楚地感觉到胎动，下肢水肿，在腹部和乳房处会长出妊娠纹，背部有点疼。

4

怀孕28周
孕妈妈的子宫接近了肋缘，子宫在肚脐上约7厘米处，宫高约27厘米，会感觉气短，孕妈妈负荷加重，身体重心偏移。乳房胀痛的感觉加剧。

第 171 天

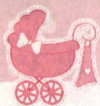

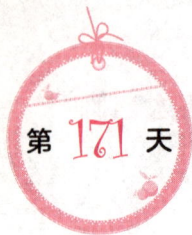

怀孕第7个月，孕妈妈产检的项目包括什么

产检项目

血压、体重、宫底高度、腹围、胎心率、产科B超检查、血常规、尿常规。

1 测体重

每次孕期检查必测项目。通过孕妈妈的体重可以间接检测胎宝宝的成长。

2 测量宫高、腹围

估计胎宝宝宫内发育情况，同时根据宫高画妊娠图曲线以了解胎宝宝宫内发育情况。

3 尿常规检查

检查尿液中是否有蛋白、糖及酮体，镜检红细胞和白细胞，尤其是蛋白的检测。

4 水肿检查

医生会检查孕妈妈的脚部水肿情况，如果水肿现象严重，则考虑是妊娠高血压。

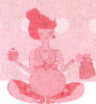

第 172 天　怀孕7个月，必查和备查的项目有哪些

必查项目包括2项：妊娠糖尿病（GDM）筛查，先行50克葡萄糖筛查（GCT），如血糖为7.2~11.1mmol/L，则进行75gOGTT，则测定空腹血糖。国际最近推荐的方法是可不必先行50gGCT，有条件可直接行75gOGTT，其正常上限为空腹血糖5.1，餐后1h10.0，餐后2h8.5，或者通过检测空腹血糖作为筛查标准；尿常规。

备查项目包括2项：抗D滴度检查（Rh阴性者），宫颈阴道分泌物检测胎儿纤维连接蛋白fFN水平（早产高危者）。

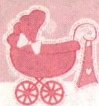

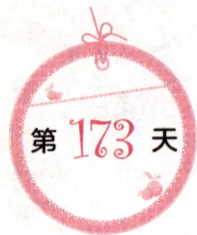

第 173 天　怀孕7个月孕妈妈和准爸爸必读

1 **妊娠纹**：进入孕晚期，孕妈妈会发现肚子上、乳房上出现了越来越多暗红色的妊娠纹。当然可以继续涂抹橄榄油或妊娠纹防护产品，让妊娠纹不再继续加深。虽然妊娠纹一旦出现就没法完全去除，但产后6个月之后，孕妈妈的妊娠纹会渐渐变淡了。

2 **妊娠糖尿病筛查**：要进行糖耐量试验，筛查是否患上妊娠糖尿病。试验前要**空腹**10~14小时，也就是说前一天晚饭后至第二天清晨都不要再进食了，适量饮白开水是可以的。

3 **腿部抽筋**：孕晚期的孕妈妈经常会发生小腿部抽筋，应该多补充含钙丰富的食物，如豆腐、牛奶等，发生小腿抽筋时，可以让孕爸爸帮忙先轻轻地由下向上地按摩小腿的后方，再按摩拇趾和整个腿部。

4 **预防早产**：如果孕妈妈活动过度，很容易发生早产。如果有见红症状并伴有规律宫缩、持续性下腹痛、下背酸痛、阴道有温水样的东西流出等异常情况出现，应及时去医院接受检查。

5 **检测胎动**：孕晚期孕妈妈可能发现宝宝活动幅度小了。无须焦虑，这是由于胎宝宝活动的空间越来越小了。应该注意的是胎动次数，而不是胎动的强弱。正常情况下，早、午、晚胎动的三次平均数为5~10次。

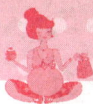

第174天　怀孕7个月孕妈妈需要的营养

1

▶ **蛋白质**。需摄入75~95克/天，主要来源于肉类、鱼虾、豆及豆制品、奶及奶制品、蛋类。

2

脂肪。适量，来源于油类、奶类、肉类、谷类、坚果。平均每天主食（谷类）400~450克即可满足需要。每日需要植物油25克左右，总脂肪60克左右，根据体重增加情况进行调整。

3

膳食纤维。需摄入20~30克/天，主要来源于谷类、豆类、蔬菜、薯类、水果。孕妈在加餐时可以吃全麦面包、麦麸饼干、红薯等点心，补充膳食纤维。

4

▶ **维生素C**。需摄入130毫克/天，主要来源于蔬菜、水果。治疗妊娠贫血的同时补充维生素C可以促进铁的吸收。

5

▶ **铁**。需摄入25毫克/天，主要来源于动物肝脏和血、瘦肉、红糖、坚果、蛋、豆类、桃、梨。植物中的植酸、草酸、膳食纤维、茶与咖啡、牛奶中的蛋白质会抑制铁质的吸收，尽量分开食用。

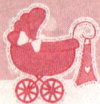

孕妈妈的食欲大增，体重开始增加，应注意在均衡饮食的基础上，减少高脂肪、高热量的食品，适量增加富含维生素食物的摄取。

补充健脑食物：此时的胎宝宝大脑发育进入一个高峰期，所以多吃一些核桃、芝麻、花生之类的健脑食物，会促进胎宝宝的脑部发育。

保持以往的良好饮食方式和饮食习惯。**饮食要点**：不宜多吃动物脂肪；日常饮食以清淡为佳，水肿明显者要控制盐的摄取量，限制在每日2~4克；可多选些富含维生素B、维生素C、维生素E的食物食用；忌用辛辣调料，多吃新鲜蔬菜和水果，适当补充钙元素。

在饮食上除了多吃一些**含铁丰富的食物**外，还应注意多吃一些含**维生素C**较多的食品，以帮助身体吸收更多的铁质。钙铁的需求量也在增加，应持续补充钙和铁。多吃瘦肉和牛奶、动物肝脏以及蔬菜，当然现在单靠食物已经不能满足妈妈和胎宝宝的的需要，可以吃一些补铁和补钙的营养药物。

多吃谷物、粗粮：多吃一点谷类和豆类，绿豆、黑豆、毛豆、玉米，补充蛋白质和维生素的同时，还可以**预防便秘**。

维生素大部分在体内无法合成，必须通过食物补充，但在烹饪过程中特别容易损失，所以要注意烹调方式，以防维生素流失。绿叶蔬菜应先洗后切，蔬菜入锅要快火急炒。

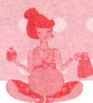

第175天　糖耐量筛查的重要性

妊娠期糖尿病（GDM）是指妊娠前糖代谢正常或有潜在糖耐量减退，妊娠期才出现糖尿病。发生率为**1‰~6.6‰**。糖尿病孕妈妈中80%以上为GDM，糖尿病并发妊娠者不足20%。GDM患者糖代谢多数于产后能恢复正常，但未来患2型糖尿病机会增加。妊娠糖尿病是糖尿病的一种特殊类型，妊娠糖尿病分娩数占总分娩率0.64%。

妊娠可使隐性糖尿病显性化，使既往无糖尿病的孕妈妈发生GDM，使原有糖尿病患者的病情加重。孕早期**空腹血糖较低**，应用胰岛素治疗的孕妈妈如果未及时调整胰岛素用量，部分孕妈妈还可能出现**低血糖**。早期发现、诊断及治疗妊娠糖尿病，将提高孕妈妈围产期的安全性，**降低**新生儿**患病率及死亡率**。妊娠糖尿病系高危妊娠，它严重危害母子的健康。

糖耐量筛查的重要性：妊娠糖尿病是一种影响孕期母婴健康的疾病。其对孕妇的影响有：羊水过多发生率增加，为10%~30%；巨大儿和早产儿的发生率增加，在分娩时出现难产和产伤的机会将增大。对于胎宝宝的影响有造成胎宝宝先天性畸形、新生儿血糖过低及呼吸窘迫症候群等。许多国家的妇产科医生都会建议孕妇进行糖尿病筛查，以规避患糖尿病的风险。

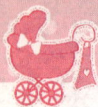

妊娠糖尿病筛查的时间为24～28周，检查前一天最好吃清淡素食，晚上8点以后不要进食，水也少喝。巧克力、可乐、荔枝、甘蔗等含糖食物最好也别吃了，这样才能保证结果准确。检测时喝糖水不要太快，慢慢喝，一点一点地喝，不要一口喝完，要在3～5分钟之内喝完。

方法

筛查前空腹12小时，将葡萄糖粉50克溶于200毫升水中，5分钟内喝完，喝第一口计时，1小时后抽血查血糖。如果结果异常，进一步进行75克葡萄糖耐量试验OGTT，筛查前空腹12小时，空腹抽血，然后将75克葡萄糖粉加入300毫升水中，5分钟内喝完，喝第一口计时，1小时、2小时后抽血查血糖。

各国对妊娠期糖尿病的诊断方法和采用标准尚未完全统一。目前有**两种筛查方式**：一种为50克糖筛查，1小时血糖<7.8mmol/L升为正常；葡萄糖耐量试验OGTT，2010年美国糖尿病协会最新诊断标准：空腹<5.1mmol/L，1小时<10mmol/L，2小时<8.5mmol/L，三项中一项高就可以诊断为妊娠期糖尿病。

诊断：
两次或两次以上空腹血糖**≥5.8mmol/L**者，可诊断为妊娠糖尿病。

妊娠并发糖尿病对母子的影响及影响程度取决于糖尿病病情及血糖控制水平。病情较重或血糖控制不良者，对母子影响极大，母子近、远期并发症较高。

糖尿病的高危因素包括：**高龄，肥胖，孕妈妈年龄超过30岁**；孕前体重超过60千克；妊娠体重增长过多；有糖尿病家族史；有吸烟史；妊娠高血压综合征或有既往不良妊娠史等。高危因素人群，如第一次筛查正常，

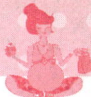

应在孕32周再次做糖尿病筛查。

　　妊娠期糖尿病孕妈妈治疗满意的标准是孕妈妈**无明显饥饿感**为最好。空腹血糖控制在3.3～5.6mmol/L；餐前30分钟：3.3～5.8mmol/L；餐后2小时：4.4～6.7mmol/L；夜间：4.4～6.7mmol/L。

　　妊娠期糖尿病孕妈妈理想的**饮食控制目标**：既能保证和提供妊娠期间热量和营养需要，又能避免餐后高血糖或饥饿酮症出现，保证胎宝宝正常生长发育。

　　糖尿病患者能否怀孕，应该在怀孕前确定糖尿病的严重程度。**严重级别**的糖尿病一旦怀孕，母子危险均较大，**不宜妊娠**。对那些器质性**病变较轻**、血糖控制良好的患者，从备孕开始，在内科医师协助下严格控制血糖，**可在积极治疗、密切监护下妊娠**。妊娠期糖尿病孕妈妈再次妊娠时，**复发率高达33%～69%**。远期患糖尿病概率增加，17%～63%的孕妈妈产后将发展为2型糖尿病。尿糖阳性者不要仅考虑妊娠期生理性糖尿，应进一步做空腹血糖检查及糖筛查试验。

　　高血糖可使胚胎发育异常甚至死亡，流产率达15%～30%。发生妊娠期高血压疾病的可能性较非糖尿病孕妈妈高2～4倍。感染是糖尿病主要的并发症，感染也加重糖尿病代谢紊乱，诱发糖尿病酮症酸中毒，进一步发展为代谢性生酸中毒。羊水过多发生率较非糖尿病孕妇多10倍。巨大胎儿发生率明显增高，故难产、产道损伤、手术产概率也增高。

　　孕妈妈血糖升高的同时，多余的糖透过胎盘到达胎宝宝体内，使胎宝宝发生高血糖，其胰腺就会分泌出更多的胰岛素，以代谢过多的葡萄糖，

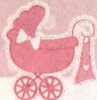

而宝宝血液中过量的血糖和胰岛素会让其生成更多的脂肪、蛋白质，体重由此增加而成为巨大胎儿。宝宝出生后的一段时间内，还会持续分泌胰岛素，宝宝会发生低血糖。另外，胎宝宝高血糖又可使胎肺成熟延迟，出生后出现呼吸窘迫综合征，增加新生儿黄疸、红细胞增多和低钙血症的风险。如果血糖控制不好，还影响胎宝宝的心脏功能。

妊娠早期高血糖有抑制胚胎发育的作用，导致孕早期胚胎发育落后，易发生流产和早产，**早产**发生率为**10%～25%**。**巨大胎儿**发生率高达**25%～42%**。胎宝宝**生长受限**（FGR）发生率为**21%**。胎宝宝畸形率高于非糖尿病孕妇，**严重畸形**发生率为正常妊娠的**7～10倍**，与受孕后最初数周高血糖水平密切相关，是构成围生儿死亡的重要原因。

新生儿呼吸窘迫综合征发生率增高。新生儿脱离母体高血糖环境后，高胰岛素血症仍存在，若不及时补充糖，易发生新生儿低血糖，严重时危及新生儿生命。

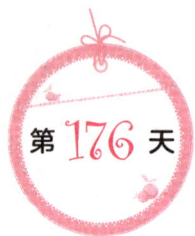

第176天　糖尿病孕妈妈如何监测血糖

怀孕期间应继续控制好血糖。在怀孕的**前3个月**，维持良好的血糖水平，可确保胎宝宝各器官的正常发育。在**后6个月**，良好的血糖控制可防止胎宝宝长得过大。总之，整个怀孕期间应尽可能把血糖控制到接近正常水平。

1型糖尿病患者在怀孕前3个月可在饭前测一次血糖，在中间和最后3个月内，应在三餐前后各测一次，睡前、凌晨2点左右再各测一次，并在锻炼或体力活动（包括性生活）之前测一次血糖。

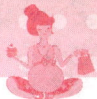

　　2型糖尿病或妊娠糖尿病且仅靠饮食来控制血糖的患者，可在三餐前后和睡前各测一次。锻炼之前同样也要测血糖。

提示：

由于妊娠期肾糖阈值降低，所以尿糖不能反映血糖的高低，不能用尿糖监测患者的血糖水平。而应勤查血糖和糖化血红蛋白，使糖尿病孕妈妈的血糖和糖化血红蛋白基本正常，血压不高，尿酮阴性。此外，对糖尿病孕妈妈的尿蛋白、尿培养、肝肾功能、血脂及眼底的监测也十分重要。

　　调节饮食。适量控制糖尿病孕妈妈的体重，可以预防新生儿并发症，如巨大儿、出生时低血糖、呼吸困难等。糖尿病孕妈妈整个怀孕期间**最佳体重增加**量为**6～8千克**。

　　一般情况下，体重正常的糖尿病孕妈妈妊娠前5个月每日热能比非孕妇增加150千卡，后5个月每日增加350千卡。肥胖型糖尿病孕妈妈应取糖尿病每日基础饮食1200千卡。要注意个体差异，应和产科医师商量后再决定，总热能在执行中可以酌情增减。

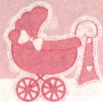

妊娠三个阶段进食安排如下：

1

·第一阶段

为怀孕**前3个月**，往往有妊娠反应，其饮食基本与孕前相似，但应遵循糖尿病的饮食原则。

2

·第二阶段

为怀孕**4～6个月**，胎宝宝生长发育较快，热能每日要增加200千卡，蛋白质15克，主食每天不低于300克，配合注射胰岛素，应少食多餐，分5～6次进食。

3

·第三阶段

为怀孕**7～9个月**，蛋白质每日较孕前增加15～25克，主食每天不少于300克，分5～6次进餐（包括睡前加餐）。

第 177 天　怀孕7个月的胎教

1

光照胎教

胎儿初步形成的视觉皮质就能接受通过眼睛传达的信号，能够区分外部的明暗，并能间接体验你的视觉感受。胎儿的脑神经已经发达起来，具有了思维、感觉和记忆功能。此时，通过外界光照，可以促进胎儿视网膜光感受细胞的功能尽早完善。进行光照胎教有利于胎儿视觉的发育以及训练良好的作息习惯。

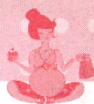

通过产前检查已经知道了胎儿头部的位置，每天选择固定时间，用手电筒通过腹壁照射胎儿头部。时间不要太长，每次5分钟。胎儿看到光线，会转头、眨眼。结束时，可以反复关闭、开启手电筒数次。你要注意把自身的感受详细地记录下来，如胎动的变化是增加还是减少，是大动还是小动，是肢体动还是躯体动。通过一段时间的训练和记录，你就可以总结一下胎儿对刺激建立的特定反应了。

宝宝的作息习惯可以在胎儿时期就训练，在每天早晨起床前，用手电筒的微光一闪一灭地照射腹部，在晚上看完电视后，同样以用手电筒的微光一闪一灭地照射，这样可以训练胎儿昼夜节律，即夜间睡眠、白天觉醒，促进胎儿视觉功能及大脑的健康发育。

2 环境胎教

胎儿所生活的环境包括母亲的身体、父母生活的环境，年轻夫妇在计划怀孕前就要开始学习环境安全知识，以利于优化环境，安心养胎。良好的环境能让准妈妈的心情变得更加愉快，还能使胎儿受到良好的感应，有利于促进胎儿的生长发育。

环境胎教的方法：首先要美化家居环境。可以在居室的墙壁上悬挂一些活泼可爱的婴幼儿画片或照片，这些可爱漂亮的宝贝图片能让孕妇产生美好的遐想；或者在室内挂一些景色优美的画作，不仅能增加居室的自然色彩，而且能使人的视野开阔；还能挂一些你欣赏的书法作品，内容最好是积极向上的名句。还可以对家居室进行绿化装饰，但选择植物时以小型为佳，不宜大红大紫，花香也不宜太浓。除了能感受室内的舒适优美的环境外，还可以到户外感受自然的美好，多看看美丽的花草以调节情趣，能让孕妇心情愉悦。还可以制造浪漫的情调，与准爸爸设想胎儿来临的各种

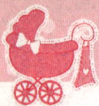

美好情景，把心中对宝宝的憧憬和渴望当作最初的胎教。

3

美育胎教

胎儿大脑的快速发育时期，所以，多尝试美育胎教，多阅读好书好文，多接触艺术作品，将美的体验传达给胎儿。胎儿初步的意识萌动已经建立，所以，对胎儿心智发展的训练可以较抽象、较立体的美育胎教法为主。美育胎教要求孕母通过看、听、体会生活中一切的美，将自己对美的感受通过神经传导输送给胎儿。美育胎教，主要是准妈妈通过感受美的事物来将这份感受传递给胎宝宝，从而利于胎宝宝感受美，培养性格，促进大脑发育。

美育胎教的方法：准妈妈在进行美育胎教时可以通过**看**、**听**、**体会**三个方面进行。**看**，主要指阅读一些优秀的作品和欣赏优美的图画。孕妈妈要选择那些立意高、风格雅、个性鲜明的作品阅读，尤其可以多选择一些中外名著。还可以欣赏一些著名的美术作品，在此过程中，一边思考一边体会。同时还能到优美的自然环境中去感受大自然的美，从而让自己的心情愉悦。**听**，主要是指听音乐，这时准妈妈在欣赏音乐时，可选择一些主题鲜明、意境饱满的作品，它们能促使人们美好情怀的涌动，也有利于胎儿的心智成长。**体会**则是指贯穿看、听活动中的一切感受和领悟。包括对美的事物的想法，感受和领悟。孕妈妈在这个阶段也要适度走动，可到环境优美、空气质量较好的大自然中去欣赏大自然的美，这个欣赏的过程也就是孕妈妈对自然美的体会过程，孕妈妈通过欣赏美丽的景色从而产生美好的情怀，这样也是一种不错的胎教。注意准妈妈在进行美育胎教时，可根据不同的爱好选择不同的作品。比如欣赏中国画、外国画、根雕等。但是所选择的事物寄托的寓意一定要是积极向上，最好是充满恬静、典雅等意境的。

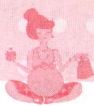

对话胎教

这个时期胎儿对声音已相当敏感，胎儿在宫内就有听力，能分辨和听到各种不同的声音，并能进行学习，形成记忆，可影响到出生后的发音和行为。对话胎教是一种非常有益的胎教手段，虽然胎宝宝听不懂你说的话，但是能感受到外界的声音和语调，感受到母亲温柔而且浓浓的爱和呼唤，有利于刺激胎儿听觉神经系统，促进其大脑发育。如果能经常跟胎宝宝进行对话，不但胎儿会认识你的声音，还能成为培养他语言能力的捷径。

对话胎教的方法：对话胎教是一种简单有效的胎教方法，实际是上对胎儿的语言训练。平时可以带着愉悦的心情朗读一些优美的诗歌、散文、小故事等。也可以在每天早上起床时跟宝宝说"早上好，宝宝，"或者睡前说"晚安"，平时还要对宝宝多加赞美，说"宝宝真乖，真聪明"等。平时看到新鲜的事物能也能跟宝宝分享。在对话、朗诵的同时，如果配上背景音乐，或者给胎宝宝听旋律轻盈明快、酣畅安详、可使心绪稳定的乐曲。也可以每天哼唱几首自己喜爱的抒情歌曲或优美而富有节奏的小调等，对胎宝宝进行听觉训练，会起到不错的效果。准爸爸平时也要多和胎宝宝打招呼，**多和胎宝宝聊天**。与准妈妈聊天时要语气和缓，避免吵架等情况发生，能使胎宝宝身心发育更健全。注意准妈妈与胎宝宝进行对话时要循序渐进，对话中要注意**内容简单**，并且**不要重复**。只是和胎宝宝讲话时要吐字清楚，一定要声音缓和。对话胎教的时间也不要过长，每次十几分钟，同时要保证室内的安静。另外，在进行对话胎教的同时准爸爸也可以抚摸胎宝宝，具体方法是将双手手指放在妻子的腹部，从上到下，从左到右，随着音乐轻轻触摸胎宝宝，每次5~10分钟。

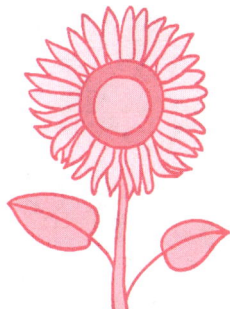

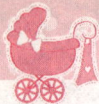

第178天　如何缓解坐骨神经痛和妊娠纹

1 坐骨神经痛

随着胎儿的不断发育，胎儿的重量会给准妈妈的背部增加压力，从而使准妈妈在腰部以下到腿的位置上产生强烈的刺痛。可通过以下方法缓解：

（1）选择自己舒适的体位和睡眠姿势可以减轻这种疼痛；

（2）睡觉时左侧卧，并在两腿膝盖间夹放一个枕头，以增加流向子宫的血液；

（3）白天不要以同一种姿势站着或坐着超过半个小时；

（4）尽量不要举重物过头顶；

（5）游泳可以帮助减轻对坐骨神经的压力。

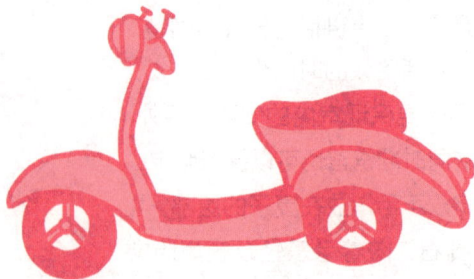

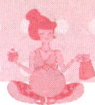

② 妊娠纹

（1）控制体重：如果准妈妈体重增长过快，皮下组织会被过分撑开，皮肤中的胶原蛋白弹性纤维断裂，容易产生妊娠纹。

（2）坚持按摩：适度按摩肌肤，保持血流顺畅，减轻或阻止妊娠纹的产生。

（3）保持滋润：增加肌肤的柔软度和弹性，使得皮肤组织在脂肪堆积扩张时能够更加适应。

③ 睡眠时的腿抽筋

引起小腿抽筋的主要原因是缺钙。孕妈妈久坐或由于受冷、受寒、疲劳过度也是发生下肢痉挛的一个原因。另外，妊娠后期子宫的增大，使下肢的血液循环运行不畅，也会导致小腿插筋。当小腿抽筋时，可先轻轻地由下向上地按摩小腿的后方（腿肚子），再按摩拇趾和整个腿，若还是不能缓解，则把脚放在温水盆内，同时热敷小腿，并扳动足部，一般都能使抽筋缓解。

④ 预防早产

孕妈妈应该知道早产的征兆，如有未满孕周"见红"并伴有规律宫缩、持续性下腹痛、下背酸痛、阴道有温水样的东西流出等异常情况出现，应及时与医生取得联系，尽早去医院接受检查。

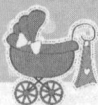

第 179 天   孕妈妈健忘和抑郁怎么办

1 精力难以集中，健忘

原因是对胎宝宝的过分关注和孕妈妈体内荷尔蒙的变化。在怀孕的前三个月，困倦和呕吐使孕妈妈感到筋疲力尽和思绪模糊，到了孕中期对胎宝宝的关注更是爱忘事，即使休息得很好的孕妈妈也会觉得精神很难集中并且会健忘。孕妈妈可以通过做好随身携带的备忘录来对付健忘。

2 预防妊娠抑郁症

（1）症状：如果在一段时间（至少两周）内有以下的4种或以上症状，则有可能已患有孕期抑郁症。如果其中的1或2种情况近期特别困扰孕妈妈，则必须引起高度重视：①不能集中注意力。②焦虑。③极端易怒。④睡眠不好。⑤非常容易疲劳或有持续的疲劳感。⑥不停地想吃东西或者毫无食欲。⑦对什么都不感兴趣，总是提不起精神。⑧持续的情绪低落，想哭。⑨情绪起伏很大，喜怒无常。

（2）改善方法：①尽量使自己放松：放弃那种想要在婴儿出生以前把一切打点周全的想法。②和你的配偶多多交流：保证每天有足够的时间和配偶在一起，并保持亲昵的交流。③把你的情绪表达出来：向你的爱人和朋友们说出你对于未来的恐惧和担忧。④和压力做斗争：不要让你的生活充满挫败感。⑤进行积极治疗：如果做了努力，情况仍不见好转，那么应该寻求医生的帮助。

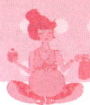

第180天　孕妈妈下肢水肿，如何缓解

到了**怀孕中后期**，许多孕妈妈会出现手、脚浮肿现象。表现为手握拳不紧，或按压手背或小腿时出现凹陷，如不能立即复原，就可以认为是浮肿。水肿是因为血管内的液体成分渗出至血管外、积聚在组织间隙中造成的。

生理性水肿是由于随着子宫增大，下肢血管受到压迫，影响下肢静脉回流所致。还有一个原因是孕期血液稀释，血容量增加，但红细胞增加的幅度不如血浆增加幅度大，血液相对变稀，血浆蛋白却没有增加，血浆胶体渗透压降低，水分移向组织间隙造成水肿。多数生理性水肿只限于腿部浮肿，适当卧床休息，将腿垫高，就会消退。

孕妈妈在孕期一般都会出现或轻或重的浮肿。特别是在长时间站立或持续姿势不变时，更容易引起浮肿。很多孕妈妈出现水肿，轻者足踝部然后小腿，慢慢向上蔓延，严重的可引起大腿、腹壁或全身浮肿，甚至还会出现腹水及胸水。多数情况下经过休息或抬高下肢后，水肿能自行消退，不需特别处理，但如腹壁浮肿，经适当休息后仍不能消肿者，应到医院检查发生浮肿的原因，不可麻痹大意。

如果孕妈妈仅是**轻微水肿**，可以通过调整一些生活细节来缓解症状。

1 调整工作和生活节奏，注意在平时不要站、蹲太久，休息时可以将腿抬高，采取半坐卧位，不要久站和坐；

2 穿着舒适的鞋子和袜子，不要穿会压迫到脚踝及小腿的过紧的袜子，以免影响血液回流；

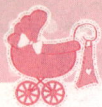

3 进行适当的体育锻炼，对减轻水肿有一定好处。例如适当散步后对腿部进行按摩也会预防水肿。但应避免较剧烈或长时间的体力劳动。

4 进食足够量的蛋白质和蔬果，每天一定要保证食入畜、禽、肉、鱼、虾、蛋、奶等动物类食物及豆类食物。

5 还有一点孕妈妈要明白，孕期下肢水肿是增大的子宫压迫或摄取太多盐分所致，盐分所含的钠会使体内水分滞留，并不是喝太多水的关系，所以孕妇应该适量喝水。

第 181 天　早产的监测

怀孕不足37周的分娩称为早产。早产的征兆同足月产。

（1）早产的征兆

下腹部反复变硬、变软、发胀时，可能是宫缩；阴道少量出血；早破水：温水样的东西从阴道流出，有的孕妈妈即便是早破水，仍有可能保胎后在几周后才生产，但一般情况下是破水后阵痛很快就开始了。

（2）早产的原因

双胎或多胎、羊水过多、胎儿畸形、胎膜早破、阴道内上行感染（下生殖道及泌尿道感染，如B族溶血性链球菌、沙眼衣原体、支原体的感染，急性肾盂肾炎等）。

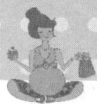

传染病和慢性病

孕妈妈患急性传染病伴有高热、慢性病，如心脏病、肾病、肾炎、肝病、糖尿病、重症肺结核、营养不良等。营养不良特别是蛋白质不足，以及维生素E、叶酸缺乏，严重贫血的孕妈妈，由于组织缺氧，子宫、胎盘供氧不足，也是导致早产的原因之一。

妊娠并发症

妊娠期高血压疾病、妊娠期肝内胆汁淤积症、妊娠并发心脏病、慢性肾炎、病毒性肝炎、急性肾盂肾炎、急性阑尾炎、严重贫血、重度营养不良等、子宫畸形、外伤、腹泻、咳嗽等。

子宫畸形

纵隔子宫、双角子宫等。子宫肿瘤等。骨盆及脊椎畸形。宫颈有手术损伤，子宫颈口松弛，导致宫颈功能不全。

胎盘异常

前置胎盘、胎盘早期剥离、胎盘功能不全等。

其他

还有孕期性生活不当、活动过多、持重物、从事体力劳动、工作时间过长和过累、情绪经常波动或精神过度紧张。

预防早产，孕妈妈可以通过孕期保健来预防，但是先天性生殖畸形除外。应**重视产前检查**，对高危孕妈妈进行严密的围产期保健，预防和控制妊娠高血压综合征，降低胎盘早期剥离发生率，发现前置胎盘后要及早治疗，纠正贫血。对于有心脏病的孕妈妈要加强管理，避免感染等措施。

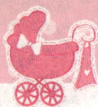

第182天　怀孕第7个月，孕妈妈感冒的护理

（1）**轻度感冒**的孕妈妈，仅有喷嚏、流涕及轻度咳嗽，则不需用药，可注意休息，多喝开水，保暖，往往可以不治而愈。如果症状仍不改善，可口服感冒清热冲剂或板蓝根冲剂等中成药。

（2）**感冒较重**有高热者，除一般处理外，应尽快控制体温。可用物理降温法，如在额、颈部放置冰块、湿毛巾冷敷、用30%～35%的酒精（或白酒加水冲淡一倍）擦颈部及两侧腋窝等方法；亦可选择用药物降温。在选用解热镇痛剂时，要避免采用对孕妈妈、胎宝宝和新生儿有明显不良影响的药物，例如阿司匹林之类的药物。

（3）怀孕期间的孕妈妈应注意休息，加强锻炼，保持强壮的身体，在疾病流行期间，注意个人卫生，不到人口密集的场所，不接触感冒的患者，家中居室通风换气，保持温、湿度适宜，经常用醋熏蒸房间，保持良好的心境，增强对疾病的抵抗能力。一旦患了感冒也不要惊慌失措或乱服药物，更不应对此不加介意，应及时到医院找医生咨询。

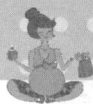

感冒注意事项

1 忌着凉。感冒后，如果再着凉必会加重病情，所以孕中期感冒应该防止着凉，注意保暖。

2 忌吹凉风。有时孕妈妈贪吹风，更容易加重病情。孕妈妈感冒初起时，可用电吹风对着太阳穴吹3～5分钟热风，每日数次，可减轻症状。但要注意不要让电吹风靠得太近，以免烫伤。

3 忌长期待在封闭的空间里。起床后居室宜开窗通风，上班后办公室也应注意室内空气流通。由于流感主要通过空气飞沫经呼吸道传播，通风是最好的消毒。另外，应避免在室内吸烟。

4 减少大型集会活动。不要出没在人群集聚的公共场所，这样才能减少感染的机会。

5 做好预防措施。外出时提倡戴口罩，避免外感风寒。及时医治易诱发流感的疾病，如营养不良、贫血、肠寄生虫症等病以防双重感染。

如何预防感冒

1 多吃新鲜的蔬菜和水果：富含维生素的食物对于提高孕妇的抵抗力有帮助，有利于预防感冒，还能补充孕妇孕期所需要的营养。

2 热水泡脚：每晚用较热的水泡脚15分钟，水量要没过脚面，泡后双脚要发红。

3 生吃大葱：生吃大葱时，可将油烧热浇在切细的葱丝上，再与豆腐等凉拌吃。

4 冷水浴面：每天用冷水洗脸、洗鼻孔（即用鼻孔轻轻吸入少许水，再擤出，反复多次）。

5 按摩鼻沟：两手对搓，掌心热后按摩迎香穴（位于鼻沟内、横平鼻外缘中点）十余次。

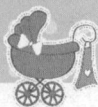

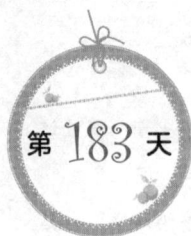

第 183 天   怀孕第7个月，孕妈妈发热的处理

1   找出发热的原因并兼顾营养与休息

除了找出发热病因之外，对孕妈妈来说，适度的退热是有其必要性的，发热常在增加孕妈妈新陈代谢速率的同时并发许多不适的症状，如头痛、食欲缺乏、全身倦怠、心悸甚至脱水等，更增加孕妈妈心肺功能的负担。所以要选择适度退烧。一般而言，若孕妈妈的体温未高过38.5℃，且无明显的不适症状，就可以考虑以物理方法帮忙退热，如冰枕、散热贴片、用温毛巾反复擦身，在腋窝、额部和腹股沟部放置冰袋等。

2   退热药的使用

尽量不用，至于何时才考虑使用药物，因人而异，但若体温高于38.5℃且伴有不舒服的症状时，则可以考虑在医生的指导下使用药物辅助，否则会伤害胎宝宝。

3   孕妈妈发热吃药

若体温高于38.5℃且伴有不舒服的症状时，则可以考虑在医生的指导下使用药物降热。孕妈妈用药不仅和药品本身有关，还和孕程有关。吲哚美辛片（消炎痛）有引起胎宝宝心脏的动脉导管提前闭合的危险，阿司匹林孕32周后也不宜使用。孕妈妈发热可以用对乙酰氨基酚治疗，布洛芬类、柴胡注射液等可用。孕妇感冒如果没明确的细菌感染证据，不要用抗生素。因为抗生素可通过胎盘作用于胎宝宝体内，有20%～40%的可能性对胎宝宝构成危害，要在医生指导下服用。

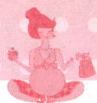

孕妈妈如果持续几天不退热，体温不超过**37.5℃**，有可能是怀孕本身造成的生理变化，而不是感冒引起的发热，只要注意休息，多喝白开水，体温会逐渐恢复正常。但是如果体温超过37.5℃，且伴有咽痛、咳嗽等症状，要及时就医，在医生指导下服药。**感冒病毒**对孕妈妈有直接的影响，感冒造成的高热（39℃持续24小时）和代谢紊乱产生的毒素有间接影响，而且病毒可透过胎盘进入胎宝宝体内，有可能造成先天性心脏病，以及兔唇、脑积水、无脑儿和小头畸形等。另外，胎宝宝正处于细胞分裂、器官分化的敏感时期，感冒病毒的影响相对来讲就大一些。一旦出现39℃以上3天连续高热，就应去医院做B超，检查胎宝宝有没有受到影响。

第184天　怀孕第7个月，孕妈妈感冒流鼻涕的处理

孕妈妈感冒流鼻涕可以喝一些鸡汤、姜汤、萝卜白菜汤和粥水，在补充水分的同时，能有效增强抵抗力，对抗感冒病毒。

1 **鸡汤**。可减轻感冒时鼻塞、流鼻涕等症状，而且对清除呼吸道病毒有较好的效果。经常喝鸡汤还可增强人体的自然抵抗能力，预防感冒的发生。可用嫩鸡一只，洗剖干净，加水煮，食时在鸡汤内加进调味品（胡椒、生姜、葱花）。

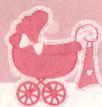

2 **萝卜和白菜**。"常喝萝卜白菜汤，不用郎中开药方"，在感冒初起服用，有较好的效果，平时多食更有好处。

萝卜白菜汤：
用白菜心250克、白萝卜60克，加水煎好后放红糖10～20克，吃菜饮汤。

菜根汤：
白菜根3片，洗净切片，加大葱根7个，煎汤加白糖后趁热服用。

萝卜汤：
白萝卜150克切片，加水900毫升，煎至600毫升，加白糖5克，趁热服一杯，半小时后再服用一杯。

3 **姜**。姜具有发汗解表、温中止呕、温肺止咳的功效，可用于治疗风寒感冒、恶寒发热、头痛鼻塞。

橘皮姜片茶：
橘皮生姜各10克，加水煎，饮时加红糖10～20克。

姜蒜茶：
大蒜、生姜各15克，切片加水一碗，煎至半碗，饮时加红糖10～20克。

姜糖饮：
生姜片15克，3厘米长的葱白3段，加水50克，煮沸后加红糖。

这几种姜茶均需趁热服用，然后盖被，出微汗，最好能够睡上一觉，有助于降低体温，缓解头痛。

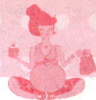

4 **粥水法。**清淡的粥水能帮助调理肠胃，保护胃黏膜。孕妇感冒流鼻涕时，不妨多吃一些具有食疗作用的粥水。

葱白粥：

粳米50克，葱白2~3根，茎切段，加白糖适量同煮成粥，热食。

橘皮水：

鲜橘皮30克（干橘皮15克）加水3杯，煎成2杯，加白糖，趁热饮。

雪梨煲：

雪梨洗净，连皮切碎，加冰糖，用砂煲或瓦煲隔水蒸。适用于风热咳嗽。

杭菊糖茶：

杭白菊30克，白糖适量，加适量开水浸泡，代茶饮。

第185天 怀孕第7个月孕妈妈头痛应如何缓解

1

找出引起孕期头痛的原因

医生经常会建议你写一份头痛日记，来帮助你找出引起头痛的原因。记下偏头痛发作前24小时内自己吃的所有东西，还有头痛开始时自己在做什么。

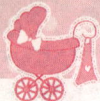

常见的引起偏头痛的原因

食物中含有的谷氨酸钠（俗称味精）、亚硝酸盐（常见于热狗、腊肠和熏肉等加工过的肉类中）、亚硫酸盐（用作色拉防腐剂，许多脱水水果中也有这种成分）、人造甜味剂、某些豆类和干果、干酪、乳制品（如酪乳和酸奶油等）、某些新鲜水果（如香蕉、木瓜、鳄梨和柑橘等）、熏鱼、巧克力、发酵或腌制食品（如豆酱、泡菜等），还有强光或不断闪烁的光、噪声、过热或过冷、强烈的气味、香烟的烟雾等。

2

冷敷或热敷

当紧张性头痛发作时，可以冷敷或热敷前额或头骨的下部。偏头痛时冷敷往往效果最好。

3

多喝水

别忘了多喝水，保证体内水分充足。如果正在发作偏头痛，并且刚刚呕吐过，就应该小口小口地慢慢喝水。

4

避免疲劳

尽量安排时间午睡。如果孕妈妈的偏头痛发作了，可以试试在安静昏暗的房间里睡一觉。

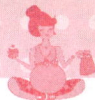

5

针灸

在怀孕期间接受针灸治疗是安全的，尽管有些人仍然质疑针灸对头痛的治疗效果。如果孕妈妈决定进行针灸治疗，最好选择有经验的针灸师，并且在产前检查时告知产科医生进行针灸治疗的情况。

在少数情况下，**孕期头痛**可能表示有更严重的问题，需要及时去医院就诊。孕妇按照说明服用**对乙酸氨基酚**是安全的。如果偏头痛非常频繁，影响到孕妈妈的体力，服药的好处可能超过可能带给宝宝的风险，不过有些药物是要遵医嘱服用的。孕期头痛，如果是**先兆子痫**等严重并发症伴发的头痛，需要马上住院治疗。

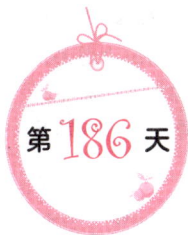

第186天　怀孕7个月孕妈妈的体重增长的相关问题

1　孕期体重长多少合适

国际上常用的体重指数BMI是衡量是否肥胖的重要指标。孕妈妈可以根据孕前体重，按公式计算自己的BMI指数：BMI=体重（千克）/身高（米）^{2}，再确定孕期的增重标准。

例如，孕妈妈孕前体重为50千克，身高1.6米，BMI指数为50/（1.6×1.6）=21.48。为正常体重孕妈妈。

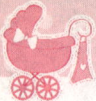

BMI在**18~5以下**为体重偏轻孕妈妈，孕期体重增加12.5kg；BMI在**18.5~25之间**为体重正常孕妈妈，孕期体重增加8~10kg；BMI在**25-30之间**为体重偏重孕妈妈，孕期体重增加5~7kg；BMI大于30为肥胖孕妈妈，体重增加需要咨询医生，严格控制。

孕中期体重增加以正常体重的孕妈妈为例说明。整个孕期对于体重正常的孕妈妈孕期体重增加在**8~10kg**之间最好，一般在怀孕头3个月，体重每月增加**0.5公斤**左右，接下来体重每月增加不宜超过2公斤，而且1周不要超过0.5公斤。妊娠7~8个月时，体重增长速度逐渐放慢。

孕妈妈超重有哪些危害

2

超重的孕妈妈容易患上妊娠并发症，包括妊娠高血压疾病、妊娠期糖尿病、血栓形成、产后抑郁症、分娩巨大儿的概率增加、导致阴道难产（使用产钳助产和剖宫产）增加、产后出血、感染增加，由于孕妈妈身体脂肪蓄积，产道阻力增大，自然分娩时造成组织弹性减弱，容易出现宫缩乏力、大出血及新生儿窒息等。剖宫产时由于腹壁脂肪厚，手术视野暴露不充分、胎宝宝取出困难等。

对胎宝宝来说，因为**难产**，胎宝宝产伤**发病率增高**，包括新生儿颅内出血、锁骨骨折、臂丛神经损伤、麻痹、新生儿窒息、死亡等。还可见胎儿宫内生长受限、分娩出低体重儿，这可能与脂肪沉积影响胎盘功能有关。这样的宝宝，成年后得2型糖尿病、高脂血症、心血管疾病的概率也高于正常体重的人群。

孕期**体重超标**危害比较大，但是想把体重减下来比较困难，孕妈妈不能不吃饭，所以可以适当增加运动量，需要提醒的是运动一定要适可而止，量力而行。不要为了减体重而忽视休息或玩命运动。

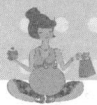

3　孕妈妈体重增长过少也不行

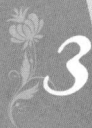

孕期体重增长过低容易生出低体重胎宝宝。体重低于2500克的新生儿称为低体重儿。这样的新生儿皮下脂肪少，保温能力差，呼吸功能和代谢功能都比较弱，容易出现感染，死亡率比体重正常的新生儿要高得多，智力发展也会受到一定的影响。胎宝宝营养不足，出生后体弱多病，增加了养育的困难。并且胎宝宝太小不能耐受分娩时宫腔的压力，容易出现胎心变化，增加了剖宫产的概率。

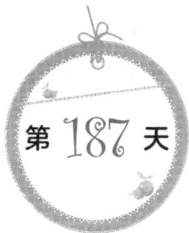

第187天　孕妈妈可以服用阿胶补血吗

阿胶含有多种蛋白质、矿物质（钙）等，能改善血钙平衡，促进红细胞的生成，但是吃的时候最好通过中医师的辨证论治食用，不同的体质用法用量是不同的。

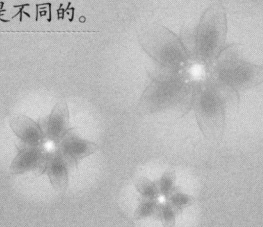

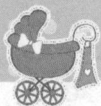

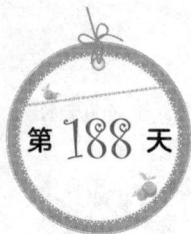

第188天 孕妈妈打鼾、失眠、睡眠不好应该怎么办

怀孕7个月，打呼噜、尿频，还有胎宝宝的踢腾扭动，搅得孕妈妈半夜醒来以后就很难再睡。有些孕妈妈会围绕着分娩或胎儿做很可怕的梦。研究表明，孕妇在**孕晚期**时，处于**深度睡眠**的时间会减少，并会在夜间时时醒来。也就是说，孕晚期睡眠质量会比其他任何时候都差。机体损耗极大，容易疲劳，睡眠不好会使孕妈妈心情烦躁、精力不集中，甚至影响胎宝宝的身心健康。因此应尽量保证**每天8个小时**的睡眠时间。

怀孕7个月孕妈妈的腹部太大，无法舒服地躺下。可以向左或右侧卧，并将枕头夹在两腿中间，垫在背后。会让孕妈妈睡得好些。

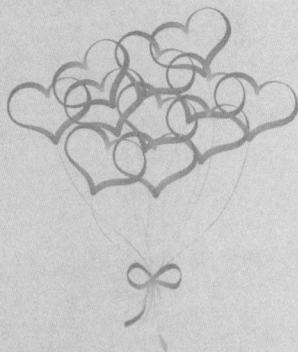

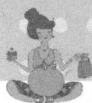

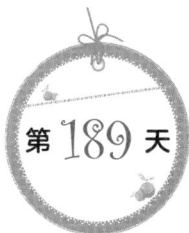

第189天　胎梦频繁怎么回事

孕期多梦本是常事，但是如果严重到影响了睡眠质量，就要警惕了。做梦次数多了，梦境也更刺激逼真了，这段时间孕妈妈可能会做一些奇奇怪怪的梦，而且身临其境，以至于醒后梦境和现实傻傻分不清楚。其实胎梦是因为孕妈妈心理压力过大造成的。一般胎梦都要比普通梦境更生动，所以梦到了什么吓人的事情不要当真。

梦既是一种生理现象，也是一种心理现象，做什么样的梦，与做梦者的欲望、情绪状态，以及近期所发生的刺激性事件有关。如果孕妈妈做梦较多，应放松心情，多和家人聊聊天，把注意力放在有兴趣的事情上。另外，睡前喝杯牛奶，既能补钙又能安神，一举两得。

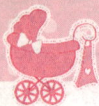

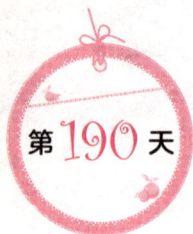

第190天　孕妈妈如何正确对待孕期抑郁症

和配偶多交流，保证每天有足够的时间和配偶在一起，并保持亲昵的交流。如果身体允许，可以考虑一起外出度假，尽所能来使你们夫妻的关系更加牢不可破，当孩子降生时，会有坚强的后盾，放心依靠。

把情绪表达出来，向爱人、家人和朋友说出对于未来的恐惧和担忧，轻松而明确地告诉他们你的感觉，当孕妈妈处在怀孕的非常时期，需要爱人和朋友的精神支持，而只有当他们明了你的一切感受时，才能给予你想要的安慰。

和压力做斗争，不要让你的生活充满挫败感。时时注意调整你的情绪。深呼吸，充分睡眠，多做运动，注意营养。如果孕妈妈仍然感觉焦虑不安，可以参加孕期游泳、瑜伽等练习班，或者多散步，温和的运动，可以帮助孕妈妈保持心神安定。

如果孕妈妈做了种种努力，但情况仍不见好转，或者发现自己已不能胜任日常工作和生活，或者有伤害自己和他人的冲动，那么应该立即**寻求医生**的帮助，在医生的指导下服用一些对自身和胎宝宝**没有不良反应的抗抑郁药物**，也可以去看心理医学专家或精神治疗专家，以免病情延误，给自己和胎宝宝带来不良后果。有的孕妈妈害怕去见精神病专家，认为这会使自己与精神病挂上钩，被扣上精神病的帽子，其实这种想法完全没有必要，孕妈妈可以理智而客观地把它看作是保证孕妈妈和胎宝宝健康安全而采取的一项必要措施。

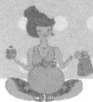

第191天　孕妈妈如何选择化妆品

1　安全性

成分必须安全，天然、温和低敏，对胎宝宝和孕妈妈安全，不使用含酒精、激素、重金属、矿物油及化学染料等成分的化妆品。这些成分是我们平常用的化妆品所含的化学成分，可以达到护肤效果，但是对于孕妈妈而言是有害的，特别是对宝宝有刺激作用。

2　基础性

怀孕期间，由于身体雌性激素的变化使得孕妈妈们皮肤特别敏感。功能性化妆品含有大量的有害物质，会对孕妈妈和胎宝宝造成威胁。所以专业孕妇护肤品均以基础性的保养护理产品为主，不应具有"美白""祛斑""祛痘"等功效性。应选择成分天然温和、敏感性低、亲肤性好的孕妇化妆品。

3　专业性

受到孕期激素分泌的影响，孕妈妈的皮肤与平时不同，敏感、干燥、容易生斑长痘。孕妇选择化妆品应充分考虑不同地域、肤质的皮肤特点。

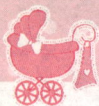

对于孕妈妈多发的皮肤干燥、衰老加速、色素沉积、妊娠纹等问题，专业的护肤品能够温和而有效地改善。

4
有效性

5
不使用普通成人或婴儿化妆品

普通成人化妆品的成分可能对孕妈妈有害，危及胎宝宝。而很多孕妈妈在怀孕期间会选购婴儿化妆品以保证安全。但实际上，婴儿皮肤水分含量大、角质层薄，生理特点与成人差异性大，因此，根据婴儿皮肤特点研制的婴儿护肤品也不适合孕妈妈使用，无法达到护肤的效果。

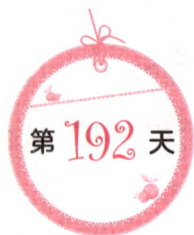

第192天　孕妈妈做四维彩超应注意什么

　　四维彩超就是四维成像技术（4D），能直观、立体显示人体器官的三维结构及动态、实时地观察立体结构，而以往的二维成像技术只能显示人体器官的某一切面。4D技术的应用，为临床超声诊断提供了更丰富的影像信息，减少了病灶的漏诊，提高了诊疗质量。该技术适用于妇产科，对胎宝宝进行超声检查能立体显示胎宝宝**面部及各器官**的发育情况，甚至胎宝宝在母体里的状态也可以观察到；对胎宝宝畸形，如唇裂、腭裂、骨骼发育异常、心血管畸形等能早期诊断。

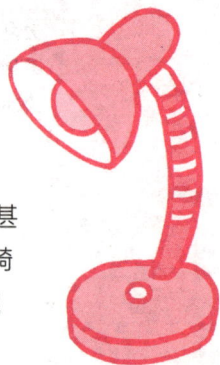

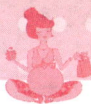

注意事项：

1 怀孕16周以上可以做四维彩超，最佳时间在20～28周。因为胎宝宝20周左右时正是大脑突飞猛进的发育时期，这时期的胎宝宝结构已经形成，在宫内的活动空间比较大，胎儿骨骼回声影响比较小，图像比较清晰，因此这个时期做四维彩超可以达到最佳效果。

2 做四维彩超过程和时间。做四维彩超主要是为了检查宫中胎儿是否有异常。医生会仔细地对每个部位做检查，包括面部、肾、心脏、脊柱、大脑、骨骼等，做四维彩超大概需要30~40分钟左右的时间。

3 做四维彩超前的准备工作。很多孕妈妈关心是否要憋尿，做四维彩超不需要憋尿。

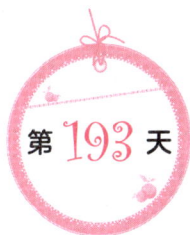

第 **193** 天 孕妈妈应该怎样使用电热毯

电热毯对孕妇的影响：

1 电热毯对孕妇的影响表现在受到电磁辐射容易出现头痛、头晕、记忆力减退、注意力不集中、抑郁、烦躁、皮肤老化、呼吸困难、腰背酸痛等。

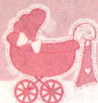

电磁场还会影响胎宝宝的细胞分裂，使婴儿出生后骨骼发生缺陷。孕妈妈在妊娠初期，如受热或做激烈的运动，使体内温度上升2℃时，就会造成胎宝宝脑细胞死亡，影响大脑的发育，使出生后的婴儿智力低下。

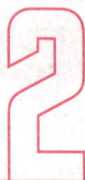

所以，孕妇**最好不要使用**电热毯来取暖。睡觉时可以使用空调、电暖器或在睡觉时用热水袋放在双脚处等方法取暖，这样有利于保障胎宝宝的健康发育。

孕妇用电热毯的正确方法：良好的睡眠对于孕妈妈来说非常重要，尤其是在寒冷的季节里。孕妈妈如果确实要用电热毯的话，建议不要直接躺在打开电源的电热毯上，更不要整夜使用电热毯。睡前可先将电热毯预热半小时，待临睡前关闭开关，拔掉电源插头后再入睡，这样不仅会感觉更加暖和舒适，还能避免电磁辐射影响。

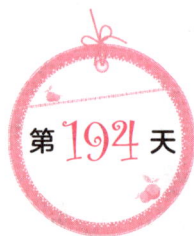

第194天　孕妈妈失眠怎么办

原因如下：

1 激素变化

怀孕的孕妈妈在精神和心理上都比较敏感，对压力的耐受力也会降低，常会犹豫和失眠，这是由体内激素水平的改变引起的。在孕期影响人体的激素主要是雌激素和黄体酮，适度的压力调适以及家人的体贴关怀，对稳定孕妈妈的心情十分重要。

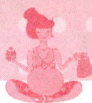

饮食习惯的改变

2

饮食习惯也会影响孕妈妈睡眠质量的好坏，均衡的饮食也很重要。尽量避免影响情绪的食物，如咖啡、茶、油炸食物等。建议：在入睡前3小时吃一些助睡眠的东西，多数情况下能提高睡眠质量。

尿频影响睡眠

3

到了怀孕后期，有将近80%的孕妈妈受尿频困扰，严重影响了睡眠质量。生殖泌尿道的感染常常表示身体抵抗力不足，因此孕妈妈要避免感染。除了调适心理压力外，孕妈妈最好要注意避免刺激性食物、过多使用化学药品、发炎、过敏等情况，这都会增加心理的不适，加重尿频。

食物过敏

4

过敏是比较容易被忽视的失眠原因，尤其是对食物的过敏反应造成免疫系统的负担。要注意观察，尽量避免过敏食物。

半夜容易抽筋

5

孕妈妈大都容易抽筋，也容易引起睡眠质量不好。如果情绪不稳定，饮食中甜食和肉食过多，都很容易让血液偏酸性，引起电解质的不平衡，造成局部肌肉抽筋。

必须尽量避免食用引起压力的食物，如咖啡、茶、油炸食品等。尤其是食物中的饱和脂肪，会改变妇女体内的荷尔蒙分泌，造成很多身体不适的症状。不妨试试一些治疗失眠的食物，通过调整饮食改善睡眠质量。

比如：

在睡觉前可以饮一杯加糖的热牛奶，食用带有芬芳气味的苹果、香蕉、橘子、橙子、梨等水果。

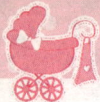

1 可以使用多个柔软枕头让自己躺在最安逸的姿势，可以加快入眠。

2 睡前喝一杯热牛奶可以加快入睡，但不要喝太多，以免频频上厕所而无法熟睡。

3 不要太担心睡眠问题，否则会因为惊慌而更睡不着。

4 食疗对于失眠来说是最好的治疗方法，优于安眠药、无不良反应。准妈妈可以试试：

① 食醋一汤匙，倒入一杯冷开水中饮之，可以催眠并睡得香甜。

② 经常失眠者，用莲子、龙眼、百合配秫米（粟米）熬粥，有令人入睡的疗效。

③ 临睡前吃苹果一个，或在床头柜上放上一个剥开皮或切开的柑橘，失眠的准妈妈吸闻其芳香气味，可以镇静中枢神经，帮助入睡。

④ 洋葱适量捣烂，装入瓶内盖好，临睡前放在枕边嗅闻其气味，一般在片刻之后便可入睡。

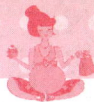

第195天 孕妈妈如何预防尿频

预防尿频的对策

1 加强肌肉力量的锻炼，多做会阴肌肉收缩运动。不仅可收缩骨盆肌肉，以控制排尿，亦可减少生产时产道的撕裂伤。

2 孕期应注意保持外阴部的清洁，睡觉时采取侧卧位。

3 平时要适量补充水分，但不要过量或大量喝水，最好在临睡前1~2小时内不要喝水。

4 有了尿意应及时排尿，切不可憋尿，因为有的人会因为憋尿时间太长而影响膀胱的功能，以至于最后不能自行排尿，造成尿潴留，需要到医院行导尿术。

5 每日要换洗内裤，用温开水清洗外阴部，至少1~2次。

6 节制性生活。

7 加强营养，增强体质。

第196天

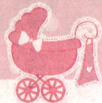

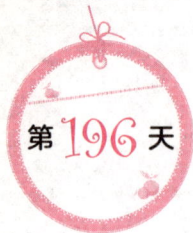

怀孕第7个月，胎宝宝打嗝是怎么回事

胎宝宝打嗝是很正常的现象，就像成人的呼吸，因为胎宝宝的肺部尚未发育完全，所以需要不断吞食羊水来练习肺部的呼吸，以便为出生后正常呼吸做准备。因此，胎宝宝打嗝其实是一种提升肺部呼吸能力的方式，所以孕妈妈无须担心。只是在胎宝宝打嗝的时候**轻轻抚摸**他就可以了，过几分钟就不会打嗝了。

到了**孕28周左右**，胎宝宝会在孕妈妈的体内不断地吞食羊水，用来锻炼肺部的呼吸，肺泡在羊水里不断长大。在胎宝宝的胸腔和腹腔之间，有一个像帽子似的厚厚的肌肉膜，称为膈肌，将胸腔和腹腔分隔开，和身体其他器官一样，膈肌也有神经分布和血液供应，当引起打嗝的诱因刺激传导给大脑以后，大脑就会发出指令，使膈肌出现阵发性和痉挛性收缩，于是就出现打嗝。

胎宝宝打嗝与孕妈妈的饮食生活习惯没有关系，有时候半夜的时候胎宝宝也会打嗝的，在肚子里一跳一跳的，有时候早上起来的时候也会打嗝，所以不是所谓的吃太饱了导致胎宝宝打嗝。胎宝宝打嗝就跟我们大人吃饭、睡觉一样地正常，是宝贝成长经历的一个过程。

第八个月

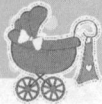

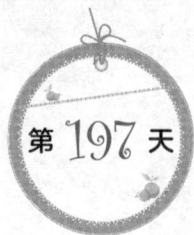

第 197 天　怀孕第8个月，胎宝宝长成什么样子了呢

1 ·怀孕29周

胎宝宝的体重1300克，坐高26~27厘米，身长约43厘米。胎宝宝的肌肉和肺也在逐渐成熟，胎宝宝的大脑中正在生成数十亿神经元细胞。为了容纳大脑的发育，胎宝宝的头部也在增大。皮下脂肪基本形成。由于生长迅速，营养需求达到顶峰。为了保证孕妈妈和胎宝宝的营养，需要补充大量的蛋白质、维生素C、叶酸、铁及钙（每天约有200毫克的钙沉积在胎宝宝正在变硬的骨骼里）。

2 ·怀孕30周

胎长约44厘米，胎重1500克。双顶径的平均值为7.83±0.62厘米，腹围的平均值为24.88±2.03厘米，股骨长为5.77±0.47厘米。怀孕30周的宝宝身长44厘米左右，体重1500克左右。胎头还在增大，大脑和神经系统发育达到一定程度，皮下脂肪继续增加。胎宝宝的周围环绕着羊水，随着不断长大，占据子宫的空间越来越多，羊水会有所减少。现在能够分辨出光亮和黑暗，胎宝宝甚至能够来回地追随光源。

3 ·怀孕31周

胎长约45cm，胎重1600克。双顶径的平均值为8.06±0.60cm，腹围的平均值为25.78±2.32cm，股骨长为6.03±0.38cm。肺部和消化系统基本发育完成，体重增加迅速，眼睛时开时闭。胎宝宝已经能够把头从一侧转向另一侧了，如果子宫外有光的刺激，胎宝宝的眼睛可以追随光的移动了。

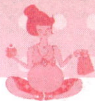

4

·怀孕32周

胎长约46cm，胎重2000克左右。双顶径的平均值为8.17±0.65厘米，腹围的平均值为26.20±2.33厘米，股骨长为6.43±0.49厘米。身体和四肢继续生长，手指甲和脚趾甲已经完全长出来了。有的胎宝宝已经长了满头的头发，有的只长出了淡淡的绒毛。

第198天　怀孕第8个月，孕妈妈身体有哪些变化

1 **子宫的变化**

怀孕前子宫重量只有50克，形状就像一个梨，怀孕后，随着孕周的不断增长，子宫的重量增加，形状也会发生相应的变化。足月妊娠时重量可达1千克左右，大概相当于非孕期的20倍。子宫变大，呼吸急促，消化不好，肚子更凸出了，身体很重，行动起来也很费力。子宫高度26~30厘米，子宫底推升到肚脐眼和胸部之间的部分。因此，心脏和胃受到的压力越来越大，如果吃食物的话，不易消化，有胃灼热的感觉。建议少吃多餐。

2　阴道的变化

由于孕妈妈分泌的雌孕激素比非孕期时高，孕妇的阴道肌层会变得肥厚，周围的结缔组织会变软，黏膜增厚，这是为了利于分娩时阴道的扩张和伸展。

3　其他的变化

深红色的妊娠纹在下腹最突出，然后是乳房、大腿、小腿肚等地方也出现。腰痛和静脉曲张、痔疮症状会更严重。怀孕后期，子宫颈部分泌物增加，特别是在外阴部分泌物堆积，接触性皮炎或湿疹易发生，会瘙痒。

第199天　怀孕第8个月，产检的项目包括什么

从孕28周到产后4周进入"**围产期**"。进入"**围产期**"需要**密切关注胎宝宝**的发育情况，发生任何异常情况要及时去医院处理。增加产检频率：孕28周开始就标志着进入孕晚期，至少每两周检查一次。

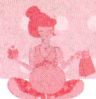

常规产检项目：

有血压、体重、宫底高度、腹围、胎心率、胎位、产科B超检查、血常规、尿常规、胎心监护（怀孕32周）。除常规项目外，开始增加胎心监护项目。这些基础测量项目能够帮助医生全面地了解孕妈妈的基本情况。

重点产检项目：

彩超可协助医生直接对胎宝宝先天畸形进行二次诊断，包括表面畸形和内脏畸形，例如，新生儿先天性心脏病、唇腭裂、水肿胎、多指（趾）和外耳等方面的畸形都可以查出。同时，也能确定胎宝宝在子宫中的位置。

第200天　怀孕第8个月，密切关注胎动

胎动的次数并非恒定不变，在妊娠**29周**左右，是胎动活跃的时期，以后稍减弱，直至分娩，孕妇的运动、姿势、情绪以及强声、强光和触摸腹部等，都可引起胎动的变化。缺氧早期多表现为胎动频繁，随缺氧

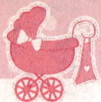

时间延长和加重，胎动会逐渐减少，劳累饥饿也会使胎动减少，一般休息、进食后会缓解，如果发现胎动减少，建议尽快去医院检查，发现异常及时处理。

怀孕此阶段，胎儿是动的最频繁的时候，但是也有一定的规律。可以根据自己的时间每天数胎动，每天早、中、晚、各数一次，一次一个小时，躺在床上，左侧卧位，每小时的胎动正常是3到5次，然后把三次的胎动相加乘以4，**大于等于30次**，一般就是正常的。

第201天　孕晚期B超排畸检查

孕晚期B超检查结果主要用于评估胎宝宝有多大、有多高，观察羊水多少和胎盘的功能，以及胎宝宝有没有脐带绕颈。如果有羊水过少、胎盘钙化、胎宝宝脐带绕颈现象，需要结合临床再考虑是否继续妊娠。

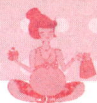

B超检查的必要性：

B型超声诊断是产科领域较为理想的检查方法，妊娠后半期，利用B超可以诊断胎位、双胎或多胎、羊水过多或过少、胎宝宝畸形、胎宝宝性别、胎盘定位，以明确妊娠晚期出血的原因，胎宝宝头径线测量，胎宝宝宫内情况，预测胎宝宝成熟度——通过胎盘分级，羊水量多少，胎宝宝双顶径等来判断胎宝宝成熟度和预测胎龄。

　　超声波检查**可以准确了解**胎宝宝发育的情况，因此，一般医院都会要求孕妈妈定期做B超检查。彩色B超的优点是能够辨别出动静脉血流，对准确了解胎儿血管系统有不可替代的作用。如果宝宝患有先天性心脏病、肾脏血管畸形等**严重疾病**，可以通过彩色超声波检查发现，而普通的超声波检查则无法发现血管系统的疾病。

　　胎儿发育到**8个月左右**，血管系统已经成形，这时做彩色超声波检查，就可以清晰了解孩子的心脏、脑部、肾脏等重要器官血流情况，如果有严重疾病或者其他病变，能够及时采取合理措施，这个检查有十分重要的意义。

第 202 天　超声检查胎盘成熟度

　　孕晚期（**孕28周**）胎盘级别多数是**0～Ⅰ级**，到**36周左右**胎盘级别可以是**Ⅰ～Ⅱ级**，到**40周左右**胎盘级别可以是**Ⅱ～Ⅲ级**，一般来说，**Ⅱ**

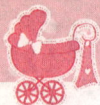

级以上胎盘提示胎宝宝已经成熟了，如果胎盘达到Ⅲ级则表明胎盘已经成熟并趋于老化。

　　但也不能只从胎盘成熟度的分级来判断胎宝宝**是否发育成熟**，需结合临床指标及资料综合分析。胎**盘成熟度的检测**是通过B超完成的。检测时，医生通过胎盘中的不规则强回声及声影来判断。不同的医生，检查的结果可能会有所不同。胎盘会随着孕期的增加而逐渐成熟，成熟到一定程度时功能就会减退。医生通过B超判断胎盘成熟度，主要通过胎盘上的**钙化点**。

> **比如：**
>
> 钙化点散在就诊断为Ⅱ级，钙化点连成片就诊断为Ⅲ级，这多少会受主观因素影响，有的医生看是Ⅲ级，而有的医生看就只能达到Ⅱ级。即使*B*超显示胎盘的发育成熟度超过了妊娠月份，也不一定就是胎盘老化。需要再复查，评估羊水的情况。

第203天　超声检查提示羊水过少应该怎么办

　　妊娠晚期羊水量**<300毫升**，超声提示**羊水指数<5厘米**，诊断为羊水过少，羊水指数**>5厘米**而**≤8厘米**，提示羊水偏少。羊水过少临床症状不典型，孕妈妈胎动是**感腹痛**，与胎盘功能减退、羊膜病变、孕妈妈的疾病（妊娠高血压综合征或服用抗利尿剂）等有关，也有可能与**胎宝宝泌尿系统畸形**有关，围产儿病死率增加。治疗上羊水过少并发胎宝宝畸形应引产，羊水过少并发正常胎宝宝，应寻找病因对症治疗，怀孕足月终止妊娠，怀孕不足月可以期待治疗。

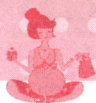

在医生的指导下，可通过**快速饮水**的办法增加羊水量。凡未足月未临产羊水过少的孕妈妈，可大量喝水，如果达不到要求，可采用**重复喝水**的办法。这种办法安全、有效、简便、易行、可重复，也没有不良反应。如果已经临近预产期羊水过少，评估胎宝宝的大小后应该适时积极引产。

妊娠期间羊水量超过**2000毫升**称为羊水过多，发生率为**1%~3%**。诊断羊水过多，标准是B超提示最大羊水暗区垂直深度（AFD）超过7厘米，或羊水指数（AFI）超过18厘米可以诊断为羊水过多。1/3孕妈妈不明原因的羊水过多，称特发性羊水过多。大多数羊水过多可能与胎儿畸形、胎儿染色体异常、双胎妊娠、妊娠期糖尿病或糖尿病合并妊娠、胎儿水肿、胎盘脐带病变的妊娠并发症有关。对胎儿的影响常并发胎位异常、脐带脱垂、胎儿宫内窘迫及因早产引起的新生儿发育不成熟，加上羊水过多常合并胎儿畸形，故羊水过多者围产儿病死率明显增多，约为正常妊娠的7倍。

第204天　超声提示胎宝宝脐带缠绕应该怎么办

脐带缠绕是脐带异常的一种，以缠绕胎宝宝**颈部**多见，是脐带异常中最重要的类型之一。另外有一种**不完全绕颈者**，称为脐带搭颈。还有一种

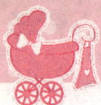

是脐带缠绕胎宝宝的躯干及肢体，被称为脐带绕颈或脐带缠颈。脐带缠绕胎宝宝颈部发生率为**20%～25%**，其中**脐绕颈1周**发生率为**89%**，而**脐带绕颈2周**发生率为**11%**，脐带绕颈3周及以上者很少见，脐带缠绕胎宝宝躯干、肢体比较少见。

如果胎宝宝**活动幅度过**大，出现**翻滚现象**，或者胳膊和腿动了脐带，就有可能会发生脐带缠绕。一般认为与**脐带过长**和**胎动过频**有关。胎宝宝在孕妈妈体内经常活动，在空间并不很大的子宫内翻滚打转、活动、游戏、动胳膊、伸腿，都有可能发生脐带缠绕。

胎宝宝脐带绕颈可以进行胎教。适当的胎教，能避免胎宝宝在子宫内剧烈活动。在进行胎教时要选择曲调优美的乐曲，比如钢琴曲、萨克斯、乡村音乐等，节奏不宜过强，声音不要过大，时间不能过长，次数不要过多。

通过B超检查了解**脐带绕颈的周数**，脐带缠绕胎宝宝颈部1周应该自己数好胎动，一般不会发生胎死宫内。如果脐带缠绕圈数过多或缠绕过紧，一定要加强**胎动的自我监测**，及时发现异常并予以处理，以保证胎宝宝安全。脐带绕颈不一定影响胎宝宝的发育及胎心变化。如果脐带足够长，没有受压现象，就不会影响胎心变化。因此，如果存在脐带绕颈也**不必过于惊慌**，需要注意胎动，及时监护，出现异常及时就诊。

B超可看到胎宝宝脐带绕颈、缠绕周数及松紧度。在胎头及颈部纵切面上，胎儿颈部后方有"**V**"形压迹，表示脐带**绕颈1周**，"**W**"形压迹表示脐带**绕颈2周**，**波浪形的压迹表示脐带绕颈2周以上**。

脐带是有弹性的，脐带里的血管长度超过脐带的长度，血管呈螺旋状盘曲，有很大的伸展性。脐带绕颈后，没有宫缩拉扯脐带，不至于影响脐带的血流，绝大多数胎宝宝不表现任何异常，故脐带绕颈不必过于惊慌。但如果脐带绕颈过紧可使**脐血管受压**，导致血循环受阻或胎宝宝颈静脉受

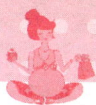

压，使胎宝宝缺血、缺氧，造成宫内窘迫甚至胎死宫内。

B超下经常可以看到当B超探头稍用力压孕妈妈腹部时，胎宝宝感到压力就会向旁边躲避，当脐带缠绕胎宝宝，而且缠绕较紧、胎宝宝感到不适时，胎宝宝会向周围运动，寻找舒适的位置，当胎宝宝转回来时，脐带缠绕自然就解除了，胎宝宝就会舒服地休息一会儿。当然，如果脐带绕颈圈数较多，胎宝宝自己运动出来的机会就会少一些。

B超尚**无法测量**脐带总长度。脐带绕颈的发生占分娩总数的**20%左右**。目前还没有特效的办法让胎宝宝绕出来。脐带缠绕胎宝宝**颈部2周**，一定要加强孕妈妈胎动的自我监测，**左侧卧位**，定期胎心监护，及时发现异常并就诊，以保证胎宝宝安全。到孕晚期复查超声有可能胎宝宝自己会绕出来的，但也有可能多绕出1圈。

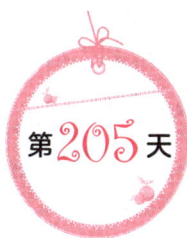

第205天　怀孕第8个月，孕妈妈如何缓解腰痛

孕妈妈腰痛原因如下：

1. 腹部沉重，不能保持正确的姿势，腰部肌肉容易疲劳所以引起腰痛。
2. 因怀孕人体内的激素分泌发生变化。
3. 运动不足造成人的基础体力下降。体力下降就不能保持正常的姿势，就容易腰疼。
4. 此外，子宫和胎宝宝的影响也会造成腰痛。

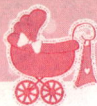

缓解办法如下：

1 在孕妈妈腹部扎根带子或专用怀孕腰带，用以支撑孕妈妈腰部，从而缓解疼痛。

2 保持正确姿势，正确的站立姿势是两腿微分，后背伸直，挺胸，收下颌。如果姿势正确，大肚子也不会很显眼。

3 适当进行运动，选择适合的孕妈妈体操或游泳，根据个人情况锻炼，可以增强体力。

4 不要睡太软的床，太软容易使腰部下陷，引发或加重腰痛。

5 站起、坐下不要过快，最好手上要有扶着的助力物体。

6 要选择比较舒服的鞋子，不穿高跟鞋，鞋跟保持在2厘米左右。

7 可以吃一些缓解孕妇腰疼的食物，如富含蛋白质、钙质、维生素B、维生素C和维生素D的食物。

第206天　前置胎盘是怎么回事

　　正常的胎盘附着于子宫体的底部、后壁、前壁或侧壁，**妊娠28周后**，胎盘附着在子宫下段，其下缘达到或覆盖子宫颈内口，位置低于胎儿先露部，称为**前置胎盘**。妊娠中期超声检查发现胎盘接近或覆盖宫颈内口时，称为**胎盘前置状态**。

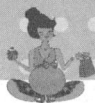

原因尚不清楚，临床上表现为妊娠晚期无痛性无诱因反复阴道出血，超声可以清楚显示胎盘位置。按胎盘边缘与宫颈内口的关系，分为4种类型：完全性前置胎盘（中央性前置胎盘）、部分性前置胎盘和边缘性前置胎盘、低置胎盘。

前置胎盘可导致妊娠晚期大量出血而危及母子生命，严重的并发症有产前、产时和产后出血，贫血和感染，围产儿因出血导致胎儿窘迫、缺氧甚至死亡，胎盘前置并植入性大出血有切除子宫的可能，在危及孕妈妈的安全情况下需提前终止妊娠，早产的发生率增加等。

治疗原则是止血、纠正贫血、预防感染、适时终止妊娠。根据前置胎盘类型、出血的程度、妊娠周数、胎儿宫内状态、是否临产等综合评估，给予相应的治疗。

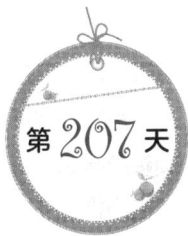

第207天 超声检查提示胎宝宝肾盂分离应该怎么办

肾盂，简单地说就是肾和输尿管连接的地方。

一般来说，如果肾盂分离不超过**10毫米**，属于正常范围。如果胎宝宝出生时**不大于16毫米**，也不会有什么问题，如果**继续增大**就要定期复查，**考虑治疗**，可以参照的治疗如下：

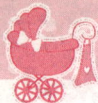

（1）宫内治疗：
经子宫穿刺置入导管减压治疗肾积水。

（2）出生后手术治疗：
肾盂成形术。

　　肾盂分离**90%**发生在**男宝宝**身上，有的宝宝出生的时候撒次尿就解决了这个问题，有的宝宝是因为先天的尿路（排尿不畅，积压在肾脏里）问题，出生后要经过手术才能解决。

　　症状就是羊水偏少，肾盂分离**≥10毫米**为**重度**。但需了解胎儿膀胱是否充盈，如膀胱充盈，需等胎儿排尿后复查。了解胎宝宝肾积水是否进行性发展，肾脏发育的大小，肾皮质是否有变薄。如有**肾皮质变薄**，可能对胎宝宝有一定影响。反之可能影响不大。宝宝一出生就应该检查。首先做B超，必要时可**静脉肾盂造影**，明确肾脏功能和梗阻的部位，手术有一定的难度，但对宝宝的生命没有影响。

　　胎儿期的肾盂分离，与孕妈妈的饮食生活习惯无直接关系，建议定期产检复查B超。随着孕期的增加，有些逐渐减少而趋于正常，有些则逐渐增加，预示着胎宝宝有**泌尿系统的畸形**或**梗阻的可能**，必须跟踪随访，以了解肾盂分离程度、有无并发其他异常等，为临床及早采取措施提供重要依据，对新生儿的**早期治疗**有重要意义。

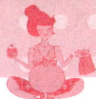

第208天　如何进行胎心监护

胎心监护是**胎心胎动宫缩图**的简称，可以了解胎动时、宫缩时胎心的反应，以推测胎宝宝在子宫内有无缺氧。

家中也可以进行胎心监护。主要使用**胎语仪、胎心仪**或**听诊器**。其中胎语仪属于智能监测设备，适合拥有智能手机的孕妈妈使用；胎心仪和听诊器属于具有基础功能的传统设备，适合用来听胎心音。还有的医院开通了远程胎心监护，就是拿一个仪器回家，主机在医院，如果晚上想做胎心监护，先打电话给医院，开通机器后，医生在主机处可以发现胎心监护有没有问题。

如果胎宝宝活动时心率没有加快，或者在胎心监护期间根本就没胎动，这表示胎宝宝可能在睡眠，等胎宝宝醒了再复查，如果复查还是无反应，表明可能有异常，需要过1个小时后再做一次胎心监护，或者复查B超检查羊水情况。

孕妈妈吃点东西后，胎动会比较多，再做胎心监护很容易通过，还有就是在宝宝比较爱动时做胎心监护就容易一次通过。如果胎宝宝不太爱动，在做胎心监护时可以拍拍胎宝宝，让胎宝宝动起来后，胎心监护容易一次通过。

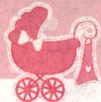

第209天　怀孕第8个月，胎宝宝的胎动问题

孕32周后，胎宝宝的胎动变得强而有力，并且有一定规律。医生会建议孕妈妈通过数胎动了解胎儿在子宫内的情况。早晨、中午、晚上在左侧卧位的情况下，各测一小时胎动，然后把测得的3次胎动数相加，再乘以4，就是12小时的胎动数。

孕晚期一般正常时每小时胎动在3次以上。12小时胎动在30次以上表明胎宝宝情况良好，若少于20次意味着胎宝宝有宫内缺氧，10次以下说明胎宝宝有危险，预后不良。孕妈妈在自我监护时，如果一旦发现胎动次数低于正常，应立即到医院检查以明确原因，及时挽救胎宝宝。

胎宝宝一般越到后期感觉到的胎动越多，如果孕妈妈感觉到胎动多，那是因为胎宝宝大了，动作比较大，一般胎宝宝在下午和晚上的胎动会多一些。所以一般来说，孕晚期胎动都是比较厉害的。

如果胎宝宝平时动得非常频繁，突然不动了，就要注意，应该及时到医院进行检查，了解原因并对症处理。

孕晚期胎宝宝入盆后胎动会减少，这是很正常的。妊娠32周时，胎动最频繁，每天胎动的次数最多的时候能达到上千次。随着怀孕月份的增加，因为胎宝宝慢慢长大，子宫内可以供他活动的空间会越来越少，因此他的胎动也就会减少一些，没有以前那样频繁。不过，孕妈妈要注意的是，如果胎宝宝宫内缺氧也会引起胎动减少减弱。

一般来讲，怀孕33周后会开始感觉胎动少了，但医院检查的时候，一定要注意胎动时间。固定的时间，早、中、晚，一定要固定，如果早上8到9点，中午12点到1点，下午6点到7点，一小时胎动不少于三次就没关

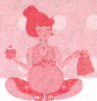

系，如果是两次或者一次，马上再数一小时，如果还是不够，到就近医院听一下胎心，看看有什么问题。

建议孕妈妈从**怀孕28周**开始每天数胎动，来了解胎儿的情况。但需要提醒准妈妈的是，不同胎儿胎动的次数和幅度差异会很大，最重要的是找到自己胎儿的胎动规律。如果数胎动让你变得神经质，那准妈妈就不要那么频繁地去数了。下面介绍两种数胎动的方法：

1

每天数3次，每次**数1小时**胎动的次数。早、中、晚各选择一个固定的时间来数。坐下，把脚垫高，或左侧位躺下，把手放在肚子上，持续数胎动1小时。准备好纸，感受到1次胎动，就做1个记号。睡前把3次测得的胎动次数相加，然后再乘以4，得出12小时的胎动次数。12小时的胎动次数一般应在**30~40次**。如果属于胎动频繁的准妈妈，12小时的胎动次数可能会达到**100次左右**。

2

每天数1次，每次数1小时胎动的次数。选择一天中胎宝宝胎动较活跃的一段时间，尽量每天都在**同一时间数胎动**。坐下，把脚垫高，或左侧位躺下，把手放在肚子上，持续数胎动1小时。准备好纸，感受到1次胎动，就做一个记号。1个小时之内能感到的胎动次数很可能有五六次甚至更多。

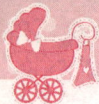

第210天 孕妈妈的口腔疾病如何治疗

孕妈妈的**口腔问题**有可能殃及胎宝宝，口腔疾病中的细菌所产生的毒素有可能进入血液循环系统，通过胎盘影响到胎宝宝的健康发育，甚至有产生胎宝宝畸形或流产和早产的风险。有证据显示：有**牙周炎**的孕妈妈早产率比正常孕妇要高，生产**低体重儿**或**围产儿死亡率**也比正常者高。孕妈妈口腔可能会出现**牙龈出血**、**水肿**及**牙龈增生**，**不影响正常怀孕**。怀孕期对各种刺激的**敏感性增加**，轻微的不良刺激也有可能**导致流产**或**早产**。如果一定要拔牙，拔牙容易出血，麻醉要完全，以防止因疼痛引起子宫收缩出现问题，拔牙后是否保胎和用消炎药的问题一定要咨询医生。

理论上来说，怀孕期间都可以看牙病，拔牙最好在怀孕4~6个月时。口腔科医生对待孕妈妈很谨慎，拔牙需要打麻药，对胎宝宝的影响或多或少，所以主要看孕妈妈的牙病是不是必须要在孕期拔牙，该看病还是一定要看病的，疼痛是不能忍着的，会影响宝宝的发育。创伤性牙齿治疗，如拔牙等，在治疗过程中会产生疼痛等刺激，在怀孕前三个月拔牙容易导致流产，最后三个月进行口腔创伤性手术则容易导致早产。

因此，孕妇在怀孕前三个月和怀孕最后三个月，治疗牙病应慎重。如果孕前有口腔问题最好在怀孕前治疗牙病。

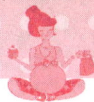

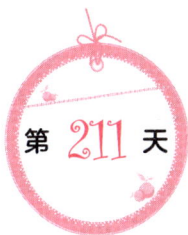

第 211 天　怀孕晚期孕妈妈双腿水肿、静脉曲张如何预防

怀孕晚期增大的子宫压迫**下腔静脉**，**阻碍静脉血液**回流，造成体内钠和水分滞留，当体内水分积存时，就会造成**水肿**，一天中，下午水肿会最明显，出现的顺序通常为足部、小腿、大腿、外阴、腹部、四肢和眼睑。怀孕晚期孕激素对血管壁的松弛作用使静脉瓣闭合不足，影响血液向心脏方向回流，孕妈妈的**腿部**易形成**静脉曲张**。静脉曲张还可能发生在头部引起**头痛**、发生在直肠引发**痔疮**。一般发生在**怀孕28周后**。

预防的方法是充分饮水，避免长时间保持同一姿势，不要仰睡，坐着时不要交叉双腿，坐着的时候可将小腿垫高，上厕所时间不要太长等。也可多转动踝关节和脚部来促进血液循环，适当地散步和腿部按摩对预防水肿也有效。怀孕期间的水肿只要没有并发高血压，一般没有大碍。

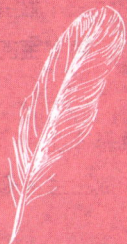

第 212 天

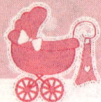

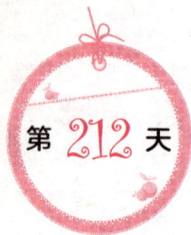

怀孕第8个月，胎宝宝胎位不正应怎样纠正

一般指**妊振30周后**，胎宝宝在子宫体内的**位置异常**，较常见于腹壁松弛的孕妇和经产妇。通常，医学上称枕前位为正常胎位，胎儿背朝前胸向后，两手交叉于胸前，两腿盘曲，头俯曲，枕部最低。而胎位不正包括臀位、横位、枕后位、颜面位、额位等。以臀位多见，而横位危害母婴最严重。由于胎位异常将给**分娩带来程度不同的困难和危险**，故早期纠正胎位，对难产的预防有着重要的意义。

大约有**3%**的孕妈妈可能胎位不正（臀位），引起的原因有：早产、胎儿畸形、羊水不正常、胎儿生长过慢、脐带太短、子宫畸形、胎盘不正常、骨盆狭窄、多胎等。发现后必须详查胎宝宝与孕妈妈的身体状况是否正常。

胎位不正最合适的纠正时间为**孕30～32周**之间。妊娠**28周后**经腹部、阴道、B超检查可检查是否为异常胎位。妊娠**28周以前**，由于羊水相对较多，胎宝宝又比较小，在子宫内活动范围较大，所以位置不容易固定。妊娠**32周以后**，胎宝宝**生长迅速**，羊水相对减少。此时，胎宝宝的姿势和位置相对固定。所以在**孕32周以后**，如果胎宝宝还是**胎位不正**就基本上**等于确定**了，当然也不排除极少数胎宝宝来个意外之举。

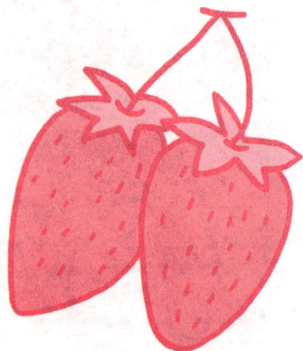

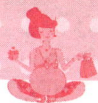

1

膝胸卧位操纠正

孕妇排空膀胱，松解腰带，在硬板床上俯撑，膝盖着床，臀部高举，大腿和床垂直，胸部要尽量接近床面。每天早晚各1次，每次做15分钟，连续做1周，然后去医院复查。

2

医生为孕妇施行转向

如果在孕32～34周时，胎宝宝仍未转向，医生就要考虑为孕妈妈实行外转胎位术，让胎宝宝翻转，使孕妈妈能顺利分娩，外转胎位术有一定的风险性。操作时，会导致脐带缠绕或胎盘早剥。

3

针对胎位不正，我国有针灸治疗的成功先例

用针刺至阴穴，治疗胎位不正，每日1次，每次15～20分钟，5次为一疗程，适用于妇科检查诊断为臀位、横位、斜位的孕妈妈。

4

做好产前检查

预先诊断出胎位不正，及时治疗，如未转为头位，则需要在预产期前1～2周住院待产，由医生根据孕妈妈的具体情况决定分娩方式。

5

横位应做选择性剖腹产

臀位分娩，初产妇多做剖腹产；经产妇，胎宝宝较小、骨盆够大者，可考虑阴道分娩。

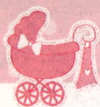

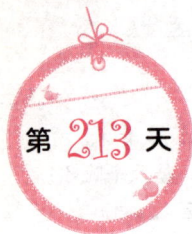

第 213 天　孕晚期孕妈妈腹痛的原因

1　子宫增大压迫肋骨导致腹痛

随着胎宝宝长大，孕妈妈的子宫也在逐渐增大。增大的子宫不断刺激肋骨下缘，可引起孕妈妈肋骨钝痛。这属于生理性的疼痛，不需要特殊治疗，左侧卧位有利于疼痛缓解。

2　假宫缩导致腹痛

到了妊娠晚期，可因假宫缩而引起下腹轻微胀痛，常常会在夜深人静时作祟而于天明的时候消失，宫缩频率不一致，持续时间不恒定，间歇时间长且不规律，宫缩强度不会逐渐增强，不伴下坠感，白天症状缓解。假宫缩预示孕妇不久将临产，应做好准备，如保持充分的休息，多吃些能量高的食物，如巧克力，养精蓄锐。同时需要熟悉临产前胎动模式：临产前的宫缩有节律性，每次宫缩都是由弱至强，维持一段时间，一般为30～40秒，消失后进入间歇期，为5～6分钟。

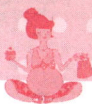

3　胎动导致腹痛

胎动于28~32周最显著。在20周时，每日平均胎动的次数约为200次，在32周时则增加为375次。自32周之后，胎宝宝逐渐占据子宫的空间，他（她）的活动空间也将越变越小，但是他（她）偶尔还是会很用力地踢你。当他（她）的头部撞在你骨盆底的肌肉时，你会突然觉得被重重一击。

第214天　孕妈妈嗜睡的原因

怀孕晚期嗜睡还是一种荷尔蒙分泌的结果，这种激素的功效就是使得子宫肌肉变得柔软，另外一方面这其中又有一种麻醉的作用，导致人体的行动变得有些迟钝，由此感到"老是想睡觉"。另外，孕妇的基础新陈代谢增加，妊娠期母体分泌系统产生变化，体内热量消耗快，血糖不足，都是嗜睡的原因。

尽量让孕妈妈的生活作息回归正常，就可以使嗜睡现象消失。或者让孕妈妈白天找些有意思的事情做，转移注意力也有助于嗜睡的缓解。

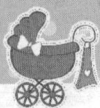

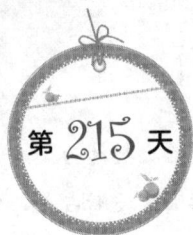

第215天 孕晚期孕妈妈如何预防及治疗痔疮

孕妈妈得痔疮的原因：

一种是原本有旧疾，怀孕后复发了；另一种是怀孕后新长的。怀孕后静脉内的压力升高，血管弹性降低，又因增大的子宫压迫盆腔的血管，使腿部、外阴部及直肠等处的静脉血不能通畅地返回心脏，这就使直肠下段和肛门周围的静脉充血膨大而形成痔疮。另外，孕期胃肠道蠕动减慢而出现便秘、排便困难、腹内压力增高，也是促使痔疮发生的原因。

孕妈妈痔疮的危害：

痔疮反复出血，日积月累，可导致贫血，出现头昏、气短、疲乏无力、精神不佳等症状，这不但影响孕妈妈自身的健康，也影响胎宝宝的正常发育，易造成发育迟缓，低体重，甚至引起早产或死亡。内痔或混合痔发展到一定程度可脱出肛门外，由于痔块不断变大和脱出，以至孕妇在行走、咳嗽等腹压稍增时，痔块即能脱出，无法参加活动，使妊娠后期的孕妈妈增大了精神和体力的负担。

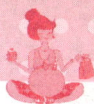

1 孕期如何预防痔疮

（1）养成良好的饮食习惯。孕妇日常饮食中应多吃新鲜蔬菜、水果，尤其应注意多吃些富含粗纤维的食物，也要多吃些粗粮，如玉米、红薯、小米等。

（2）养成良好的排便习惯。孕妇要养成定时排便的好习惯。排便时间要相对固定，一般可定在某一次进餐后。排便习惯一旦形成后，不要轻易改变，到排便的时间，即使无便意也要坚持如厕。但每次蹲厕所时间一般不要超过10分钟。如果一次排不出来，可起来休息一会儿再去。千万不要蹲在厕里看书、看报，反而增加腹压和肛门周围血流的压力，导致痔疮或加重痔疮。

（3）还要适当进行一些体力活动和肛门保健。孕妈妈应防止久坐不动，提倡适当的户外活动。适量的体力活动可增强体质，促进肠蠕动而增加食欲，防止便秘。每日早晚可做两次缩肛运动，每次30～40下。这样有利于增强盆底肌肉的力量和肛门周围的血液循环，有利于排便和预防痔疮。

2 孕期痔疮如何治疗

（1）饮食调理。痔疮初起时，主要依靠饮食调理，不吃辛辣食物，如胡椒、花椒、生姜、葱、蒜等，以及油炸的食物，少吃不易消化的东西，以免引起便秘，可多吃富含膳食纤维的蔬菜和水果，如马齿苋、芹菜、白菜、菠菜、木耳、黄花菜、苹果、香蕉、桃、梨、瓜类等。要多饮水，最好早晨起来后喝一杯淡盐水或蜂蜜水。这样可避免便秘，减少硬结粪便对痔静脉的刺激。遇有便秘时还可多食一些含植物油脂的食品，如芝麻、核桃等。

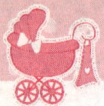

（2）提肛运动和按摩。 并拢大腿，吸气时收缩肛门，呼气时放松肛门。如此反复，每日3次，每次30下，以增强骨盆底部的肌肉力量，有利于排便和预防痔疮发生。按摩部位有两处，即肛门和腹部。大便后用热毛巾按压肛门，按顺时针和逆时针方向各按摩15分钟，改善局部血循环；腹部按摩取仰卧位，双手在下腹部按顺时针和逆时针方向各按摩15次，每日早晚各进行一次，有利于排便，防止便秘，有利于痔疮的好转。

（3）改变生活习惯。 早晚可散步、做体操，平时卧床休息时可将骨盆部抬高20~25厘米。避免久坐、久站，适当增加休息。手纸宜柔软洁净，内痔脱出应及时托回。

（4）熏蒸治疗。 如果担心外用药对胎宝宝有影响，孕妈妈可以试试中药祛毒汤坐浴或湿敷。其方法是把祛毒汤加热后倒入盆中，孕妈妈蹲坐于盆上进行熏蒸。或是用棉球或纱布蘸祛毒汤敷于患处，每天2~3次，每次20分钟，即可有效缓解痔疮。

（5）药物治疗。 当孕妈妈患痔疮出现出血症状时，可使用含有复方角菜酸酯成分的栓剂，直接放入肛门。该成分是海洋生物提取物，不会对胎宝宝造成影响。如果是肛门感染引起脓肿，可用中药十味金黄膏直接涂在脓肿处，它的成分为黄连、黄檗、大黄等。如果肛门处形成了裂口、创面，则可使用促进创面愈合的藻酸钙敷料，一天敷两次即可。使用上述药物时，除了复方角菜酸酯栓剂，其他的药只能涂抹于痔疮表面等肛门外皮肤，而不能直接放入肛门中。

（6）对于大家常用的痔疮膏，孕妈妈则要谨慎使用。 因为，痔疮膏由麝香、牛黄、珍珠等药物组成。麝香有活血散结、止疼和催生下胎的作用，药理研究表明，麝香还对子宫有明显的兴奋作用，孕妈妈使用后容易发生流产或早产。应在专科医生的指导下进行，不能擅自用药，以免引发意外。

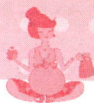

第 216 天　怀孕第8个月孕妈妈觉得呼吸不顺畅，如何改善

呼吸不顺畅一般有以下两方面的原因：

1. 孕妈妈胸闷气短可能与心脏的问题有关，建议做心电图排除心脏的问题。

2. 怀孕晚期孕妈妈增大的子宫，向上顶到肋骨和肺脏，导致有效呼吸的空间变少。怀孕后心脏血管系统产生改变，血流量升高，心脏的输出功率也会随之提升，所以必须大口且长的呼吸方式吸较多氧气以维持血液中的含氧量，所以怀孕后的孕妈妈可能会渐渐发现和以往比起来呼吸稍有不顺畅的感觉。一般发生在怀孕28周后。

不需特殊治疗。夜间**左侧卧**睡觉，**平躺**会感觉**压迫更严重**时。可以每天吸点氧气，一般半个小时左右，不需要过于担心，保持良好的心态，还要尽可能地挺起胸来，集中注意力进行缓慢的深呼吸，直到呼吸顺畅。保持空气流通。

　　整个怀孕期间都会感到呼吸不是很顺畅，特别在怀孕晚期比较明显，但是直到怀孕最后几周，胎头下降**入盆后**，孕妈妈的肺脏**不再受到挤压**，子宫也不会再向上顶到肋骨和肺脏，孕妈妈呼吸会有轻松感，呼吸情况会感到明显好转。

第 217 天

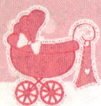

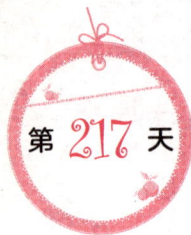

怀孕第8个月，孕妈妈手指关节痛如何治疗及预防

　　孕妈妈手指关节痛主要与缺钙有关，或钙吸收障碍，加上胎宝宝生长发育需要大量的钙，户外活动减少，接受阳光少，维生素D缺乏所致。骨质缺钙出现一系列缺钙及骨质疏松的表现，即妊娠关节病。开始表现为腰酸腿疼，逐渐加重可致骶关节、耻骨联合等全身关节疼痛，严重时影响翻身行走，虽不危及孕妈妈生命，但却使孕妈妈行走不便。还与孕妈妈体内积水将神经压力延伸至手腕处，导致孕妈妈一只手或两只手有麻木、刺痛和疼痛的感觉。一般孕妈妈的两只手都会出现这些症状，而且在孕期的任何时候都可能发生，但在怀孕的后半阶段，更有可能发生或加重。

　　很多孕妈妈在怀孕时会出现手指关节僵僵的、酸疼，想要握拳，居然攥不住。手腕不厉害，但也酸酸的不舒服，需要缓上一会儿才好转。因为孕期血压升高，特别是中晚期心肺、肾脏负担都比较重，造成了水肿，局部特别是肢端更容易表现明显。

　　此外，为给分娩做准备，内分泌使得关节、韧带都会松弛（民间称为开骨缝），所以不仅手部，孕晚期腰部、腿脚、骨盆都会陆续地不舒服，但绝对是正常的。如有反常的情况出现，或哪个部位特别难受就要及时咨询医生。

1　治疗

　　（1）白天晒晒太阳，必要时可在医生指导下补充钙片，坚持一至两个月左右就会有效果，孕妇补钙还能预防抽筋、妊娠高血压综合征等。

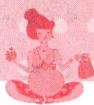

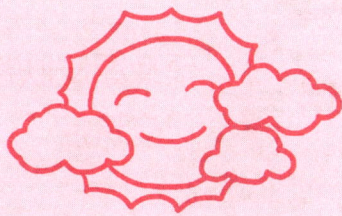

（2）起床后双手十指交错相握，伸直再握住、再伸直，循环做10分钟，有助于血液循环，可以缓解手指关节痛。

（3）白天和夜里都注意把手略微放到高一点的地方，保证血液回流。

（4）平时注意少吃一些盐，不要大量喝水，喝水可以分多次，每次少喝点。

（5）注意休息，适当补充钙，多吃骨头汤和鲫鱼汤，喝牛奶等。

2 预防

（1）**注意关节保暖**。气温降低时，要及时添加衣物，以免膝关节受凉。此外，尽量不要接触冷水，涮洗用温水最佳。如果孕妈妈本来就患有关节炎，可戴好护膝等以防复发。

（2）**经常锻炼关节**。①手指弯曲度：将手指弯曲，用另一只手将指尖往手掌方向尽量靠近，然后将整个弯曲的手指往下推向掌心方向以伸展指根关节背侧。②手指强化：将手平放在桌上，将手指往大拇指的方向挪动，并用另一只手将手指往反方向拉。如此可增强手指肌肉的强度。

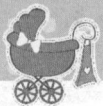

第218天

孕晚期皮肤瘙痒，小心妊娠胆汁瘀积症

妊娠胆汁瘀积症的发生率在**0.02%~2.4%**，主要表现为**局部皮肤瘙痒**。发生在脚心和掌心，孕妈妈会因为其剧烈瘙痒而抓挠，破溃形成痂壳。有的会蔓延全身，发生在背部、腹壁、大腿、小腿等，但皮肤上没有皮疹。瘙痒程度夜间比白天剧烈。在瘙痒后的2周，有的还会出现皮肤发黄，严重的会出现黄疸、肝功能异常、胆酸升高等。检查指标胆红素、胆汁酸高。

该病对孕妈妈**危害不大**。但是可能造成胎宝宝早产、宫内窘迫、发育不良、慢性宫内缺氧，严重的甚至会发生毫无预兆的死胎和死产，增加围产儿的死亡率。该病如果早期发现，早期治疗，加强对胎宝宝监护是可以避免不良后果的。该病在分娩后自动消失，预后良好。

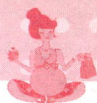

第219天　孕晚期孕妈妈耻骨疼痛如何改善

怀孕晚期孕妈妈体内分泌的激素和黄体素会使韧带松弛，使骨盆的伸缩性变得稍微大点，有助于阴道分娩，但如果荷尔蒙分泌过多，会使骨盆间的韧带过于松弛，造成耻骨联合过度分离，引发耻骨疼痛。一般发生在怀孕28～30周。疼痛发生在坐起、翻身和双腿张开时，所以孕妈妈要**避免双腿张太开**的动作，睡觉时采用**侧躺**，并在双腿中间放置一枕头，避免侧躺时股骨关节过度内缩引发疼痛。平时站立也要避免单脚使力，应双脚平均受力，也可使用托腹带减缓过度分离的情况。如果十分疼痛，只好卧床休息了。

孕期耻骨分离一般多见于孕晚期，**疼痛程度不同**，有的疼得下不了床，走不了路，产后恢复不好，还会**导致体形变化**和**诸多妇科疾病**。在孕期，医生除采用对症处理外，一般建议适当使用**专业的双菱形骨盆带**，用在胯部以保护耻骨和盆底组织，对于防止耻骨进一步分离、缓解耻骨痛具有很好的作用。

双菱形骨盆带是利用菱形结构物理学原理结合人体工程学研发的，两个菱形分别对应固定人体两侧胯部，左右平衡、前后对应，突破性地解决了现在一般骨盆带设计不合理、不好用、没效果等技术难题，这是现在产科医生比较看好的一款骨盆恢复矫正带。

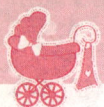

使用双菱形骨盆带的注意事项：

1 位置要正确，两个菱形一定要对应固定在两侧突起的胯部，不要用在腹部；

2 使用时不要过紧，要紧而不勒，以自己舒适为准；

3 每次使用时间不要太长，以1～3小时为好。

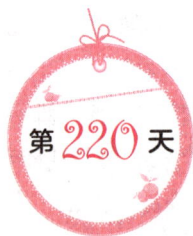

第220天　孕晚期孕妈妈的睡姿什么姿势最好

　　孕妈妈怀孕后，胎宝宝在子宫内逐渐长大，原来像一个倒置梨形大小的子宫到足月妊娠时变成了西瓜大小，子宫容积由**未孕时的5毫升**增至**足月时的5000毫升**，子宫的重量也由**未孕时的50克**增加到**足月妊娠时的1000克**。随着子宫和胎儿的长大，孕妇的睡姿显得越来越重要，特别是到了妊娠晚期，即怀孕**7～9个月**时，孕妈妈**不良的睡姿**不仅会影响到子宫的位置，而且会增加妊娠子宫对周围组织及器官的压迫，影响子宫和胎盘的血流量。胎宝宝是通过胎盘与母体进行气体及物质交换，获取氧气、营养物质、排出二氧化碳及废物。胎盘血流量的充足与否，对胎宝宝的生长发育至关重要。因此，医学专家对孕妇的睡姿进行了长期的临床研究和实践后证实：孕妇在妊娠期，特别是妊娠晚期，采取**左侧卧位**是孕妇的**最佳睡眠姿势**。

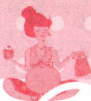

（1）左侧卧位可以**减轻**增大的妊娠子宫对孕妇**主动脉及髂动脉的压迫**，可以维持正常子宫动脉的血流量，保证胎盘的血液供给，给胎儿提供生长发育所需的营养物质。

（2）左侧卧位可以减轻妊娠子宫对下腔静脉的压迫，**增加**回到心脏的**血流量**。回心血量的增加，可使肾脏血流量增多，改善脑组织的血液供给，有利于避免和减轻妊娠高血压综合征的发生。

（3）在妊娠晚期，子宫呈右旋转，左侧卧位可改善子宫的右旋转程度，由此可**减轻子宫血管张力，增加胎盘血流量，改善**子宫内胎宝宝的**供氧状态**，有利于胎宝宝的生长发育，这对于减少低体重儿的出生和降低围产儿死亡率有重要意义。特别是在胎宝宝发育迟缓时，采取左侧卧位可使治疗取得更好效果。所以，孕妇采取左侧卧位对于**优孕优生、母婴健康**都有**十分重要的意义**。若有下肢水肿或腿部静脉曲张的孕妈妈，在取左侧卧位的同时最好将腿部适当垫高，以利于血液回流，减轻下肢水肿。

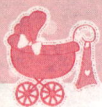

第 221 天 怀孕第8个月，孕妈妈应注意的问题

1 尿频：
由于增大的子宫压迫膀胱引起的有憋尿的感觉，是正常的生理现象。

2 妊娠斑：
由于胎盘分泌雄性激素增多而引起，孕妈妈的脸颊长了一些斑点，而且越来越明显。这是怀孕中的正常现象，在妊娠后大部分斑点会慢慢变浅和褪去。也可以使用孕妇专用的护肤品，把基础护肤步骤做好，能有效减轻妊娠斑。

3 气短：
由于增大的子宫对膈膜产生压力会感到呼吸更加费力了，可以把一切活动的节奏都放慢一些，不要太勉强自己。等宝宝出生后，这种感觉会消失。

4 阴道分泌物增多：
可能会发现阴道分泌物比之前更多了，内裤湿湿的很不舒服，这是正常的症状。要勤换内裤，多用温水清洗私处，内裤要挂在太阳下消毒。

5 假性宫缩：
会发现腹部突然硬起一块，持续的时间短，力量弱，这就是假性宫缩。一直到分娩前，这种情况会越来越频繁。如果每小时宫缩次数在10次左右就属于比较频繁的，应及时去医院。

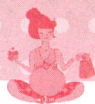

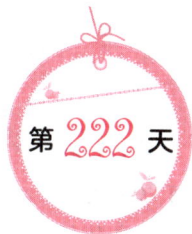

第 222 天　怀孕第8个月，孕妈妈如何进行胎教

胎宝宝**初步的意识萌动**已经建立，所以对胎宝宝心智发展的训练可以较抽象、较立体的美育胎教法为主。美育胎教要求孕妈妈通过看、听、体会生活中一切的美，将自己美的感受通过神经传导输送给胎儿。

1　看

主要是指阅读一些优秀的作品和欣赏优美的图画。要选择那些立意高、风格雅、个性鲜明的作品阅读，可以选择一些中外名著。在阅读这些文学作品时一定要边看、边思、边体会，强化自己对美的感受，这样对胎宝宝才能受益。有条件的话，你还可以看一些著名的美术作品，比如中国的山水画、西方的油画，在欣赏美术作品时，调动自己的理解力和鉴赏力，把生活中美的体验传递给胎宝宝。

2　听

主要是指听音乐，孕妈妈在欣赏音乐时，可选择主题鲜明、意境饱满的作品，它们能促使人们美好情怀的涌动，也有利于胎宝宝的心智成长。

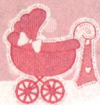

③ 体会

主要是指贯穿看、听活动中的一切感受和领悟，包括孕妈妈在大自然中对自然美的体会。在这个阶段，孕妈妈可以适度走动，到环境优美、空气质量较好的大自然中去欣赏大自然的美，这个欣赏的过程也就是对自然美的体会过程，孕妈妈通过欣赏美丽的景色，从而产生出的美好的情怀，这样也是一种不错的胎教。

④ 想象

能让孕妈妈处于一种愉悦的心境中，利用孕妈妈和胎宝宝之间情绪、意识的传递作用，把这种美好的情绪和体验传递给胎宝宝。想象胎教的方法非常简单，但由于想象对胎宝宝具有一定的"干预"作用，因此孕妈妈的想象内容十分重要。美好的想象内容才会对胎儿产生积极的影响和熏陶，内容不佳的想象会起到反作用。

想象胎教的方法：

首先要选择在宁静的环境中进行想象，可以采取比较轻松的姿势舒服地休息着。可塑造理想中的宝宝，比如跟准爸爸讨论宝宝的样子，寄予美好的愿望；还可以想象宝宝有什么样的性格、什么样的气质等。又或者可以在欣赏中展开想象，在欣赏美好的事物时展开想象，这既可以使孕妈妈本身得以充实、丰富，也可以熏陶胎宝宝，而且还会刺激胎宝宝快速地生长，使其大脑的发育优于其他胎宝宝。

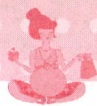

胎教提示：

由于胎宝宝意识的存在，孕妈妈自身的语言、感情、行为以及想象内容均能影响胎宝宝，干预会持续到出生后，所以，孕妈妈所进行想象的内容应该是美好的，要尽量排除不良的意识和想象。孕妈妈平时可以在家中贴一些漂亮宝贝的图片，想象一下将来自己宝宝的美好形象，这样能让自己保持愉快的心情。

第223天　孕晚期孕妈妈小心阴道炎

阴道的pH值是弱酸性的，由于妊娠的缘故，孕妈妈患**细菌性**和**霉菌性阴道炎**的概率有不同程度的**增加**，绝大多数孕妈妈是没有症状的。进入孕晚期的孕妈妈要进行病原体培养菌实验，看是否染上衣原体和淋病，以确定分娩前的身体情况。在这段时间，孕妈妈一定要注意阴道清洁，预防阴道炎的发生。预防这些疾病，对母子的身体都至关重要。

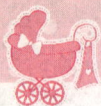

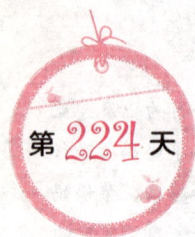

第224天　怀孕第8个月孕妈妈如何补充营养素

　　8个月是**胎宝宝生长最快**的阶段，孕妈妈的膳食要保证质量、品种齐全。强调营养的多样化、合理性，在饮食上应采取**少食多餐**的方式。适当增加热量、蛋白质、无机盐、维生素、钙和必需脂肪酸的摄入，还应多吃纤维素多的蔬菜、水果和杂粮，少吃辛辣食物，适当**限制糖类和脂肪**的摄入，适当补充维生素A和维生素D，注意体内钙、磷平衡等。肉类、鱼类、蛋类、虾贝类、糖类等食物属于酸性食物；蔬菜、草莓、葡萄、柠檬等属于碱性食物。两类不同的食物合理地搭配，才能满足身体的需要。孕妈妈还容易水肿，所以要**低盐饮食**。

1

蛋白质

每天需摄入75～100克，主要来源于肉类、鱼虾、豆及豆制品、奶及奶制品、蛋类。动物性蛋白要占到全部蛋白质的一半，另一半为植物性蛋白质。

2

脂　肪

每天需摄入60克，主要来源于油类、奶类、肉类、谷类、坚果。每日植物油摄入量为25克左右。

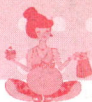

3

碳水化合物

每天需摄入400克，主要来源于谷类、薯类、根茎类食物。碳水化合物摄入不足会导致热能缺乏，如果摄入过多则会导致体重过重。

4

钙

每天需摄入至少1000毫克，主要来源于奶及奶制品、豆及豆制品、深绿色蔬菜、骨汤。食物中如果含草酸、植酸、纤维素、维生素D，会影响钙的吸收，所以应该尽量分开摄入。

5

补充亚麻酸

胎宝宝的脑沟开始生长，在之后的三个月需要足够的亚麻酸和亚油酸以供大脑快速发育。普通食物中只有深海鱼才含有。建议每周吃点海鱼，挪威三文鱼里含有丰富的亚麻酸和亚油酸，而且利于人体吸收。另外，胎宝宝大脑的发育已经进入了一个高峰期，胎宝宝的大脑细胞在这时候迅速增殖分化，体积增大，孕妈妈可以多吃些健脑的食物，如核桃、芝麻、花生等。

　　为了**预防下肢水肿**，孕妈妈可**多吃**一些**鲤鱼、鲫鱼、黑豆、冬瓜**等有利水作用的食品，以利身体内水分由肾排出，缓解水肿症状。

　　怀孕晚期食欲增强，饭量增加的比较多，总是饿，但是吃点就饱，要根据自身体重的增加来调整食谱，为分娩储存必要的能量。可以适当增加豆类蛋白质、海产品、动物内脏和坚果类，**减少盐分和糖分的摄入**，保证孕妈妈的体能，才能更好地顺利分娩。

　　随着胎宝宝的长大，子宫增大压迫孕妈妈的胃部，使孕妈妈常有胃部不适或饱胀感，胃容量相对减少，消化功能减弱。**饮食宜少食多餐**（每日可进5餐），清淡可口，易于消化，减少食盐，不吃过咸的食物。

第九个月

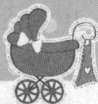

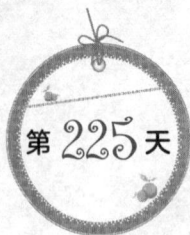

第225天 怀孕第9个月，胎宝宝长成什么样子了

第9个月的胎宝宝身长46~48厘米，体重约2500克。
33周的胎宝宝皮肤不再红红的、皱皱的。呼吸消化系统发育接近成熟，胎发稀少，指甲还没长到指尖。生殖器发育接近成熟。大部分骨头都在变硬，但是头骨还比较软，没有完全闭合，胎宝宝的颅骨实际上由分离着的骨板组成，它们之间还存在着空隙，有助于顺利通过相对狭窄的产道。

34周的胎宝宝脂肪层在变厚，看上去更加丰满。脂肪层在宝宝出生后会帮助保持体温。中枢神经系统还在发育，但是肺部发育得比较成熟。胎位一般大头朝下，为正常头位。如果胎位还为臀位，此时纠正还来得及。

35周的胎宝宝听力充分发育，中枢神经系统未完全发育成熟，肺发育基本完成。子宫空间越来越小，不太可能再翻跟斗了。胎宝宝活动的频率少和弱。宝宝已经完成了绝大部分的身体发育。

36周的胎宝宝肾脏发育完全，肝脏可以代谢部分代谢产物了，皮下脂肪沉积较多，面部皱纹消失，指（趾）甲已达到指（趾）端，出生后能啼哭和吸吮。男孩子的睾丸下降至阴囊中，女孩子大阴唇隆起，左右紧贴在一起，也就是说，此时胎宝宝的生殖器官几乎已经完备。

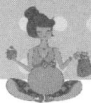

第226天   怀孕第9个月，孕妈妈的身体有哪些变化

怀孕9个月孕妈妈的**体重在继续增加**，孕妈妈的子宫壁和腹壁已经变得比较薄，当胎宝宝在腹中活动的时候，孕妈妈和准爸爸甚至可以看到胎宝宝的手脚和肘部。因胎宝宝增大并逐渐下降，很多孕妈妈会觉得**腹坠腰酸，骨盆后部肌肉和韧带变得麻木**，有一种**牵拉式的疼痛**，使行动变得更为艰难。

子宫，继续在往上、往大长，子宫底的高达至**28~30厘米**，已经升到心口窝。腹部还在向前挺进，加之身体变得更为沉重，所以孕妈妈行动笨拙，有时一不留意便引起腰部外伤，很容易使腰椎间盘突出，同时孕妈妈的体重会继续增加。

尿频出现，胎头下降，压迫孕妈妈的膀胱，导致孕妈妈的尿频现象加重，经常有尿意。尿频、尿急，有时可能打个喷嚏尿液就流出来了。

便秘更严重，由于孕妈妈活动量减少，胃肠的蠕动也相对减少，食物残渣在肠内停留时间长，就会造成便秘和肠胀气，甚至引起痔疮。

其他症状，孕妈妈脚、脸、手和腿等都会出现水肿，对于水肿情况严重的孕妇，要及时去医院检查；孕妈妈常常感到喘不过气来，到了36周的时候，孕妇前一阵子的呼吸困难在本阶段开始缓解；胃口变得不好，到了孕晚期，由于子宫膨大，压迫了胃，使胃的容量变小，吃一点就感觉饱了。

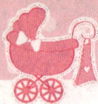

第227天 怀孕第9个月，产检的项目包括什么

产检项目：

血压、体重、宫底高度、腹围、胎心率、胎位、血常规、尿常规、胎心监护、产科B超检查（怀孕36周）。除常规产检项目外，要做胎心监护，预估胎宝宝的发育。36周在产检时需要做一次超声波检查，评估胎宝宝的体重及发育状况，并预估胎宝宝至足月生产时的重量。

第228天 怀孕第9个月，孕妈妈如何补充营养素

怀孕9个月孕妈妈的营养应该以丰富的钙、磷、铁、碘、蛋白质、多种维生素为主，少食多餐，清淡营养。孕晚期预防痔疮发作，孕妈妈在饮食方面可以进食富含膳食纤维的食物。

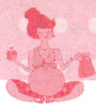

1　蛋白质
每天需摄入75～100克，主要来源于肉类、鱼虾、豆及豆制品、奶及奶制品、蛋类。以鸡肉、鱼肉、虾、猪肉等动物蛋白为主，可以多吃一些海产品。

2　维生素K
每天推荐70~140微克，主要来源于鱼类、肉类、奶及奶制品、蔬菜、水果、坚果。通过天然的食材，即使供给大量的维生素K_1和维生素K_2也不易中毒。

3　维生素B_1
每天需摄入1.5毫克，主要来源于谷类、豆类、干果、酵母、硬壳果类。孕妈妈要注意维生素B_1在高温或者紫外线下容易被破坏。

4　钙
每天需摄入至少1000毫克，主要来源于奶及奶制品、豆及豆制品、深绿色蔬菜、骨汤。需注意膳食中的草酸、植酸、纤维素、维生素D会影响钙的吸收，尽量分开摄入。

5　铁
每天需摄入25毫克，主要来源于动物肝脏和血、瘦肉、红糖、坚果、蛋、豆类、桃、梨。植物中的植酸、草酸、膳食纤维、茶与咖啡、牛奶中的蛋白质会抑制铁质的吸收，尽量分开食用。

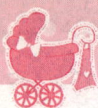

第229天　怀孕第9个月，孕妈妈怎样进行胎教

音乐是给胎宝宝的**另一种语言**，让胎宝宝在孕妈妈的体内接受音乐的熏陶，不但可以**促进**胎宝宝的**大脑发育**，而且可**尽早开发**胎宝宝的**音乐潜能**，对其性格培养也有重要作用。实践证明，受过音乐胎教的胎宝宝，出生后喜欢音乐，反应灵敏，性格开朗，智商较高。无论是休息还是做家务时，听听音乐既能**舒缓紧张情绪**，又能**培养胎宝宝的良好性情**。在听的过程中，可随着音乐的起伏时而浮想翩翩，时而沉浸在一江春水的妙境，时而徜徉在芭蕉绿雨的幽谷，如醉如痴，遐想悠悠。

　　孕妈妈还可以哼唱几首曲子，选择**抒情歌曲或儿歌**，也可唱些"小宝宝，快睡觉"之类的摇篮曲，唱的时候要**保持心情舒畅，富于感情**，如同宝宝就在面前，可以充分把心底的愉悦传递给胎宝宝。经常聆听父母的歌声，会使胎宝宝精神安定，母与子心音谐振，为出生后形成豁达开朗的性格打下良好的心理基础。

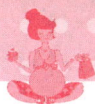

在保证充足营养与休息的条件下，可以对胎宝宝实施**定期定时的声音刺激**，可促进胎宝宝的感觉神经和大脑皮质中枢更快地发育，但是不适当的音乐会带来负面影响。

胎宝宝**内耳一部分的耳蜗**从孕妈妈怀孕第**20周起开始发育**，其成熟过程在婴儿**出生后30多天**内仍在继续进行。由于胎宝宝的耳蜗正处于发育阶段，极易遭受噪声损害，对**2000赫兹以上**的高音尤为敏感，所以胎教磁带中若出现2000赫兹以上高音时，必将损害胎宝宝的听力。而且一些**悲壮**、**激烈**、**亢奋**的乐段会影响胎宝宝的正常发育。

第230天　孕妈妈应开始准备待产包了

待产包主要以孕妈妈的用品为主。要提前将待产用品准备好，以避免不必要的仓促。为了能更全面地准备好待产物品，最好能事先要向医院或有经验的妈妈请教，归类列好清单，以便整理。

备注：以下待产包清单中，标有★表示"必备"用品，其余用品可视个人需求准备。本表仅供参考。

类别	用品	数量	说明
妈妈用品	开襟外衣	2套★	天气热时出汗多，要准备棉质、轻薄透气的睡衣；较凉时要准备保暖、开襟外套，方便穿着，避免着凉
	内裤	6条★	产后恶露多，需要随时更换，保持清洁卫生。最好多带几条

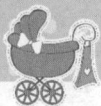

类别	用品	数量	说明
妈妈用品	产妇护理垫	10片★	在最初的几天，剖宫产在手术前都要插导尿管，这时可用来隔离恶露，保持床单干净
	束腹带	1条	束腹带分顺产和剖宫产专用，使用时间也不同。如果担心买到不合适的，可由医院提供
	拖鞋	1双★	选择鞋底柔软、防滑的拖鞋
	哺乳文胸	2件★	可以选择前开式或吊带开口式的，方便给宝宝喂奶，准备够住院时替换即可
	产妇卫生巾	20片★	产后私处易受细菌感染，一定要保持干爽清洁。选用安全正规的产妇卫生巾，提前到正规商场去购买
	骨盆矫正带	1条★	骨盆矫正带与一般束缚带不同，它使用的位置较低，作用是适度对骨盆施加向内的压力，促进骨盆尽快恢复
	洗漱用品	1套★	牙刷、梳子、小镜子、脸盆、洗面奶。毛巾要准备2~3块，分别用于擦洗身体不同部位
	餐具	1套	饭盒、筷子、杯子、勺子，还有带弯头的吸管，产后不能起身时，可用吸管喝水、喝汤
	妈妈食品	若干	红糖、巧克力等食品。巧克力可用于生产时增加体力，红糖是产后补血之用
	出院衣服	1套	准备一套适合出院当天穿的服装
宝宝用品	新生儿衣服	3套★	小衣服3件，根据季节选择衣服厚度；一般不用频繁更换，够住院时替换即可
	纸尿裤	30片★	新生宝宝一天用8~10片NB码纸尿裤，至少先准备3天的量
	奶瓶刷	1个	要彻底清洁奶瓶，不能随便冲洗，可以选择海绵刷头的奶瓶刷，加上奶瓶清洁剂进行刷洗。
	抱被	1条★	用于保暖；即使是夏天，宝宝睡觉也要遮盖小肚子，避免受凉导致肠道不适
	玻璃奶瓶	2个	应准备两种不同容量的宽口径玻璃奶瓶，无论是母乳喂养还是奶粉喂养都会用得上

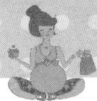

续表

类别	用品	数量	说明
宝宝用品	配方奶粉	1罐	虽然新生宝宝最好是喂母乳，但考虑到有些妈妈开奶困难或奶水不足，最好也要先准备一罐配方奶粉
其他用品	入院证件	1套★	身份证、产检病历及围产卡、医保卡、生育保险凭证
	手机和充电器	1套★	有情况可以随时和家人联系，另外也需要看时间来记录阵痛、宫缩时间
	纸笔	1套★	可以随时记录阵痛时间及宝宝出生时间、每次大小便时间等，以便于更加科学合理地护理宝宝
	银行卡和现金	足量★	两者都需要准备，一定要带好现金，买点小东西的时候也方便。事先向医院了解清楚支付方式
	相机或摄像机	1台	用于记录宝宝的出生及成长每一个重要过程，这样珍贵的经典时刻不能错过
	电饭煲	1个	虽然医院都提供微波炉，但若有个小电饭煲，可以随时做些稀饭或加热汤水，消毒奶瓶和餐具都很方便

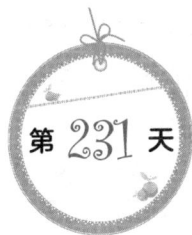

第231天

怀孕第9个月，注意孕妈妈水肿的问题

怀孕9个月子宫增大，压迫盆腔的下腔静脉，造成静脉回流受阻。孕期水肿如果休息或睡眠后减轻，是属于生理性的，不必担心。造成孕妈妈手脚水肿的原因如下：

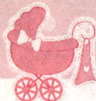

1 从怀孕第6周开始孕妈妈血容量逐渐增加，34周达到高峰，并在这个水平上一直维持到产后两周才恢复到孕前水平。血容量比非孕期增加40%左右，血容量增加，组织间液也会增加。

2 血液增加时，血浆的增加比血球等的增加要多，所以血液成分相对稀释，血浆白蛋白的相对浓度比非孕期时要低。血浆白蛋白是维持血浆渗透压的主要成分。孕期血浆渗透压要比非孕期低。使血流中的水分容易渗透到组织间液中，从而造成下肢水肿。

3 子宫增大，使骨盆内压力增高，从而使下肢静脉血流受到影响，这也是下肢水肿的重要原因之一。

　　水肿会随着孕周增大而严重，孕妈妈的水肿现象会日益明显。在整个怀孕过程中，**体液会增加6~8升**，其中**4~6升**为细胞外液，潴留在组织中造成水肿。水肿在孕期比较普遍，脚掌、脚踝、小腿是最常出现水肿的部位，有时候脸部也会出现轻微的肿胀。越接近预产期越严重，如果天气热，肿胀就会更加明显。轻度的肿胀是正常的，但如果伴随高血压及蛋白尿，孕妈妈就有患上妊娠高血压综合征的危险，必须做好产检并与医生充分配合。

　　孕期**水肿通常最先出现**在人体最低部位——**足踝部**，休息后稍退，逐渐加重并向上蔓延。水肿部位可随体位而改变，半坐、卧位时腰骶部及阴唇明显，严重者会引起全身水肿；有的为指凹性水肿，有的皮肤肿胀透亮而按之并无凹陷；有的无明显水肿，但**体重增加每周超过500克**，就是**隐性水肿**。这些属于正常的现象，但也有一些不正常的情况。在生完宝宝后体内滞留的水分也会渐渐排出，孕妈妈的水肿现象会随之消失。

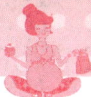

注意：

孕妈妈的胖不是水肿，如果孕妈妈胃口大开，营养过剩，没有控制体重，到孕后期体重会一下增加不少。

生理性水肿主要是由于子宫压迫造成，增大的子宫会压迫从心脏经骨盆到双腿的血管。**血液和淋巴液循环不畅**，**代谢不良**，导致腿部组织体液淤积，一般多发生在脚踝或膝盖以下处，通常孕妈妈在早晨起床时并不会有明显症状，但在经过白天久站和夜间活动量减少后，大约在晚上睡觉前，水肿症状就会比较明显。并且在一天的不同时间中，水肿的部位不同，如果把**脚抬高1小时**，腿部和脚踝的**水肿会减轻**。如果是生理性水肿，孕妈妈体重增加的情况正常，不会突然增加，其血压在正常范围内，产检时尿液检测没有尿蛋白。由于生理性水肿不会对胎儿造成不良影响，并且这种水肿产后会自愈，所以孕妈妈不用过分担心。

病理性水肿多由疾病造成，例如妊娠毒血症、肾脏病、心脏病或其他肝脏方面的疾病等。这些疾病不仅会对孕妈妈的身体造成不同程度的影响，对胎宝宝的健康也会有危害。症状不仅呈现在下肢部位、双手、脸部、腹部等都有可能发生。如果用手轻按肌肤时，肌肤反应多会呈现下陷、没有弹性、肤色暗蓝等现象。病理性水肿需及时就医。因为水肿可能会导致神经受压，有时则会引起大腿外侧发麻、指尖刺痛或感觉丧失。

妊娠水肿建议：

1　注意饮食，适当限制食盐，少吃糖，多吃清淡的食物，补点钙。

2　多休息，适当抬高下肢，特别是左侧卧位，可改善胎盘血液供应。

3　散步也很重要，散步的时候，通过小腿肌肉的调节，可以改变一些静脉被压迫现象。

4　如果孕妈妈发现脚或腿已经有些肿了，有专家建议每天早上喝一杯豆浆，不放糖，坚持喝一周，可能会好一点。

5　必要时去医院咨询。

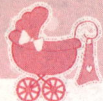

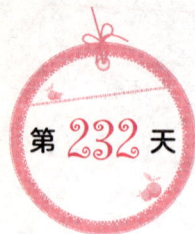

第 232 天　怀孕第9个月，孕妈妈早产的相关问题

胎宝宝会因为种种原因**不能到达足月而降生**，就称为**早产**。怀孕**28~36^{+6}周**（**196~258天**）分娩称为早产，出生的婴儿称为早产儿，早产儿体重低，器官发育不完善，抵抗力免疫力低，并发症多，死亡率高。

孕妈妈方面的原因：

1　子宫畸形，如双角子宫、单角子宫、双子宫、残角子宫、马鞍状子宫、纵隔子宫等，这些子宫的肌层发育不完善，当胎宝宝长到一定月份时，子宫不能随着胎宝宝的生长继续拉伸而出现早产。

2　子宫颈功能不全，这往往是多次人工流产或者是因为未孕时宫颈疾病，做了子宫颈的锥切手术等，使子宫颈的肌层受损变松弛。当怀孕后随着胎宝宝变大，宫腔压力增加，使宫颈口过早地开张，胎宝宝尚未足月而发生早产。

3　妊娠期并发症，因为孕妈妈病情需要终止妊娠，医源性的早产不能让胎宝宝到足月，发生的早产往往与孕妈妈患有严重的妊娠期高血压综合征、妊娠期糖尿病、先天性心脏病并发妊娠、前置胎盘发生出血等有关。

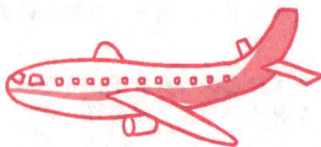

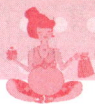

4　孕妈妈情绪不好，产前抑郁，或怀疑胎儿有问题，也会发生早产。因为人的情绪与大脑皮质、边缘系统和自主神经关系密切。情绪的变化会引起生理上的变化，研究表明，许多疾病都与患者的情绪有关，而孕妈妈的心理状态对胎宝宝的影响更为敏感。当孕妈妈的精神愉快时，血液中有利于胎宝宝健康发育的激素和化学物质增加，胎宝宝的活动便更加有规律性，促进胎宝宝神经系统发育。相反，孕妈妈的情绪悲伤或恐惧，会使血液中增加有害神经系统和心血管系统的化学物质，引起肾上腺激素分泌过多，造成胎儿早产，甚至胎死宫内。

5　劳累或腹部直接撞击、创伤、性交等，引发宫缩、破水、出血而造成早产。

6　阴道炎等上行感染，造成绒毛膜炎引发羊水过多，或造成羊膜脆性增加而提前破膜，造成早产。

胎宝宝方面的原因：

1　多胎妊娠，还没有到足月，子宫的张力就很大，往往造成早破水引发宫缩，保胎不成功而早产。

2　胎位异常，如：臀位横位、斜位，容易未足月早破水引发早产。

如何预防早产：

1　孕期要注意休息不能劳累。怀孕28周后腹部逐渐增大，孕妈妈行动要谨慎，避免外伤；同房动作要轻柔，同时尽量减少同房的次数，因为精液中的前列腺素会引起子宫收缩；不做登高爬低的工作；打喷嚏、咳嗽都要尽量轻些，以免因为不慎而早产。

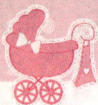

2　多次人流后的孕妈妈要注意了解宫颈的长度。如果宫颈长度小于3厘米就有可能发生宫颈功能不全，当同时伴有羊膜囊漏斗样改变时，及时进行宫颈缝扎术，就像扎口袋一样，以免宫腔内容物掉出来。多次人流会损伤子宫内膜，使孕卵不能在正常位置着床，就会下移，形成前置胎盘，造成孕期出血。

3　宫颈防癌检查，发现问题要早治疗。发现宫颈病变会用手术的方法，尤其妊娠后因为宫颈病变进行手术可以造成早产和低体重儿的发生，如果孕前因宫颈疾病做了宫颈锥形切除，怀孕后极易发生宫颈功能不全而引发早产。因此对于锥切要严格掌握适应证。

4　预防妊娠期并发症，妊娠期高血压综合征和妊娠期糖尿病，定时进行围产保健，尽早发现妊娠期并发症，及时治疗，给胎宝宝一个好的生存环境，避免因妊娠并发症而发生的早产。

5　当妊娠28周后子宫偶尔会有敏感性收缩，如果宫缩较频繁，伴下坠，持续时间较长，应休息、左侧卧位、放松心情、安胎。当经过休息宫缩仍不减少，应该到医院去检查，医生一般会给抑制宫缩的药物，减少宫缩进行保胎治疗，尽量让胎宝宝在宫内多生存些时间，长大一些，减少早产儿的并发症。

6　保持外阴卫生，要积极治疗阴道炎，以防因阴道细菌上行感染造成羊膜炎，发生早破水。

7　早产往往都有预兆，医学上称为先兆早产，有不规律的宫缩；有少量血自阴道流出，也称为见红；或者先破水。当出现这些征兆时不必惊慌，马上去医院。医生会根据情况首先要促胎肺成熟，以保证保胎不成功时胎宝宝出生不发生肺部疾患，如肺透明膜、湿肺等。然后给抑制宫缩的药物，抑制子宫平滑肌的收缩频率和强度，同时还要相应地治疗妊娠期并发症。经过治疗大多数孕妈妈可以延长孕周，减少早产儿的出生。如果经过治疗病情得不到控制，就难免发生早产。

8　孕期不要紧张，放松心情，快乐地度过孕期，尤其不要多疑。现在网上的文章、帖子、微博、博客非常多，但是都是个人的经历，个别的病历，不能看到什么就往自己的头上套，自己吓唬自己，弄得草木皆兵。宝宝和孕妈妈是两个个体，孕妈妈不能指导他如何发育，生男生女是由许多因素决定的，还有许多因素是未知的，因此孕期一定要放宽心，给胎儿以好的营养、好的心情就足够了。

9　孕妈妈应尽量避免单独外出，更不要外出太久，最好有准爸爸陪伴在身边。以免发生意外时身边没有人帮忙。

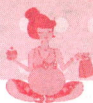

第232天　十招让孕妈妈睡得更香

1 放弃坏习惯。
怀孕期间，烟和酒精既可能对胎宝宝造成伤害，也可能让孕妈妈难以入睡。可以把怀孕当作一次戒除坏习惯和减少喝酒的大好机会。

2 好好收拾卧室。
花点儿时间把卧室尽量布置得舒适宜人，以便自己能更轻松地入睡。由于孕妈妈可能会觉得比平常更热，所以，要让房间保持凉爽。尽可能减少灯光和噪声，因为它们容易让孕妈妈从浅睡中醒来。

3 床只用来睡觉。
如果有在床上看书或看电视的习惯，就改掉不好的习惯，把床留给更令人愉悦的睡眠活动。

4 焦虑关在门外。
坚持列一个"要事"清单，在晚饭时把单子列好，等到第二天再去处理单子上的事情，要确保吃晚饭时把所有的杂事都处理完，这样在上床睡觉前就可以放松一下。

5 多些小睡。
白天小睡30～60分钟能够让孕妈妈更清醒，记忆力更好，通常还能减轻疲劳的症状。

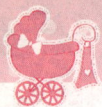

6

睡前运动。

只要运动时间正确，运动量也合适，怀孕期间坚持锻炼不仅会让身心都更健康，而且也能够帮助孕妈妈睡个好觉。

调整生物钟。

下班回家后，孕妈妈要从容不迫地吃晚餐，并且尽量放松。吃完饭后，做一些安静的事情，比如，读书或洗个温水澡放松一下。还有，试着每天早晚都在同一时间上床睡觉和起床，以调整身体的生物钟。

7

8

睡前吃点零食。

如果觉得恶心，可以经常吃些清淡的零食，比如饼干，让自己的胃不要空着，特别是在睡觉前。

避免辛辣食物。

像辣椒之类的辛辣食物或西红柿之类的酸性食物，不管怎么做，都可能引起烧胃灼热和消化不良。临近睡觉时吃大餐也是如此，相反，可以早一点儿吃饭，吃得简单些，让自己睡前有两三个小时的时间来消化晚饭。

9

10

傍晚时少喝水。

怀孕后身体需要大量水分，但是要早上多喝一些，下午晚些时候和傍晚则要少喝，这样有助于减少夜里跑厕所的次数。

睡不着也别有压力。如果夜里醒来，别担心。孕期睡不安稳是很正常的现象，虽然不太可能立即睡上整夜觉，但会建立起一套对自己有效的程序。

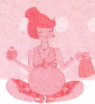

第234天　产前焦虑的原因及解决方法

孕妈妈产前焦虑的原因如下。

1

孕妈妈本身的因素

怀孕9个月孕妈妈心理上产生了一些变化，会产生一种兴奋与紧张的矛盾心理，从而导致情绪不稳定、精神压抑等心理问题，甚至会因心理作用而自感全身无力，即使一切情况正常，也不愿活动。由于临近预产期，孕妈妈对分娩的恐惧、焦虑或不安会加重，对分娩"谈虎色变"。有些孕妈妈对临产时如何应付，如有临产先兆后会不会来不及到医院等过于担心，因而稍有"风吹草动"就赶到医院，甚至在尚未临产、无任何异常的情况下，缠住产科医生要求提前住院。有些孕妈妈在医生的极力解释后，仍然就某一或多个问题不能释怀，担心不已。其实，这就是真正的焦虑症。具有这种焦虑素质的孕妈妈，会不停地焦虑下去，哪怕检查没有什么问题，她也担心有什么不好的事情会发生。有些孕妈妈在整个孕期都郁郁寡欢，这其实与她的性格因素有关，与怀孕关系并不大。

2

医源性因素

产科门诊工作繁忙，平均一个人5～10分钟。在快节奏的诊疗中，只能按照程序进行，还不能完全达到很人性化的程度，没能对每个孕妈妈都笑脸相迎。医患关系的紧张也是其中一个原

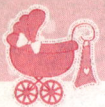

因。在有些患者眼里，医生只会对自己的朋友、亲戚态度和蔼，或者收了"红包"才会对自己客气。其实这是认识上的误区。医生对患者都是一视同仁的。孕妈妈带着这种忐忑的心情去看医生，有些话到嘴边可能就不敢问了。剩下的就只有焦虑和抱怨。有些情况下，医生是为了自我保护，怕有些意外的事情发生，可能把问题说的重了点，孕妈妈就更加战战兢兢了。

心理医生能够区别出哪些是真正的焦虑、抑郁，哪些是一时的、与孕期不良因素相关的焦虑和抑郁。前者需要专业的心理咨询，而后者需要产科医生的耐心解释，孕期不良因素解除后，焦虑、抑郁情绪就会迎刃而解。

解决方法：

了解分娩原理及有关科学知识，**克服分娩恐惧**，最好的办法是让孕妈妈自己了解分娩的全过程以及可能出现的情况，对孕妈妈进行分娩前的有关训练，许多地方的医院或有关机构均举办了"孕妇学校"，在怀孕的早、中、晚期对孕妈妈及准爸爸进行教育，专门讲解有关的医学知识，以及孕妈妈在分娩时的配合。这对有效地减轻心理压力，解除思想负担，以及做好孕期保健，及时发现并诊治各类异常情况等均大有帮助。

做好分娩准备，分娩准备包括孕晚期的健康检查、心理上的准备和物质上的准备。一切准备的目的都是希望母婴平安，所以，准备的过程也是对孕妈妈的安慰。如果孕妈妈了解到家人及医生为自己做了大量的工作，并且对意外情况也有所考虑，那么，她的心中就应该有底了。孕晚期临近预产期时，建议准爸爸应留在家中，使妻子心中有所依托。

身体没有意外情况时，不宜提早入院，毫无疑问，临产时身在医院，是最保险的办法。可是，提早入院等待时间太长也不一定就好。首先，医疗设置的配备是有限的，如果每个孕妈妈都提前入院，医院不可能像家中那样舒适、安静和方便；其次，孕妈妈入院后较长时间不临产，会有一种紧迫感，尤其看到后入院者已经分娩，对她也是一种刺激。另外，产科病房内的每一件事都可能影响住院者的情绪。

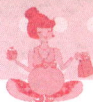

第235天　怀孕9个月，孕妈妈便秘的解决方法

便秘通常是因为水分缺乏而形成小而硬的大便，无法顺畅地排出体外。孕妈妈必须及时补充充足水分。**水分摄取量**一般情况每天以**2～3升**为准，选择凉开水、纯净水或矿泉水都可以。为了避免肚子受凉，尽量饮用温水。

食物纤维可以软化分解大便，促进肠蠕动，能有效地预防大肠内物质密结。食物纤维主要存在于蔬果类、豆类、全谷类和菌类等食物中，但食物纤维摄入量不能太多，过多会引起肠胀气，大便次数过多等不适现象，也容易妨碍一些必需微量元素的吸收。

改善便秘的营养品主要**为乳酸菌**。它含有抗菌物质和大量活性乳酸，具有帮助消化的作用。不过，孕妈妈不要把食用营养品与吃饭等同，这只是辅助的作用。孕妈妈在选择营养品的时候请注意质量，选择安全性高的产品。

怀孕晚期便秘建议**多喝水**，**多吃蔬菜**、**水果**以促进胃肠蠕动，同时可予腹部按摩，适当走动。如有便意，可考虑用开塞露治疗。

适当的户外运动，也能减轻便秘。**不要乱服轻泻剂**。

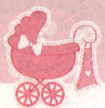

第236天   怀孕晚期尿频正常吗

　　怀孕9个月时，由于子宫增大或胎头下降压迫骨盆和膀胱使膀胱的容量减少，引起小便次数增多而且总有尿不完的感觉，出现尿频的症状。若感觉排尿疼痛，要及时就诊检查尿液白细胞，发现尿液白细胞高，可能是泌尿系统感染。

1 · 正常孕妈妈的尿频

（1）小便次数增多，白天解尿超过7次，晚上解尿超过2次，且解尿的间隔在2个小时以内。

（2）小便时没有尿急、尿痛、发热、腰痛等现象。

（3）尿色正常，不浑浊，没有血尿现象。

胎宝宝出生后，尿频就会得到缓解。

2 · 病理性尿频

排尿时感到疼痛或有烧灼感，或者尽管有强烈的想排尿的感觉，但每次只能尿出几滴，就应该去医院就诊。可能是尿路感染的征兆。尿路感染是一种在孕妈妈中十分常见的细菌感染，如果不加以治疗，可能会导致肾炎或早产，或两者都有可能发生。

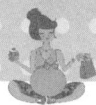

（1）小便次数增加，白天解尿超过7次，晚上解尿超过2次以上，且解尿间隔在2个小时以内。

（2）伴有尿急、尿痛、发热、腰痛等现象，总觉得尿不干净。

（3）尿液浑浊，甚至出现血尿。

（4）出现多渴、多饮、多尿三多症状。

尿频的治疗：

（1）**常做缩肛运动**。这样可以训练盆底肌肉的张力有助于控制排尿。也可做骨盆放松练习，这有助于预防压力性尿失禁。即四肢跪下呈爬行动作，背部伸直，收缩臀部肌肉，将骨盆推向腹部。并弓起背，持续几秒后放松，但要量力而行。

（2）**适量补充水分**。孕妈妈要缓解孕期尿频现象，可从日常生活和饮水量改变做起。也就是说，平时要适量补充水分，但不要过量或大量喝水。外出时，若有尿意，尽量不要憋尿，以免造成膀胱发炎或细菌感染。

（3）**及时就医**。若解尿时有疼痛感，或尿急得无法忍受时，很有可能是因为膀胱发炎或感染细菌，此时一定要赶紧就医。若治疗不及时、不彻底，常可使病情加重或造成迁延不愈，影响母婴的健康。

（4）**西医疗法**。妊娠菌尿或初次发生的尿路感染可使用一种或数种抗生素，如磺胺类、氨苄青霉素、呋喃妥因，不良反应少。到妊娠近足月时则不能用磺胺药物，因胎宝宝血液中磺胺药及胆红素皆竞争与血浆蛋白结合，致使血浆中游离胆红素浓度升高。氨苄西林也常作为首选或次选的药物。

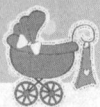

尿频的注意事项：

（1）**少吃利尿食物**。孕妈妈在怀孕末期，在晚上应少吃利尿食物，如西瓜、冬瓜、海带等。

（2）**避免仰卧位**。孕妈妈休息时要注意采取侧卧位，避免仰卧位。侧卧可减轻子宫对于输尿管的压迫，防治肾盂、输尿管积存尿液而感染。专家提醒，习惯仰睡的孕妈妈要小心"仰卧位低血压综合征"，严重时甚至会导致休克。

（3）**不要憋尿**。人体储存尿液的膀胱有一定的伸展性。平时，膀胱很小，当尿液越来越多时，膀胱就被撑大。如果长期不及时排尿，膀胱就失去弹性，不能恢复原状了。这样会使身体产生的废物排不出去，还可能引起尿毒症。

（4）**护垫不能使用太久**。怀孕后，尿意总是想来就来，如果孕妈妈没能及时上厕所，就有可能尿在裤子上，这可不是一般的尴尬，孕期使用护垫能避免这种意外发生。但是，一定要经常更换护垫，防止细菌感染。

（5）**避免使用利尿药**。例如，茯苓、冬瓜、海带、泽泻、车前草、玉米须、芫花、大戟、甘遂、车前子、枇杷、桑叶、酢浆草、王不留行等中草药。

（6）**控制饮水**。最好在临睡前1~2小时内不要喝水。

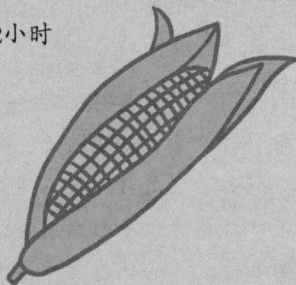

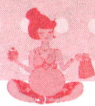

第 237 天　怀孕晚期胎位为臀位，怎样纠正

胎位异常有三种，**臀位、横位**和**斜位**。臀位容易导致胎膜早破，造成脐带脱垂或分娩时的出头困难，分娩时，当胎宝宝的臀部娩出后，头部还滞留在产道时，容易发生缺氧现象。胎位为横位胎宝宝根本无法正常分娩，横位分娩会导致脐带脱垂，胎死宫内，甚至有子宫破裂的危险。胎位为斜位是胎宝宝的肩部位朝向产道，发生率较少，但危险性很大。

胎位不正的**最佳纠正**时间在怀孕**30~32周之间**。怀孕28周前，由于羊水相对较多，胎宝宝又比较小，在子宫内活动范围较大，所以位置不容易固定。怀孕32周后，胎宝宝生长迅速，羊水相对不多，此时胎宝宝的姿势和位置相对固定，比较好纠正。

纠正**臀位**时做**胸膝卧位**，做膝胸卧位之前最好**征求医生**的意见，要先解小便、松解裤带，孕妈妈跪在床上，采取跪伏姿势，两手贴住床面，双腿分开与肩同宽，胸与肩尽量贴近床面，脸偏向一侧，双膝弯曲，大腿与地面垂直。维持此姿势约两分钟，慢慢适应后可逐渐增加至5~10分钟，每日做两至三次。

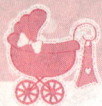

第238天

胎位不正——臀位，除了行胸膝卧位，还有其他方法吗

以下方法适用于怀孕**30~34周**的孕妈妈调整胎位异常。

1. 艾灸至阴穴

取平卧或取坐位，解松裤带，用艾卷灸双侧至阴穴（小足趾外侧），也可用激光照射至阴穴；每日艾灸1~2次，每次15分钟；当出现胎动时，立即取胸膝卧位，有利于转胎。

注意：

艾卷离皮肤不要太近，以免烧伤皮肤。

2. 外倒转术

外倒转术的危险有诱发胎膜早破、胎盘早剥及早产的风险，应慎用。进行这个操作必须在有条件紧急剖宫产术的医院进行，必须由医生来做。

纠正胎位异常时要注意：

一定要在医生的指导下进行，不能自作主张，擅自延长动作的时间和次数，不但对调整胎位没有好处，而且有可能会危害到胎宝宝和孕妈妈的健康；进行胎位纠正一段时间后，一定要及时到医院进行检查，随时观察胎位的变化；在进行胎位纠正时，一定要有家人陪同，以便出现不适或意外时有人帮忙；孕妈妈要保持舒畅的心情，胎位不正并不会影响胎儿的健康；怀孕超过34周的孕妈妈要慎用。

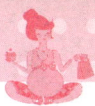

第239天 准爸爸陪产要注意什么

夫妻双方一起度过宝宝降生的过程，这对建立以后和谐的家庭生活非常有帮助。但是，很多准爸爸都不知道自己在产房能做些什么，自己在这个过程中又能起到什么作用。在孕妈妈临产前，准爸爸们要及时**关心孕妈妈的情绪和思想**，帮助孕妈妈建立分娩的信心。还有准爸爸们要尽量参加医院妇产科组织的爸爸会，掌握一些**孕前知识**、**保健**和**分娩知识**。同时还要安排好自己的工作，亲自陪同妻子进产房分娩。那么在这个关键的时刻，准爸爸应该怎么做呢？

1

首先学会**放松自己**，任何人都会紧张的。在分娩的过程中，虽然准爸爸只能旁观，但是也会感到紧张、焦虑，所以面临分娩的妻子就更加紧张了。但是准爸爸作为妻子的精神支柱，这时一定要保持淡定的情绪，否则会影响到妻子的情绪，让她感到更加焦虑不安。**准备功课**：准爸爸在妻子分娩前要了解足够多的分娩知识和生育知识，平时要与医生多沟通，尽量做到胸有成竹。

2

帮助孕妈妈调节，适应新环境。相信很多孕妈妈都希望能在一个舒适、放松的环境下生产，有家人的陪同、清净的环境、适宜的温度、舒缓的音乐等。所以在进医院时，准爸爸可以为孕妈妈带上一些她喜欢的衣服、玩具或者小摆件等，让她即使在医院也能感到家庭的温馨，因为人在熟悉的环境下最容易放松。**准备功课**：妻子临产前，丈夫要陪同一起去医院，了解一下病房、产房的环境，跟自己的医生进行沟通交流。

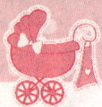

3

给予妻子健康、积极的心理暗示。很多人生孩子都是自己吓自己的，想象着在分娩中出现各种可怕的经历，在生产前自己就先把自己打败了，这时就需要丈夫给予妻子一定的帮助，让自己成为妻子的精神支柱，给予她健康、积极的心理暗示，让她知道这是一个非常自然的过程，不能给妻子带来坏消息，影响她的情绪。如果孕妈妈先入为主地认为生孩子是非常痛苦的，即使还没有正式进入生产的过程，也会不自觉地感到疼痛，想象着生产中出现的各种不测，因此这种痛苦就会越来越大，这样就增加了分娩的难度。对于同一件事来说，每个人的承受能力都不同，所以每个孕妈妈承受痛苦的能力也不同。**准备功课**：这时就需要准爸爸给予妻子正确的生育知识。准爸爸也可以向一些有生育经验的人请教，并且告诉妻子这些情况。还可以跟妻子分享一下以后的宝宝有多可爱，宝宝以后怎样培养等这些美好的生活，让妻子感到自己的家庭会因为宝宝变得更加幸福。陪产准爸爸们需要做的就是让妻子更加放松、自信地去面对分娩的过程，在分娩的过程中给予妻子鼓励，让妻子感受到来自家庭的温馨，增加分娩的信心。

4

准爸爸在妻子分娩时握紧妻子的手，**鼓励妻子**。但是准爸爸要注意，有时候医生忙起来，你的这种行为可能会妨碍医生，所以一定要察言观色。很多准爸爸会在去医院时带上摄像机，以便记录宝宝出生的美好时刻。但是，千万不要在宝宝出生之前就急着把摄像机打开，应该在宝宝刚刚出生的时刻打开摄像机进行录制。另外，录制好后也不要去回放录像，因为宝宝出生后不久，医生会让你亲手为孩子剪脐带。

5

妻子在分娩的过程中，她们的听觉和嗅觉会比平常敏锐得多。也许你一个小小的动作都可能被妻子察觉到。比如，你开门的声音，踱步的声音，甚至是嘴里发出的响声，妻子都可能在产床上听到或察觉到。而这些声音很有可能让妻子分心并感到更加烦躁。所以，在陪产时尽量**不要发出太多的噪声**影响妻子的分娩。

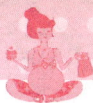

生产的过程对于**孕妈妈**和**宝宝**来讲都是**非常重要的**，陪产是为了让孕妈妈能够顺利地生下宝宝，要是准爸爸没有好好注意的话，可能会起到反作用。因此，孕妈妈要学习关于生产的知识，准爸爸也要一起学习，双方共同努力，才能为顺利生下宝宝打下一个良好的基础。

第240天　B超显示胎盘成熟度3级，是老化了吗

通过B超判断胎盘成熟度，如果胎盘上的钙化点散在就诊断为2级，钙化点连成片就诊断为3级，受主观因素影响，也许有的医生看是3级，在有的医生看就是2级。

怎样才能确诊胎盘老化呢？除了做B超检查看胎盘钙化点（选有经验的医生看，还要看得认真仔细）以外，还要看羊水多少，彩超看脐动脉血流速度是否正常，胎心监测，尿检查雌三醇和肌酐比值，查阴道壁上脱落细胞等等，都能反映胎盘状况，必须综合考量后确诊。

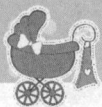

胎盘老化对分娩的影响：

1　**手术产增加**

🍃 巨大儿增多：胎儿过熟、头颅硬、可塑性差。

🍃 胎盘老化，羊水过少，增加胎儿宫内窘迫发生率，也增加了剖宫产率。

🍃 宫缩乏力，滞产。

2　**产后出血率高**

🍃 剖宫产率增加，出血量增加。

🍃 胎宝宝偏大，影响子宫收缩。

🍃 孕激素多，雌激素少，宫缩乏力，滞产。

对胎宝宝的影响：

1
宫内窘迫增加

2
新生儿窒息发生率高

3
围产期死亡增加

4
巨大儿比例升高

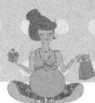

第241天　怀孕第9个月，孕妈妈如何控制体重

怀孕9个月孕妈妈的热能供给与怀孕中期相同，不需要补充过多。每日增加热量300千卡，增加蛋白质25克。尤其在孕晚期，要适当限制饱和脂肪和碳水化合物的摄入，以免胎宝宝过大，影响分娩。

孕晚期是胎宝宝生长最迅速、胎体内储存营养素最多、孕妈妈代谢和组织增长最高峰，营养较孕早期和孕中期也更为重要。孕晚期胎宝宝的不断增大，子宫压迫胃部，由于激素作用于消化系统，引起胃排空时间延长，孕妈妈往往吃较少食物就有饱胀感，应以少食多餐为原则。

在产前检查时，孕妈妈应该咨询医生，了解胎宝宝的发育是偏大还是偏小，同时结合孕妈妈身体的胖瘦、是否有妊娠并发症、工作量的情况，以及家庭经济状况等，综合考虑，制定出一个适当的食谱。要做到让膳食多样化，尽力扩大营养素的来源，保证营养和热量的供给。

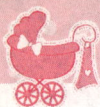

第242天

怀孕第9个月，孕妈妈的不规则的肚子痛的解决方法

孕妈妈大约在**分娩前一个月，宫缩就已经开始了**。如果孕妇长时间用同一个姿势站或坐，会感到腹部一阵阵地变硬，这就是**假宫缩**。假宫缩，宫缩间隔的时间不等，可能**十多分钟一次**，也可能**1小时以上一次**，没规律，每次持续的时间也不尽相同，几分钟到十多分钟都有可能。尤其在准妈妈感觉疲劳或兴奋时，更易出现这种现象，是临近分娩的征兆之一，但与真正的产前有规律的宫缩不同，所以也称之为"假宫缩"，它在**产前2~3周**内会时常出现。而在临产前，由于子宫下段受胎头下降的牵拉刺激，假宫缩的情况会越来越频繁。如果上述症状仅是偶尔出现，并且持续时间也不长，也没有阴道流血的现象，就不必紧张，多为正常。如果上述现象**频繁出现，间隔时间较短**，并且出现明显的**腹痛**、阴道**流血**等现象，就要及时到医院就诊，以免发生意外。

有些人刚开始时还没感觉，只有用手去摸肚子时，才会感受到宫缩。到了孕晚期，这种无效宫缩会经常出现，且频率越来越高。到了**孕晚期**，出现**假性宫缩**是较**常见**的现象，孕妈妈只要自己仔细留意就可以判断，不需要太紧张。

建议：

处于孕晚期的孕妇，要注意避免走太远的路，不要站立的时间过长。有时间的话，认真地记录下每一次有规律的胎动。此外，适当地参加些分娩课程，多了解些相关的内容，会让孕妈妈踏实些，心情会舒展些。出现这种情况的时候要注意休息，不要刺激腹部。不需要服用药物，而且服用药物一般也不能缓解。如果痛到坐立不安，工作、生活受到影响，需要去医院。

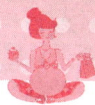

第243天　怀孕第9个月，孕妈妈的乳房如何护理

1　**保持乳房卫生**，洗浴后正确按摩乳房，可以涂一些食用橄榄油，用手指从乳房内侧向外顺时针以画圈方式轻轻按摩；并从四周向乳头方向按摩；拇指和食指压住乳晕边缘，再用两指轻轻挤压。睡眠时最好取侧卧位，俯卧位容易使乳房受到挤压，使血液循环不通畅，不能保证促使乳腺发育的激素运送，从而影响乳腺发育。

2　孕晚期**不能使用丰乳产品**，丰乳产品含有一定的性激素，使用会影响乳腺的正常发育。乳房较小的孕妈妈，暂时没有很好的办法纠正。切不可自己无把握地乱治，导致乳腺发育受到影响。

3　乳房较大的孕妈妈，孕期切**不可使用瘦乳霜**，产品中含有一定的性激素，会影响乳腺的发育。乳房大不一定产后奶水就多，奶水多少与乳房的乳腺管、产后的休息、情绪、饮食、喂养均有关系。

4　做乳头牵引时**手法**和**动作**一定要**轻柔，时间也要短**。手法牵引乳头时，会促使垂体后叶分泌催产素，引起子宫收缩。因此，如果出现子宫频繁收缩，应立即停止。特别是有早产、习惯性流产的孕妈妈，不能采用这些方法矫正乳房，只能在怀孕前或分娩后再进行处理。

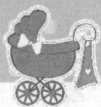

第244天　怀孕第9个月，超声数据如何看

双顶径（*BPD*）常常用来观察胎宝宝的发育情况，胎宝宝双顶径是指胎宝宝两个顶骨之间的距离。医生常常用它来观察宝宝发育的情况，判断是否有头盆不称，是否能顺利分娩。

BPD临床上常用来判定孕**13**周以上的胎龄，孕晚期可根据双顶径的大小估计胎宝的大小和体重。按一般规律，双顶径的大小在怀孕5个月以后，基本与怀孕月份相符，也就是说，妊娠28周（7个月）时双顶径约为7.0厘米，32周（8个月）时约为8.0厘米，依此类推。怀孕8个月以后，双顶径平均**每周增长约为0.2厘米**为正常。孕足月时应达到9.3厘米或以上。

股骨长径可与双顶径一起估计胎宝宝大小和体重，当两者相加大于**17厘米**时，有巨大儿可能。股骨长径（FL）是胎儿大腿骨的长度，它的正常值与相应的怀孕月份的双顶径**值差2~3厘米**，比如，双顶径为9.3厘米，股骨长径应为7.3厘米；双顶径为8.9厘米，股骨长径应为6.9厘米。

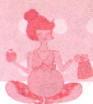

第245天　怀孕第9个月，如何判断胎宝宝体重过大

（1）注意有无巨大胎儿的高危因素。

（2）妊娠图提示宫高，腹围超过第90百分位数者，需排除多胎、畸胎和羊水过多。

（3）临产前胎头高浮或胎头不入盆。B型超声检查胎头双顶径达9.8～10.0厘米，股骨长7.8～8.0厘米，腹围>35.0厘米，综合考虑为巨大儿。近年国内外报道以多项指标如双顶径、枕额径、腹横径、腹前后径、股骨长、肱骨长，胸围、头围及腹围等建立线性回归方程，但因技术条件要求较高，尚难普及。B超尚可协助排除水肿儿、畸形儿（如巨腹症）、羊水过多和多胎妊娠。

（4）怀疑巨大儿时查血糖耐量，并仔细复核骨盆内外径数据，评估阴道分娩的可能性。

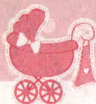

第246天 怀孕第9个月，孕妈妈皮肤瘙痒如何缓解

孕妈妈**皮肤瘙痒**多出现在**妊娠中后期**以后，轻者只是皮肤稍有瘙痒，重者则瘙痒难忍，坐立不安，夜不能寐，痛苦不堪，有的甚至抓破皮肤方能暂时止痒，结果造成全身抓痕累累，搞不好还容易发生皮肤化脓性感染。这种症状一般只有到分娩后才能减轻或消失。

如何缓解症状：

1 精神紧张、情绪激动，会加重瘙痒，所以孕妈妈首先要减轻精神负担，避免烦躁和焦虑不安。

2 勤换内衣内裤。

3 避免搔抓止痒。因为不断搔抓后，皮肤往往发红而出现抓痕，使表皮脱落出现血痂，日久会导致皮肤增厚、色素加深，继而加重瘙痒，甚至还能引起化脓性感染。

4 防止食物因素的刺激，如少吃辣椒、生姜、生蒜等刺激性的食物。海鲜的摄入要适量，因为海鲜能加重皮肤瘙痒。

5 洗澡时切忌用温度过高的水或使用碱性肥皂使劲擦洗，因为这样会加重瘙痒。并使用滋润效果好的沐浴露。浴后给身体涂上保湿乳液。使用妊娠按摩霜，同时轻轻按摩，滋润腹部肌肤，抵抗过度的肌肤伸张。

6 穿纯棉的衣物，避免化纤织物与皮肤发生摩擦。还有部分健康的孕妈妈在妊娠中期以后发生全身皮肤瘙痒，四肢及躯干抓痕累累，这种瘙痒有时伴有轻度黄疸，是由于肝内胆汁郁积所引起的。有些孕妈妈仅有腹壁皮肤瘙痒，这是由于腹壁过度伸展出现

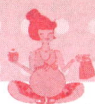

妊娠纹及腹壁的感觉神经末梢受到刺激的缘故，并非为胆汁淤积所致。胆汁的主要成分是胆盐及胆色素，由肝细胞分泌。正常情况下，进食可刺激胆囊收缩使胆汁排入十二指肠，肝内胆汁淤积时，胆汁反流入体循环，使血液中胆盐浓度增高，沉积于皮肤内产生刺激而引起皮肤瘙痒。至于为什么孕期会引起肝内胆汁淤积，病因尚不十分清楚。此种症状一般于分娩后1~2周内消失，黄疸消退。如果孕妇在发生皮肤瘙痒后出现较重黄疸，并伴恶心、呕吐、食欲缺乏、发热等症状时，应到医院就诊，以排除肝炎等疾病。

药物治疗：

需在医生指导下用药，局部瘙痒可外涂薄荷酚、樟脑霜、樟酚酊、樟脑扑粉，必要时可短期选用不良反应小的激素药膏，如艾洛松等。全身瘙痒可短期适当服用镇静剂或脱敏剂，如口服氯苯吡胺，每日3次，每次4毫克；艾司唑仑片，每日2~3次，每次1毫克等，同时可口服维生素B族和维生素C。另外，也可口服葡萄糖酸钙。

第247天　怀孕第9个月，孕妈妈胃灼痛的预防和治疗方法

孕妈妈怀孕过程中的各种**肠胃症状**，包括：呕吐、恶心、便秘、逆流等，比较普遍。约有**50%以上**的孕妈妈，会在怀孕期间**发生胃部灼热**的症状。通常胃灼热发生在怀孕中期及孕晚期，大部分的孕妈妈在**生产后可**

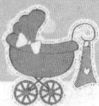

恢复正常。多重因素可造成孕妈妈胃灼热的产生，一般而言，下食道括约肌压力下降，或者子宫变大促成胃内的压力增大，导致酸性的胃内容物逆流，都会引起胃灼热的症状。

孕妈妈发生胃灼热，应考虑排除的疾病：

1　**反流性食道炎。**由于胃酸等胃内容物反流导致食道发炎，甚至引起溃疡。胸口不适与胃灼热是此种疾病的最初征兆。

2　**胃溃疡。**胃溃疡可发生于胃的任何部位，通常位于胃小弯处，即胃体及胃的下部之间。在正常情况下，胃黏膜上有一层黏液，可保护其不受胃酸及消化液的侵蚀。如果蛋白被破坏了，并接触到这层保护膜的表皮细胞，就会形成胃溃疡。其症状为胃部出现疼痛及胃灼热感，通常在吃完东西后，症状可以改善，但是过2~3小时又会复发。

预防和治疗方法：

1　少吃多餐，使胃部不要过度膨胀，即可减少胃酸的逆流。

2　2小时不要进食，饭后半小时至1小时内避免卧床。

3　尽量以枕头垫高头部15厘米，以防止发生逆流。

4　体重若过重，应减少自身体重的增加，并避免食用高浓度糖分的食物或饮料，包括：糖浆、高淀粉类食物（如面包）。

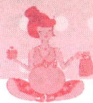

5　油腻食物会引起消化不良；酸性食物或醋会使胃灼热加剧，孕妈妈应尽量避免。

6　咖啡会使食道括约肌松弛，并加剧胃酸的回流，亦应避免。

7　过热食物及辛辣食物，都会对胃部产生刺激，所以均宜避免。

8　含β-胡萝卜素的蔬菜及富含维生素C的水果，如胡萝卜、甘蓝、红椒、青椒、猕猴桃。避免吃大量谷类、豆类、有很多调味料的食物或油煎的食物。晚上饮一杯温热的牛奶，多用一个软垫把头垫高。

9　在医生指导下服用治疗胃酸过多的药物。

第248天

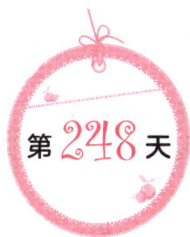

怀孕第9个月，孕妈妈痛性痉挛的治疗方法

如果孕妈妈在妊娠期间没有补充足够的**钙质**，到妊娠晚期可能会因缺钙发生**痛性痉挛**。痛性痉挛常发生在夜间，一般是小腿肚和脚部肌肉发生痛性收缩。通常由于伸腿伴脚尖下降的动作而激起发作。母体和胎宝宝的骨骼、牙齿的基本物质都来源于钙的摄取，钙还能维持神经、肌肉的正常功能，还是**天然的镇静剂**。胎宝宝会从母体吸收大量的钙，一旦发生痛性痉挛，可以通过按摩小腿肚和脚部减轻疼痛。为了改善血液循环，孕妈妈

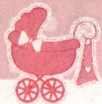

可以活动一下，若疼痛减轻就可多走一会儿。还可以去看医生，请他开一些钙片和**维生素D**。在补充钙片的同时，在饮食中要加强钙的含量，可以吃一些奶制品、绿色蔬菜、甲壳类食物，还有各种植物的种子，如花生、松籽、芝麻等，一些橙类、西瓜、胡萝卜里也含有一定的钙。另外要多喝一些骨头汤，汤里的钙含量最高。

第249天　怀孕第9个月，孕妈妈阴道分泌物多的原因

1　自然反应

很多孕妈妈在怀孕后都有阴道分泌物增多的情况，而且根据每个人的不同情况，其分泌物增多的程度也不同。但不管是什么体质以及什么情况，分泌物的增多情况都不会影响到孕妈妈的正常生活，并且也不会带来严重的不适症状。怀孕期间孕妈妈的阴部、阴道、子宫颈这三部分血流旺盛，并且其水分较多，这是分泌物会增多的原因。如果没有什么特别不舒服的症状，孕妈妈不用过分担心。并且怀孕的月份越大，阴道分泌物的分泌也会逐渐增多，这些都属于怀孕的自然反应。

2　妇科炎症

部分孕妈妈不仅会出现有阴道分泌物大量分泌的情况，与此同时还会伴有各种不适的症状，比如外阴瘙痒、白带异味等，要引起重视。除此之外，还有很多孕妈妈的白带会出现量多、带红、黄或者其他颜色，同时还伴有臭味。

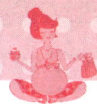

专家指出：这些异常情况都与各种妇科炎症有着很大的关系，因此孕妈妈应尽早去医院检查。孕妈妈在怀孕期间同样有可能会患有妇科炎症，最常见的有阴道炎、宫颈炎、盆腔炎等，如果没有及时治疗的话，还有可能会影响到胎儿的生长发育，甚至导致流产。

3 细菌感染

如果在怀孕期间受到细菌感染，同样会导致孕妈妈出现阴道分泌物增多以及异常情况出现。通常情况下，如果是细菌感染，这时孕妈妈多半都会在阴道分泌物增多的情况下还伴有发热的症状。除此之外，还有腹部疼痛等不适症状。而导致这些症状的出现，与子宫受到细菌感染从而引起绒毛膜和羊膜发炎有着很大的关系。在这种情况下很容易导致子宫出现频繁收缩的情况，因此不仅会有阴道分泌物增多的情况出现，同时还有可能出现早期破水与早产现象。

4 盆腔炎

孕妈妈在怀孕期间如果患有盆腔炎，同样会导致出现阴道分泌物增多。这部分孕妈妈经常会出现大量清样白带而且会弄湿内裤。除此之外，还经常伴有腰痛或下腹痛等症状，这些都是盆腔炎的典型症状。这个时候孕妈妈必须要及时检查以及治疗，以此来保护自己以及胎宝宝的健康。

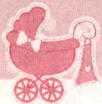

第250天

怀孕第9个月，孕妈妈爱出汗的解决方法

　　孕妈妈会发现自己在**孕期爱出汗了**。这属于妊娠期的**正常现象**。这是由于孕妇在怀孕期间**雌激素增加**，血中皮质醇结合球蛋白浓度增加，导致肾上腺皮质功能处于亢进状态，加之孕期基础代谢率增高，自主神经系统功能随之发生变化，引起血管舒缩功能不稳定，皮肤血流量增加，于是出汗增多。到妊娠晚期可能还会发生**多汗性湿疹**。这种现象会一直延续到产后。出汗时，人体内的氯化钠、氯化钾、尿素、乳酸等代谢废物随汗液排出体外。因此，可以说孕期多汗是一种**保护性的生理反应**，有益于孕妈妈的身体健康。还有体内胎宝宝的生长发育较快，特别是即将足月分娩的孕妈妈新陈代谢较旺盛，食物的摄入量与废物的排泄量明显增加，血液循环加快，导致皮下血管扩张以加速散热，所以更容易出汗。如果孕妈妈的皮肤汗腺分泌旺盛，出汗也会随之增多。

解决方法如下：

1 穿天然料子的宽松衣服：孕妈妈本身就比其他人代谢更旺盛，一定要选择利于排汗的衣物。一是相对凉快，而且出汗后也容易被衣服吸收；二是天然料子的衣服能防止摩擦皮肤，避免引起皮疹、皮肤感染等。长袖衣服、阔腿长裤和长裙都可以帮助孕妈妈在夏天保护皮肤不被太阳晒伤。胸罩和腰带不宜束缚过紧，以免引发乳腺增生和影响胎宝宝的发育。贴身的衣裤最好也选择真丝或

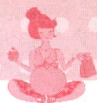

棉质的，以轻软舒适、容易透湿吸干、散发体温为宜。

2 温水擦洗勤换衣。孕妈妈皮肤的汗腺分泌增多，出汗较多；而且阴道分泌物也会增加、白带增多，因此应该经常用温水擦洗，千万不能用冷水洗澡，最好每天洗温水澡、换内衣裤，以保持皮肤清洁，预防痱子等皮肤问题。洗澡水温应适中，且沐浴时间不要过长，以10～20分钟为宜。

3 怀孕以后要注意及时补充水分，多吃蔬果，用来补充汗中流失的钾、钠等离子，保持体内电解质的平衡。

4 孕妈妈不要因为怕出汗就长时间地待在空调房间里，这对于身体的血液循环极为不利。

5 当孕妈妈出汗较多时，不要马上吹电风扇和空调。

6 当身体出汗过多时，为了避免脱水，要及时增加饮水量，以喝20℃左右的新煮白开水为好，或补充一些淡盐水，最好不要喝甜饮料或者刺激性的饮料。

第251天　胎儿什么时候入盆，孕妈妈有感觉吗

　　胎儿的双顶颈达到妈妈的**骨盆入口处**，胎头衔接在孕妈妈的**骨盆入口平面上**，称为"胎儿入盆"。一般初产妇的胎头入盆时间在**36周左右**。不过，也有部分孕妈妈是等到即将临产后胎头才进入骨盆的。如果医生判定胎头尚未入盆，孕妈妈也不用太过在意，因为有一些初产妇的胎头入盆

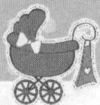

时间是在宫缩发动之后。孕妈妈可以在这个时期**加大运动量——散步**，并选用孕妈妈的**腹带**固定住腹部和胎宝宝，帮助胎宝宝尽快入盆。正常情况下，胎头入盆后，胎位就不会发生什么变化了，这为后面的顺利分娩成功打下一个好基础。不过孕妇有可能会出现尿频、便秘、宫颈口胀等情况，孕妇无须担心，这些都是正常的。只要羊水没有破，也没有宫缩频繁、见红等临产现象，就不用担心。

胎头入盆是什么感觉：

1 肚子靠下，腹部有发紧的感觉，可能偶尔会有腹痛的情况；

2 下体有胀痛的感觉，还有一种隐隐的疼，孕妈妈会明显感觉到胎宝宝正在往下走；

3 感觉像有东西一下子从身体里掉出来了，明显觉得宫底出现下降的情况。

4 双下肢胀痛，像有东西从孕妈妈身体里突然往下掉一样。

5 宫底会下降，会感觉上腹部压迫明显减轻，上腹有轻松感，进食量增加，呼吸轻快。

6 胎头下降压迫膀胱或直肠导致尿频、便秘等。也有一些孕妈妈没有任何感觉。

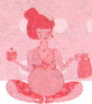

第252天　胎头入盆后多久会生

胎头入盆后说明孕妈妈的身体已经做好了生育的准备，但并不意味着马上就会分娩。一般来讲，胎头入盆属于正常现象。有的孕妈妈胎宝宝入盆很快就会生，有的孕妈妈胎宝宝入盆后要过一个多月。胎头入盆后由于对宫颈压迫，有可能诱发宫缩。胎头入盆后，孕妈妈会明显感觉到宫颈被压迫，并有可能出现宫缩的情况，因此，孕妈妈在未接近预产期之前，要适当控制活动范围与时间。

很多孕妈妈对胎头入盆都存在误解，认为早入盆就会早产。其实孕妈妈在接近预产期前几周左右，会出现胎头入盆的情况，但是也有部分孕妈妈入盆的时间更早，这些都是正常现象，不能一概而论。有的孕妈妈入盆后当天就生了，有些则要过一两个月。

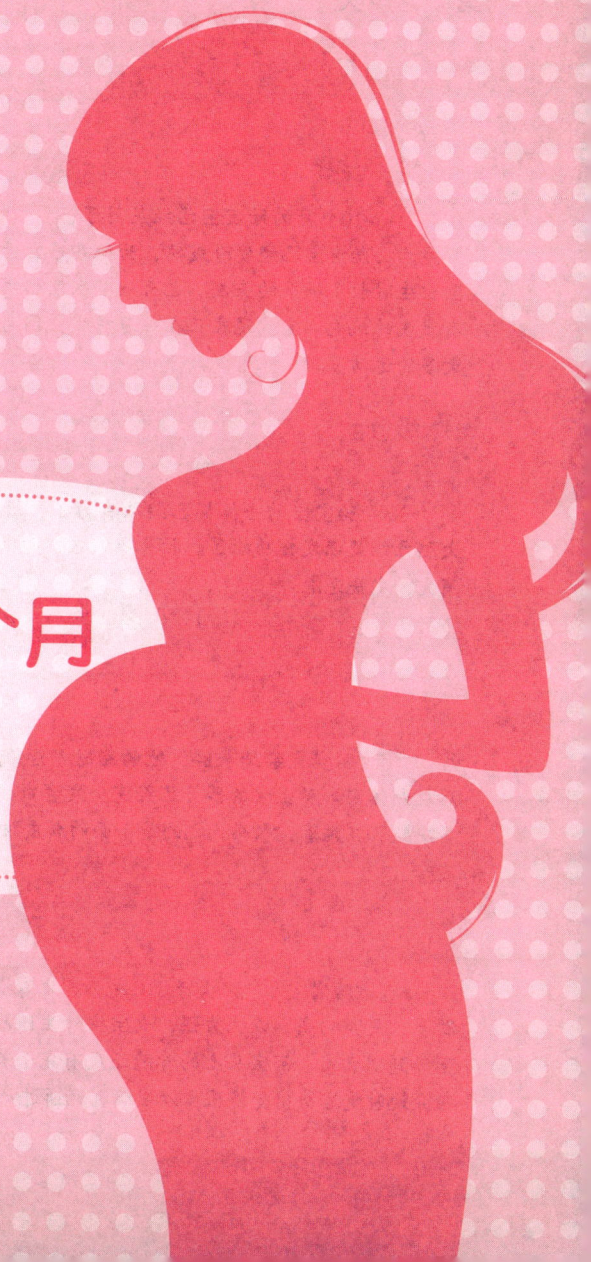

第十个月

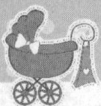

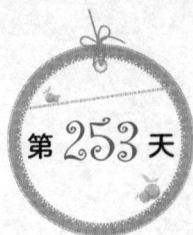

第253天　怀孕第10个月，胎宝宝长成什么样子了呢

孕37周：10个月的胎宝宝已经足月了，**身长50厘米左右，体重3000克左右**。胎宝宝已经发育成熟，为他在子宫外的生活做好准备。许多宝宝出生时长了满头的头发。也有一些宝宝出生时几乎没有头发，或者只有淡淡的绒毛。宝宝现在正在练习呼吸，因为空间太小，他已经无法做太多的运动了。

孕38周：胎宝宝的手抓握已经很有力了，器官已经完全发育，肺部和大脑已经足以发挥功能了。胎头浅入盆，身上绒毛及大部分白胎脂脱落消失，皮肤光滑。

孕39周：胎宝宝继续长胖，他的脂肪层逐渐加厚，这会帮助他在出生后控制体温。胎宝宝的器官已经完全发育成熟，并各就各位了。他的外层皮肤正在脱落，取而代之的是下面的新皮肤。

孕40周：胎宝宝双顶径大于**9.0厘米**。发育成熟，皮肤粉红色，皮下脂肪多，哭声响亮，吸吮力强，女宝宝外生殖器发育良好，男宝宝睾丸已下降到阴囊内。宝宝头上的骨缝还没有完全长合，这是为了使他的头部在分娩时更容易接受挤压，以便顺利地通过产道。

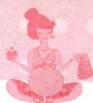

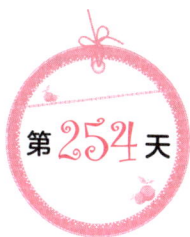

第254天　怀孕第10个月，孕妈妈身体有哪些变化

怀孕37周的孕妈妈的体重增加了**11~15千克**，只有少数的孕妈妈在这周分娩。多数孕妈妈都会在**预产期前后两周分娩**。不规则宫缩频率增加，阴道分泌物增多。这时胎宝宝在孕妈妈腹中的位置不断下降，下腹坠胀，如果现在胎宝宝依然胎位不正，转为头位的可能性已经很小了。

怀孕38周的孕妈妈由于胎宝宝进入骨盆，膀胱受到挤压，尿频，会感到上腹部的闷胀有所缓解，**食欲变得好起来**。会越来越紧张和焦虑，既盼望宝宝早日降生，同时又对分娩感到恐惧。**应充分休息**，**适当活动**，密切注意身体变化。开始出现腿部水肿、手、脸、脚部、脚踝水肿。

怀孕39周的孕妈妈因为**腹部的隆起**，**活动更加不便**，会产生很多不舒服的感觉和思想负担。孕妈妈的依赖性增加，被动性加强，行为幼稚，要求别人关心自己，主观感觉异常的体验增多，对胎宝宝活动尤其关注。在临产前感到紧张和不安，害怕分娩疼痛、胎宝宝畸形等。

怀孕40周的孕妈妈子宫高度为36~40厘米。此时胎宝宝所处的羊水环境有所变化，原来的羊水清澈透明，现在由于胎宝宝身体表面绒毛和胎脂的脱落，及其他分泌物的产生，羊水变得有些浑浊，呈乳白色。胎盘的功能也逐渐退化。

孕妈妈**预产期临近**，体重将达到高峰。受到不断膨大的子宫压迫，可能会明显感受到心悸、气短、胸闷、胃部不适等症状，尿频明显，会感觉尿急或尿不净，会感觉下腹部的压力越来越大，突出的肚子逐渐下坠，胎宝宝入盆，为分娩做准备。同时，不规则的宫缩频率会增加，阴道分泌物会增多。

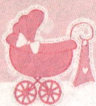

第255天 怀孕第10个月，健康教育及指导的内容包括什么

　　根据中华医学会妇产科学分会产科学组的指导意见健康教育及指导包括4条：分娩相关知识（临产的症状、分娩方式指导、分娩镇痛），新生儿免疫接种指导，产褥期指导，胎儿宫内情况的监护，妊娠大于等于41周住院并引产。

> **常规保健包括：** 询问胎动、见红、宫缩；身体检查同30～32周产前检查；行宫颈检查及Bishop评分。

> **必查项目包括：** 超声检查评估胎儿大小、羊水量、胎盘成熟度、胎位、脐动脉收缩期峰值和舒张期流速之比（S/D）比值等，NST检查。备查项目：无。

> **产检项目：** 血压、体重、宫底高度、腹围、胎心率、血常规、尿常规、胎心监护、胎位检查、骨盆测量（怀孕37周）、宫颈检查及Bishop评分。

　　这个月的产检以常规检查和胎心监护为主，孕妈妈养成每天自行检测胎动的习惯。在孕37周的产检，还要进行产前鉴定（骨盆测量），这对分娩方式的选择和分娩是否顺利有影响。

　　注意：这个月的每一周都要进行产检。

第256天

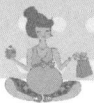

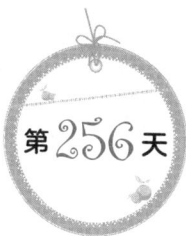

怀孕第10个月，孕妈妈和准爸爸应注意什么

1 保持心情愉快

孕妈妈可能担心分娩会出现各种意外状况而焦虑紧张，要排除一切干扰，一心一意迎接分娩。放松心情才能排除不利于分娩的思想情绪。当然，孕妈妈的家人特别是准爸爸的关心与支持是最重要的。

2 注意临产征兆

宝宝即将在这个月与孕妈妈和家人见面。因此，要随时注意临产征兆，规律性的宫缩、破水和见红都是最常见的临产征兆。如果出现临产征兆，应该在家人的陪伴下去医院检查。

3 补充体力

孕妈妈在分娩的时候需要消耗很大的体力，因此在临产的这个月里，要尽量吃饱、吃好，多吃些营养又易于消化的食物，如鸡蛋、牛奶、瘦肉、鱼虾和大豆制品等。

4 分娩呼吸法训练

产程中的每个阶段，用不同的呼吸方式，能够有效减轻疼痛。不妨每天找个时间做做分娩呼吸法训练。

5 预防过期妊娠

孕妈妈应该多做运动，做一些分娩的准备练习，为宝宝随时的报到做好准备。如果超过41周，就应该经常到医院检查，通过检查和B超了解胎盘功能，及时引产。

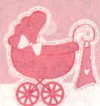

第257天

怀孕第10个月，孕妈妈如何补充营养素

怀孕第10个月，孕妈妈为了保证生产时的体力，除注意增加营养外，仍要以富含纤维素的蔬菜、水果为主，同时保证摄取足量的蛋白质、糖，以及钠、钾、钙、铁和磷等营养元素。每天要保证充足的水分，富含各种矿物质的汤水也不能少。孕晚期胎宝宝生长最迅速、胎体内储存营养素最多、孕妈妈代谢和组织增长最快，营养较孕早期和孕中期也更为重要。孕晚期胎宝宝的不断增大，子宫压迫胃部增加，由于激素作用于消化系统，引起胃排空时间延长，孕妈妈往往吃较少食物就有饱胀感，应以少食多餐为原则。

1

蛋白质
每天需摄入80～100克，主要来源于肉类、鱼虾、豆及豆制品、奶及奶制品、蛋类。

2

脂肪
每天需摄入25克，主要来源于油类、奶类、肉类、谷类、坚果。产前可以常喝用莲藕、红枣、章鱼干、绿豆、猪手一起煲的汤。

3

碳水化合物
每天需摄入500克，主要来源于谷类、薯类、根茎类食物。可以多吃一些粥、面汤等容易消化的食物，注意细粗根搭配。

4

膳食纤维
每天需摄入20～30克，主要来源于谷类、豆类、蔬菜、薯类、水果。孕妈在加餐时可以吃全麦面包、麦麸饼干等点心，补充膳食纤维。

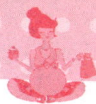

第258天　怀孕第10个月，孕妈妈怎样进行胎教

并不是所有孕妈妈都能在预产期内顺利分娩，**或许会推迟1~2周**。日渐临近的分娩使孕妈妈感到忐忑不安甚至有些紧张，这时孕妈妈可以开始**冥想胎教**。冥想能够提高自己的自信心，并能最大限度地激发胎宝宝的潜能，对克服怀孕抑郁症也很有效果。

摆出舒服的姿势让身体放松，然后想象最令人愉悦和安定的场景。沉浸在美好的想象之中，格外珍惜腹中的宝宝，以其博大的母爱关注着胎宝宝的变化。胎宝宝通过感官得到这些健康的、积极的、乐观的信息，这就是胎教最好的过程。

把美好的愿望具体化、形象化。仔细观察孕妈妈和准爸爸的相貌特点，进行综合，想象宝宝会有什么样的相貌，什么样的性格，什么样的气质等，在头脑中形成一个具体的美好形象，把"我的宝宝就是这样子"的坚定信念传递给胎宝宝，还可以把自己的想象通过语言、动作等方式传递给胎宝宝，保持愉悦的心情，潜移默化地影响着胎宝宝。

还可以臆想预产法，在心里祈求平安和顺产。坐下来，放松呼吸。腰部挺直伸展，两腿盘起双手自然放在膝盖上然后深呼吸。将深深吸入的空气聚集在肚脐下面，然后慢慢呼出去，如此反复。听着舒缓的音乐或者沉浸在美好的回忆里进行冥想，效果会加倍。

孕妈妈在疲倦的时候，建议到大自然中走走。人类生存、繁衍奔流不息，时时刻刻在大自然中感受它的广阔、神奇、美丽、富饶和温馨。走进大自然，感受这个清新的世界，对一个新生命来说，也是必要的，它可以说是促进胎宝宝智力开发很重要的胎教基础课。

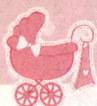

第259天　什么时候测量骨盆

骨盆正常与否关乎能否阴道分娩，通过骨盆测量可以诊断骨盆的大小和形态。产前检查时一定要进行骨盆测量，初产妇尤为重要。进行骨盆外测量，如骨盆外测量各径线或某径线异常，应在临产时再行骨盆内测量，并根据胎儿大小、胎位、产力选择正确的分娩方式。一般到怀孕37周由门诊产科专家鉴定。

准确的测量方式是X光检测，但是孕妈妈不能进行X光照射，射线对胎宝宝不利，一般是产科医生用手和测量器进行测量，孕妈妈无法自己测量骨盆。

第260天　孕妈妈感冒咳嗽，能吃头孢类药物和强力枇杷止咳露吗

怀孕10个月，孕妈妈**感冒咳嗽病情严重**可以**遵医嘱用药**。如果症状不严重，可以多喝水，用盐水漱口，多休息，禁食辛辣刺激食物。**头孢类抗生**

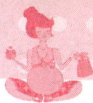

素在FDA的分类中属于B类药物，如果**没有过敏史**、**皮试不过敏**，是**可以使用**的，对胎宝宝脑部发育没有证据显示有影响。但是**强力止咳药物**含有可待因，**不建议服用**。有的抗生素孕期可以用，而有的抗生素类不可以用。比如，**链霉素**、**庆大霉素**、**卡那霉素**等可致胎宝宝先天性耳聋并损害肾脏。**四环素类**可导致骨骼发育障碍、小肢畸形、乳齿黄染和牙釉质发育不全、先天性白内障等。**红霉素**可致胎宝宝肝脏损伤。**氯霉素**可导致骨髓功能受抑制，以及新生儿肺出血。**磺胺类**特别是长效磺胺，可致新生儿黄疸。

第 261 天　孕晚期孕妈妈出行注意事项

1　如果孕妈妈怀孕晚期需要回家待产，不要在离预产期很近的时候才回家，最好在预产期前1～2个月回家待产，以免中途早产。并且在回家的途中全程要有家人或丈夫陪同，这样可以避免独自出行发生不测而无助的情况。即使是提前预产期1～2个月动身远行也不能排除途中可能会发生意外。

2　孕妈妈出行的交通工具，也需要谨慎选择，要考虑颠簸性比较小、时间较短的交通方式，如火车卧铺或飞机等。孕妈妈远途出行最好坐自己的私家车，一来方便孕妈妈中途休息，车内环境也干净很多。随时可以停车休息，孕妈妈坐车间隔一两个小时就可以停车一次，下车步行几分钟，呼吸一下车外的新鲜空气，顺便活动四肢会好很多。

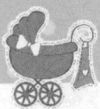

3　孕妈妈会比平常容易发生晕车或呕吐。因为晕车晕船过度造成的恶心、呕吐等很容易诱发子宫收缩，导致早产。所以孕妈妈带上一些防晕车的药物。

4　准备一些临产用的东西，以免发生意外。这些药品必须要对孕妈妈及胎宝宝安全，如纱布、酒精或外用的酒精棉片、止血药品、抗腹泻药、口服的肠胃药、外伤药膏、蚊虫咬伤药膏等。一旦在出行途中发生不测时可以做简单的治疗和处理。

5　孕妈妈出行前，有必要去医院做一次完整详细的产前检查，尽量掌握多一点自己与胎宝宝的情况，也可以让医生指导，做好预防工作。如果有不宜出行的状况，为了安全考虑也可以调整行程，协调各种因素或改变计划。

6　出行要尽量少带行李，尤其是一些沉重的包裹，最好穿平跟鞋，而不要穿高跟鞋，避免高跟鞋重心不稳导致摔跤、发生早产等。长时间地穿高跟鞋会容易导致小腿肌肉疲劳，诱发孕期抽筋。

7　出行前要考察好目的地的气候、气温等因素。带好必要的衣服，避免异地环境气温差异变化发生感冒。

8　如果远行路上发生状况，孕妈妈出现腹痛、腹部阵痛、阴道流血、阴道流水等征兆时，要及时和家人取得联系、并报告车船上的工作人员，以便提供和采取紧急的救护措施，保证孕妈妈和胎宝宝的安全。

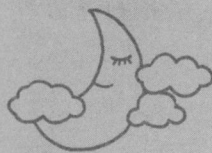

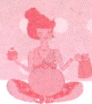

第262天　足月后孕妈妈特别紧张，需要住院吗

　　如果孕妈妈在怀孕前或怀孕期间患有慢性病，或在产前检查中发现妊娠异常，应提前数天住院待产。有下列**高危妊娠情况的建议提前住院**：

① 孕妈妈方面的问题

孕妈妈患有高血压、心脏病、肾炎、糖尿病、妊娠高血压综合征及骨盆狭窄、前置胎盘、胎盘早剥等；初产妇年龄小于16岁或大于35岁；孕妈妈体重小于45千克或大于85千克；孕妈妈有过死胎、死产、新生儿死亡史。

② 胎宝宝方面的问题

胎宝宝发育迟缓、巨大胎宝宝、胎位不正、超过预产期1周以上等。

③ 胎位不正

臀位、横位等需提前往院待产。

　　但如果孕妈妈一切正常，不必提前住院。

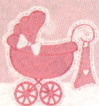

第263天   怀孕第10个月，胎动少是缺氧吗

怀孕10个月已足月，胎宝宝一般**不再有大翻身式的胎动**，胎动也不那么频繁了，由于胎位已相对固定，胎动减少是胎宝宝头浅入盆的缘故，不是胎宝宝缺氧的标志。在怀孕的最后两周，胎动可能会慢下来，胎宝宝成长的速度也会下降，这都是正常的。越临近分娩，动作越不激烈，胎宝宝几乎撑满了整个子宫，所以子宫内可供活动的空间越来越少，施展不开，而且胎头下降，胎动就会减少一些，没有以前那么频繁。胎动的位置也会随着胎宝宝的升降而改变。胎宝宝可能已经头朝下蜷曲着身体，摆好了最终出生时的姿势。孕妈妈的子宫和腹部的肌肉会比较紧，能帮助胎宝宝保持住这种姿势。现在孕妈妈能感觉到的胎宝宝胎动主要是用小胳膊和小腿捅妈妈的肚子，有时候，胎宝宝还可能会把孕妈妈的肋骨踢得很疼。

怀孕晚期胎动不那么明显，但如果**持续几个小时**仍然**感觉不到胎动**，在孕妈妈的**腹部推胎宝宝也不动**，需要及时**去医院检查**。

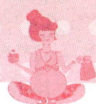

第264天　住院流程及待产物品清单

1

住院流程

门诊医生开出住院证；拿住院证去病房找专门安排床位的医生安排住院时间（**建议早上8点以后办理入院手续**），由医生签好床号；去医院住院大楼大厅收费处住院窗口办入院手续，医保患者出示证件，办完住院手续后保存好押金存根；持病历到产科病房护士站登记办病房登记手续；护士安排床位；介绍病房情况、设置及管床大夫信息；带患者到管床大夫处交接；大夫询问病史并查体，开出医嘱治疗。

2

待产物品清单

证件：住院证（门诊医生出具）、生育服务证、医院就医卡、母子健康手册、身份证、准生证、户口本、医保卡。

银行卡和现金：一定要带少量的现金，买点小东西的时候方便。

手机：方便和家人联系，无聊时可以用音乐来缓解，给宝宝、妈妈拍照留念。

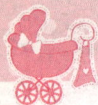

其他用品：牙刷、毛巾、水盆、梳子、肥皂、拖鞋、卫生纸、卫生巾、护理垫、餐巾纸、湿纸巾。衣物：外套1件，穿在病服外面，在病房走动就不怕凉了。出院衣服1套。哺乳式文胸2～3个，好换洗，方便给宝宝喂奶。防溢乳垫、哺乳胸罩和哺乳衣。束腹带1个。产妇帽1个，出院用。带吸管的杯子、可加热的饭盒、筷子、调羹、吸奶器等。

第265天 影响分娩的因素有哪些？分娩的时间是多长

分娩的动因很复杂，原因目前不清楚。有一些学说，但不能很好地解释分娩如何启动，随着深入的研究，目前认为子宫功能性改变和胎宝宝成熟是分娩发动的必要条件。

影响分娩的四个因素是：产力、产道、胎儿、精神心理因素，缺一不可。

分娩时间的长短与孕妈妈的年龄、胎儿的胎位和大小、孕妈妈的精神因素等有关。**初产妇**一般需要**10～20个小时**，**经产妇**因为子宫颈和骨盆底的组织经过分娩的扩张变得松弛，故多数比初产妇分娩进展得快，产程在**10个小时左右**。

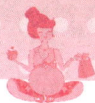

第266天　子宫收缩乏力对孕妈妈有什么影响？如何避免

　　临产相当于一次**重体力劳动**，要保证孕妈妈在产程中有好的**宫缩**，需要好好休息，吃东西，保存体力，产妇才能有足够的能量储备和供给，才会有良好的子宫收缩力，不至于宫缩乏力，以至于引起产程停滞和延长。

　　子宫收缩乏力造成产程长，孕妈妈疲乏无力、肠胀气、排尿困难，加重宫缩乏力，严重时造成孕妈妈脱水、酸中毒、低钾血症，子宫收缩乏力还造成第二产程延长，膀胱受压形成产后尿潴留，还容易引起产后出血、产后感染、产程延长，增加剖宫产的概率。

子宫收缩乏力如何避免：

　　应当以预防为主，尽可能做到产前预测充分，产时诊断准确及时，针对原因适时处理。孕妈妈尽可能在先兆临产后做到充足的休息和正常的吃饭，避免不吃和不睡，孕妈妈疲劳后也容易导致子宫收缩乏力。一般情况下，先消除孕妈妈紧张情绪，使用镇静剂令孕妈妈充分休息，然后使用催产素静脉点滴加强子宫收缩力量，促进宫口开大和产程的进展。

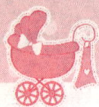

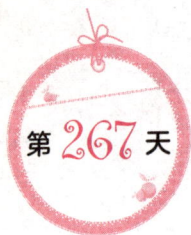

第267天 如何减轻宫缩引起的疼痛

分娩的时候，子宫的肌肉会周期性地重复收缩，这种子宫收缩引起的疼痛，医学上称之为**阵痛**。实际上，肌肉做生理性收缩时，并不会产生剧烈的疼痛，如果长时间持续子宫收缩，压迫血管，氧供不足就引起疼痛。

第一产程（宫口从开至开10厘米）

子宫收缩，子宫内部压力会上升，子宫颈和子宫口随之打开。压迫子宫颈部的神经，疼痛产生。如果孕妈妈身体紧张、腹部较早用力的话，只会使子宫颈附近的神经更紧张，承受压力更强大，疼痛有增无减。第一产程宜用轻松的姿势，蹲位或躺下休息，以缓解紧张。如果觉得特别痛的话，可做辅助动作（腹式深呼吸、按摩、压迫等）以减轻痛苦。

第二产程（宫口开全至胎儿出生为止）

阵痛越来越强烈，间隔缩短为2~3分钟，每次持续40~60秒。子宫收缩使胎宝宝受到压迫，胎宝宝又压迫到孕妈妈的骨盆底部、外阴部和会阴等处，造成子宫颈和盆腔等处发生局部疼痛。随着子宫的收缩，做腹部用力的动作，可缩短分娩时间，还可减轻疼痛。

孕妈妈需要营养均衡；进行自我暗示；心情放松，保持爽朗乐观的性格；采用科学呼吸法；导乐球（瑜伽球），产妇在规律宫缩的间歇期骑

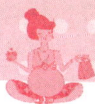

坐上去，放松盆底肌肉，缓解会阴神经疼痛；让准爸爸按摩后背部；孕妈妈变换体位；孕妈妈看电视、玩游戏、听音乐等分散注意力；热敷袋、腰垫都能起到一定的减轻疼痛作用；当宫缩越来越频、越来越痛时，做深呼吸，宫缩间歇期间注意休息。

第268天　产道异常是怎么回事

产道包括**骨产道**和**软产道**，以骨产道异常多见。骨产道异常又包括骨盆形态异常及骨盆经线过短。骨盆异常使盆腔容积小于胎宝宝先露部能够通过的限度，阻碍胎宝宝先露的下降，影响产程的进展。

软产道主要由子宫下段、宫颈、阴道、骨盆底软组织组成。由先天发育和后天疾病引起。比如阴道先天横隔和纵隔、子宫瘢痕（后天手术造成）、宫颈瘢痕（LEEP手术和冷刀锥切手术等）。如果并发盆腔肿瘤，如子宫下段肌瘤会影响胎宝宝胎头下降，卵巢肿瘤和宫颈肿瘤等也影响软产道，分娩前应充分评估再决定分娩方式。

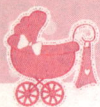

第269天　精神因素会影响产力吗

精神因素会影响产力

产妇恐惧、精神过度紧张、睡眠少、膀胱充盈、临产后进食不足、过多消耗体力、水及电解质紊乱，均可导致子宫收缩乏力，影响产程的进展。

孕妈妈对分娩的**恐惧和焦虑心理**，致使中枢神经系统发生**功能性紊乱**，**影响**了正常的**子宫收缩**。焦虑使体内儿茶酚胺增高，子宫收缩力受到影响。同时这种心理状态影响饮食摄入，又消耗大量体力，致使能量不足、内分泌紊乱、电解质异常，均可影响子宫肌纤维收缩力。

心理性因素造成子宫收缩乏力致**使产力异常**，甚至产生宫颈痉挛，使宫颈扩张减缓或宫颈水肿。子宫收缩乏力和宫颈痉挛使潜伏期、活跃期及**第二产程延长**。

不良的心理因素是宫缩乏力的主要原因。常常在宝宝娩出生后由于宫缩不佳胎盘滞留大出血，或者胎盘娩出后宫缩乏力大出血。

不良的心理状况使孕妈妈不能忍受分娩的痛苦，提出尽早结束分娩的要求，干扰了正常的医疗秩序。

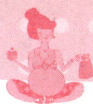

催产素催产、麻醉镇痛、产钳胎吸助产、剖宫产等手术措施的干预，增加了孕妈妈的损伤和围产儿的发病率。产科干预性使孕妈妈体力恢复慢，**母乳喂养减少**，影响了母乳喂养。

第270天　怀孕第10个月胎头不入盆怎么办

一般来说，在妊娠期的最后一个月，正常的初产妇腹中的胎儿头均应进入孕妈妈的骨盆，并与骨盆衔接而不浮动。不过，也有少数孕妈妈到妊娠足月时，胎头仍未进入骨盆，而是浮在耻骨联合之上，这种情况称之为初产头浮。

发生这种情况的原因有以下三种：

1. 孕妇骨盆狭窄，胎头与骨盆不相称，致使胎头不能进入骨盆。

2. 胎宝宝的胎头过大或胎位异常、前置胎盘等，这种情况下，即使孕妈妈骨盆正常，也可能会出现胎头不入盆的情况。

3. 胎宝宝出现脑积水或羊水过多，也会造成不入盆的情况。不过也有一些初产妇并非上述原因，仍会出现胎头不入盆的现象。

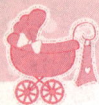

出现胎头不入盆的孕妈妈，不必紧张，如果孕妈妈的骨盆及胎宝宝情况都正常，应密切配合医生的工作。临产后由于子宫收缩的挤压，胎头亦会变形入骨盆，这样仍可以阴道顺利分娩。如果检查发现不入盆是一些不可纠正的病理性因素造成的，最好先做好手术生产的准备。

此外，胎头不入盆的孕妈妈如果发生胎膜早破，羊水流出，应选择卧姿并抬高臀部，立即送往医院。因为这种情况极易出现脐带脱垂，使胎宝宝发生意外。

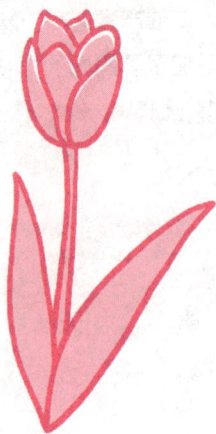

第271天　脐带缠绕，还可以顺产吗

1

脐带绕颈

临产后由于脐带缠绕使脐带相对变短，影响胎先露部入盆，并可使产程延长或停滞，引起胎先露下降受阻，引起胎儿宫内缺氧。当脐带缠绕周数过多、过紧时或宫缩时，脐带受到牵拉，可使胎宝宝血循环受阻，导致胎宝宝宫内缺氧。绕颈3周以上可以行剖宫产。严密观察产程，如进展缓慢或停滞应果断决策。密切监测胎心率，一旦发生胎宝宝窘迫应立即终止分娩，行阴道助产或剖宫产。

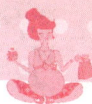

2

脐带绕颈不是剖宫产指征

发现脐带绕颈后，不一定都需要剖腹产，在分娩过程中，如果脐带绕颈不紧，脐带有足够的长度，则不需要剖腹产，只有脐带绕颈圈数多且紧，脐带相对过短，胎头不下降或胎心有明显异常时，才考虑需要手术。如果产科医生检查胎宝宝胎位为头位，骨盆正常，胎宝宝大小合适，可以阴道试产。脐带绕颈圈数达到3周可以适当放宽手术指征。如果孕妈妈很想阴道试产，还可以在临产后观察宫颈口张开程度、严密监测胎心变化和胎头下降情况。如果胎头不下降或胎心有变化，脐带绕颈过多，势必造成脐带过短，临产以后，随着宫缩加紧，下降的胎头会将脐带拉紧，可能会造胎心异常，脐带缠绕周数越多越危险。

第 272 天 　哪些情况下须考虑引产

什么是引产：

妊娠晚期引产是在自然临产前通过药物等手段使产程发动，达到分娩的目的。主要是为了使胎宝宝及早脱离不良的宫内环境，解除与缓解孕妇并发症或并发症。

哪些情况下考虑引产：

过期妊娠（怀孕已达41周仍未临产）；母体疾病，如严重的糖尿病、高血压、肾病等；胎膜早破未临产者；胎宝宝因素，如可疑胎儿窘迫、胎盘功能不良等；死胎及胎宝宝严重畸形等。

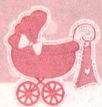

如果引产使用不当，将危及母婴健康。无适应证的引产会增加剖宫产率、阴道手术助产率、胎儿窘迫发生率和婴儿转出率。

绝对禁忌证：

孕妇有严重并发症，不能耐受阴道分娩或不能阴道分娩。子宫手术史；前置胎盘和前置血管；胎头骨盆不相称；胎位异常横位、臀位；宫颈浸润癌；生殖道感染性疾病，如疱疹病毒活动期；未经治疗的HIV感染；引产药物过敏。

相对禁忌证：

子宫下段剖宫产史；臀位；羊水过多；双胎或多胎妊娠；经产妇分娩次数大于5次。

第273天　哪些情况下须剖宫产

胎宝宝的指征

胎宝宝过大，孕妈妈骨盆无法容纳胎头；胎儿出现宫内缺氧，或分娩过程中缺氧，短时间不能顺利分娩；胎位异常，如横位、臀位，尤其是胎足先入盆、持续性枕后位等；产程停滞，胎宝宝从阴道娩出困难。

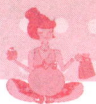

孕妈妈的指征

骨盆狭窄或畸形；有骨产道和软产道的异常，如梗阻、瘢痕、子宫体部修补缝合及矫形等；患严重的妊娠高血压疾病，无法承受自然分娩；高龄初产，胎宝宝特别珍贵；前置胎盘或胎盘早剥等；有多次流产史或不良产史；有妊娠并发症（心脏病、糖尿病等）等。

第274天　快到预产期了，想提前分娩，可以吗

预产期不是精确的分娩日期。预产期可以提醒孕妈妈胎儿安全出生的时间范围，但不要把预产期这一天看得那么精确。真正分娩在预产期的前后2周内都属正常。不要着急，如果胎儿正常最好顺产，瓜熟蒂落，如果自然发动宫缩提前分娩了，对宝宝可能不会有什么影响，但在妈妈肚子里"长熟"确实比提前生要好，除非有并发症等不得不提前分娩，否则，最好不要人为地提前分娩，胎宝宝还是喜欢待在妈妈的"宫房"里，因为那儿温暖、舒适、安全。

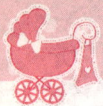

第275天　怀孕晚期B超提示羊水少怎么办

B超检查以单一最大羊水暗区垂直深度（AFD）来表示**羊水量**，羊水指数法AFI是以孕妈妈肚脐为中心，将腹部分为四个象限，分别测定各个象限的最大羊水暗区，将四个数据相加而得的。**羊水过少**诊断AFI不大于5厘米为诊断羊水过少的绝对值或AFD最大羊水深度不大于3厘米。AFI法较AFD更为准确，AFI不大于8厘米作为诊断羊水过少的临界值。

羊水过少不是剖宫产指征，如果怀孕足月了，羊水过少应该积极住院胎心监护，做OCT试验，评估胎宝宝在胎盘有一过性缺氧的情况下，胎宝宝的储备能力好不好，如果好，可以引产，阴道试产。如果OCT试验不好出现明显的胎心的变化，可以剖宫产。

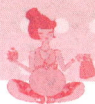

第276天　自然分娩有什么好处

自然分娩对胎宝宝的好处

子宫的收缩及产道的挤压作用，使胎宝宝肺内的羊水和黏液排挤出来，让肺泡表面活性剂增加，肺泡易于扩张，新生儿窒息及新生儿肺炎发生率大大减少；经过产道时，胎宝宝头部受到挤压、头部充血、可提高宝宝脑部呼吸中枢的兴奋性，有利于新生儿出生后迅速建立正常呼吸；胎宝宝在产道内受到触、味、痛觉及本位感的锻炼，促进宝宝大脑及前庭功能发育，对今后运动及性格均有好处；自然分娩的新生儿具有更强的抵抗力。

对于身体健康、年龄适宜、正常妊娠的孕妈妈，自然分娩是正常的生理过程。虽然分娩过程中，由于子宫收缩，孕妈妈有腹痛且比较剧烈，所带来的肉体上的痛苦和精神上的紧张，这都是暂时的，可以承受的。作为妈妈应该付出的。分娩过程中子宫的收缩，**还有利于产后恶露的排出和子宫的复原**；增加了婴儿的抵抗力；会阴的伤口不影响日常生活，恢复很快，产后很快就可以下床活动，产后**1~2天**就可以出院了。

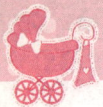

第 277 天　见红是怎么发生的？见红多长时间生产

见红是由于妊娠晚期成熟的子宫下段及宫颈不能承受宫腔内压力而被迫扩张，使宫颈内口附着的胎膜与该处的子宫壁分离，**毛细血管破裂而出血**，血液与宫颈管内的黏液混合，从阴道排出少量血性黏液，称"见红"。见红可持续几天，每天有少许排出，也可能一下子突然见红。见红只是先兆临产的表现，在分娩前发生。

一般来说，**见红24小时后**就会开始**阵痛**，进入分娩阶段。但是实际情况是很多孕妈妈见红后几天甚至一周后才分娩。个体差异很大，所以见红后要观察出血的颜色和量。如果只是淡淡的血丝，量也不多，可以留在家里观察，平时注意不要太过操劳，避免剧烈运动就可以了。如果流出鲜血，超过生理期的出血量，或者伴有腹痛的感觉，就要马上入院。

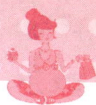

第278天　假宫缩和真宫缩如何区分

假性宫缩的特点：

宫缩频率不一致，持续的时间也不规则；间隔的时间长且不规律；宫缩强度不增强，夜间出现而白天消失；宫缩只能引起下腹部有轻微的胀痛；不伴有宫颈的缩短，宫口扩张不明显；并可被镇静药所缓解。这样的宫缩不伴见红或流水，宫口也不会开大，称为假宫缩或假临产。假宫缩是正常的生理现象，这种假宫缩有助于宫颈的成熟，并为分娩发动做准备。

假宫缩从怀孕**28周开始**，孕妈妈会感到腹部一阵阵地变硬，以及子宫下段受胎头下降所致的牵拉刺激，但过频的**假宫缩**可以干扰孕妈妈的休息，使孕妈妈在**临产前疲惫不堪**。这种现象在精神紧张的**初产妇**比较多见。

真宫缩有规律，强度持续**25~30秒**，并伴随宫颈口的扩展和胎头的下降，不能被镇静剂所缓解。

孕晚期孕妈妈**腹部偶尔的发硬**是不规律的**宫缩**，如果发作比较**频繁**，要警惕有**早产**的可能，如果腹部发硬伴有明显的腹痛，应去医院做检查，必要时B超检查，观察胎儿发育、羊水和胎盘情况。必要时应在医生指导下服用抑制宫缩的药物。

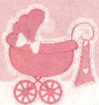

其实**不强烈的宫缩**可以没有感觉或者与来月经时的**小腹疼痛**一样。疼痛的强弱也因人而异。当宫缩引起轻微的疼痛，一会儿过去了，渐渐疼痛有所加强，间隔缩短，疼痛时间延长。宫缩像**浪潮**一样涌来，阵阵疼痛向下腹扩散，或有腰酸、排便感，这种宫缩是为宝宝出生做准备。利用练习过的**呼吸操**配合宫缩，就能顺利度过分娩关。宫缩对宝宝没有什么大问题，但如果太频繁可能会引起宝宝缺氧或者早产。

第279天   破水了吗

阴道不自主地涌出一股水，有如小便，无法控制地慢慢流出，可能是破水，确诊可通过石蕊试纸测试或阴道检查，一旦破水，孕妈妈使用干净护垫后立即入院。

孕妈妈破水**进入产房**，没有规律宫缩的情况下，时间非常不好估计，如果规律宫缩的话，伴宫口持续的开大，初产妇产程时间一般在**10个小时**，经产妇时间比较短，大概几个小时，跟宫缩有关，宫缩好的生得快点，一般**产程**时间**不超过24小时**。

破水后**临产开始**的重要标志为规律**宫缩**且逐渐**增强**，持续时间**30秒以上**，间歇5~6分钟，同时伴有进行性宫颈管消失、宫口扩张及胎先露的下降。

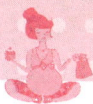

第280天　过了预产期没有动静怎么办

妊娠达到或**超过42周**，称为**过期妊娠**。其发生率占妊娠总数的**5%～12%**。过期妊娠的胎儿围产病率和死亡率增高，并随妊娠延长而加剧。对胎儿和母亲的危害有：胎儿窘迫、羊水量减少、分娩困难及损伤。

凡妊娠确已过期者，如有下列情况之一存在，应立即终止妊娠：宫颈已成熟；胎儿＞4000克；每12小时内胎动计数＜10或NST（−），CST为阳性或可疑时；羊水中有胎粪或羊水过少；有其他并发症如妊高征等；妊娠已达43周。

终止妊娠的方法应根据宫颈是否成熟以及胎盘功能及胎儿情况而定。宫颈已成熟者可采用人工破膜，破膜时羊水多而清晰，可在严密监护下经阴道分娩，宫颈未成熟者可先静脉滴注催产素引产。如胎盘功能不良或胎儿有危险者，则不论宫颈是否成熟均应直接行剖宫产。

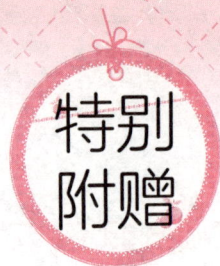

产检备忘录

预产期　　　年　月　日

周数	产检内容	日期
第0～5周	确定妊娠	
第5～6周	黑白B超监测，看胚胎数	
第8周	听胎心、卵黄囊	
第9～11周	绒毛膜采样	
第12周	第一次产检。量体重和血压，听胎心，验尿，抽血，测量子宫大小和胎儿颈后透明带	
第17周	1. 头晚9点后不吃东西，当天晨起不吃不喝来院，挂产科号 2. 唐氏综合征筛查（时间为15～20周，但建议17周筛查，以便有异常能及时做进一步检查） 3. 常规产检	
第20周	1. 常规产检 2. 预约排畸B超（排畸B超时间在妊娠22～23周之间），排畸B超检查后开糖耐量化验单（血糖高或已确诊糖尿病者不做糖耐量） 3. 建议做尿钙检查	

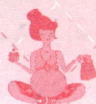

续表

周数	产检内容	日期
第24周	1. 常规产检 2. 糖耐量 注意：①头天晚上9点后不吃东西，当天晨起不吃不喝来院，带300ml饮用水来医院；②妊娠糖尿病筛查（检查方法：第一步空腹抽血，第二步查尿常规，第三步将75g糖粉放入300ml水里，摇匀5分钟之内喝完，喝第一口计时，1小时与2小时分别再次抽血，期间不吃不喝）	
第28周	1. 常规产检 2. 心理咨询 3. 彩超 注意：28周后开始数胎动：早中晚各数1小时胎动，3次相加不少于10次，今天和昨天相比不少一半不多一倍，有异常及时就诊	
第30周	1. 常规产检 2. 复查尿钙	
第32周	1. 常规产检 2. 心电图 3. 预约晚期孕妇学校	
第34周	1. 常规产检 2. 上晚期孕妇学校 3. 预约36周专家号	
第36周	1. 常规产检、骨盆测量、营养指导 2. 胎心监护 3. B超监测胎儿发育情况 4. 评估分娩方式	

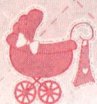

续表

周数	产检内容	日期
第37周	1. 常规产检 2. 胎心监护 3. 心理咨询	
第38周	1. 常规产检 2. 胎心监护 3. B超了解胎儿、胎盘、羊水情况	
第39周	1. 常规产检 2. 胎心监护	
第40周	1. 常规产检 2. 胎心监护 3. B超了解胎儿、胎盘、羊水情况	
第40+6周	常规产检、收住院（羊水破裂、腹痛、阴道流血、胎动明显增加或者减少时，应及时到医院就诊或住院分娩）	

备注：以上产检内容为参考项，请根据您所在医院的要求产检

注意事项：
1. 每次就诊均需挂号（看结果也一样需要挂号）
2. 产检包括：多普勒胎心检查、宫高、腹围、血压、体重、血常规、尿常规
3. 血常规每月检查一次，查尿常规时，在家把外阴清洗干净，前面的尿排出，留中间尿做标本
4. 每次产检要测血压、量体重；产检单要保持平整干净
5. 所有检查结果及时挂号返诊（孕期结果不能参考化验单后面的正常值，及时就诊，以免延误）